内臓を強くする整体法

内臓力を回復して体の中から若返る

Imoto Kuniaki

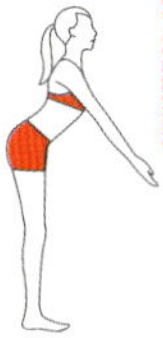

井本邦昭
井本整体主宰　医学博士

高橋書店

各臓器の働き

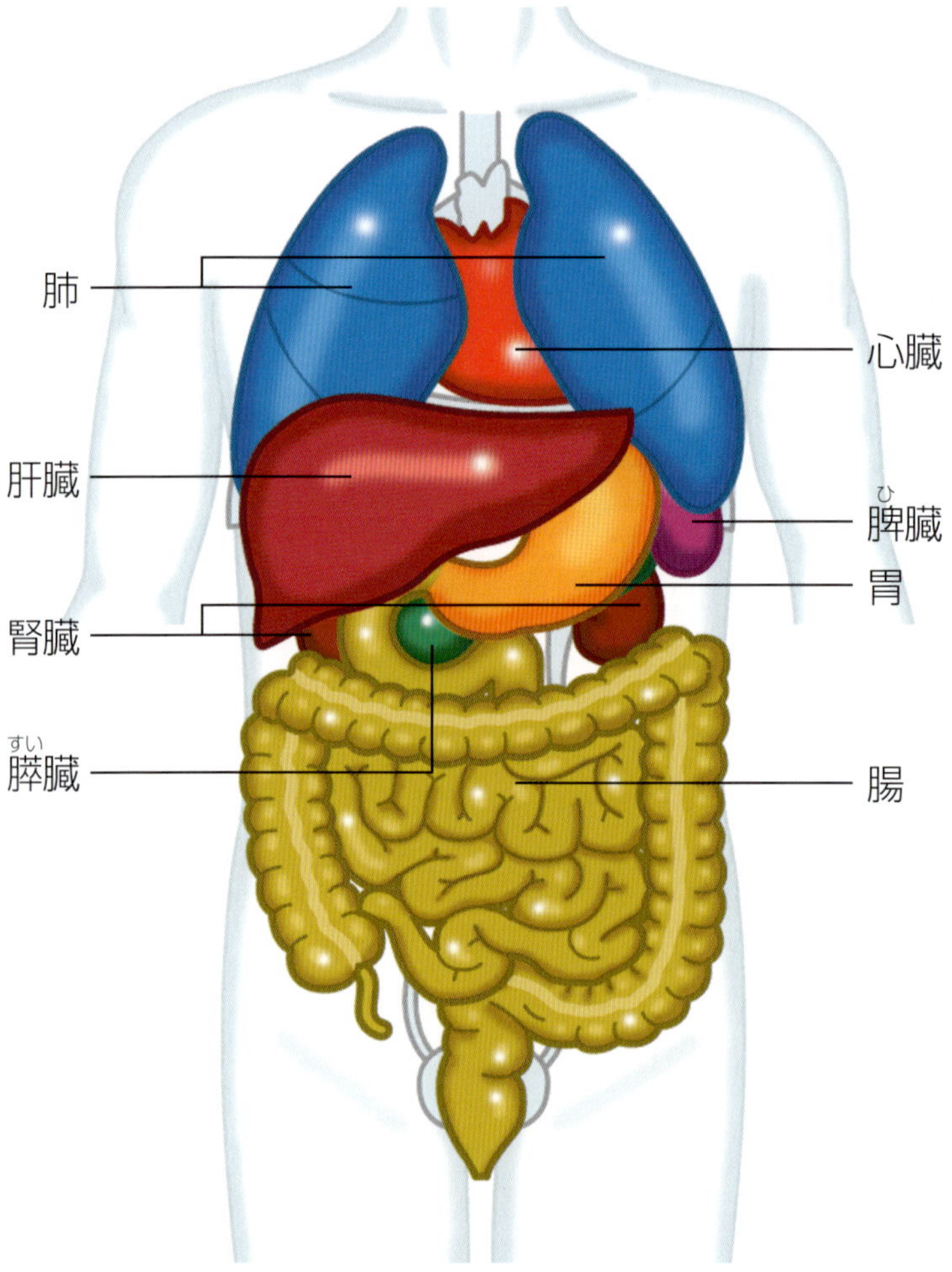

臓　器

内臓は個々が独立して機能しているわけでなく、人体を形成するシステムとして、それぞれが密接に関係しています。腎臓は腸から吸収した水分や体内の余分なものをろ過して膀胱《ぼうこう》へ流し、すい臓は腸にすい液を供給し、肝臓は胆汁を生産する。また、皮膚は汗を出して体温を調整し心臓への負荷を減らし、皮膚呼吸を促して肺を助ける……、このようにそれぞれが補い合っているため一つが不調になると、その影響は体全体におよぶのです。

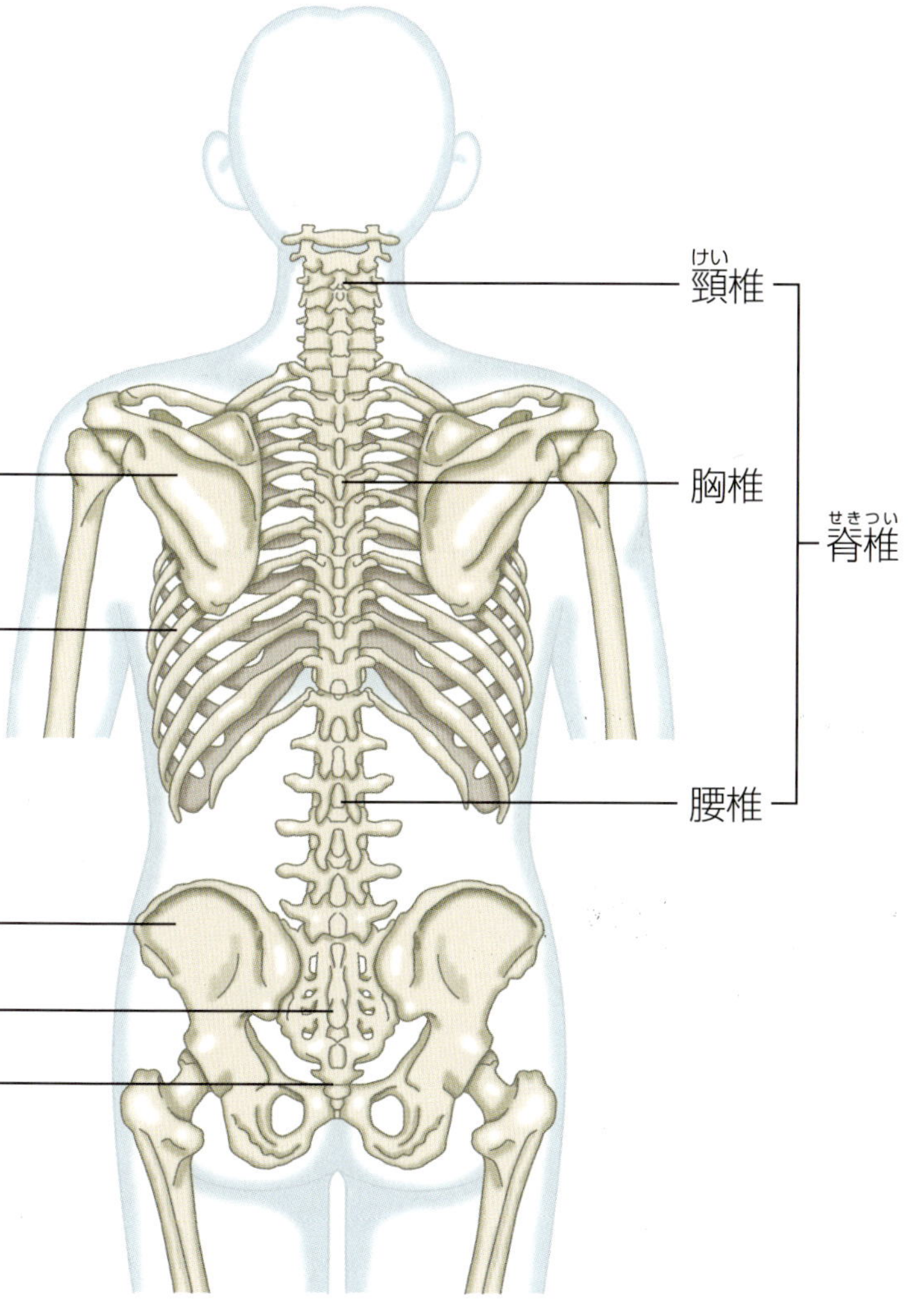

骨　格

上体を支える、ゆるやかに湾曲した背骨の中には、脳からの情報を伝える太い神経束が走り、背骨の至るところで分岐しながら各内臓へとつながっています。骨格は内臓や神経を保護するように、背骨を軸に骨盤や肋骨、胸骨、鎖骨、肩甲骨などで体内活動に必要な空間を生み出しています。これらの骨にゆがみが生じると内臓に影響し、逆に内臓が不調で萎縮してしまうと筋肉が引っ張られ、骨格もゆがんでいくのです。

肝臓

肝臓とは…人間の体の中でもっとも重い臓器。摂取した栄養を分解・貯蔵する「代謝機能」のほか「胆汁生産機能」、有害物質を分解する「解毒機能」を持つ。飲酒によって摂取したアルコールを分解・代謝することでもよく知られている。また再生能力も高く、手術等で切除しても徐々に再生する。

整体の考え

腎臓と密接に係わりながら、体全体の調整を行う臓器として重視しています。特に解毒機能の重要度は高く、毒物などを飲食した場合に限らず、薬を飲んだ際や過剰なストレスに対しても解毒機能が働くと考えます。それにより部分疲労や機能不全が多発しやすい臓器ととらえています。

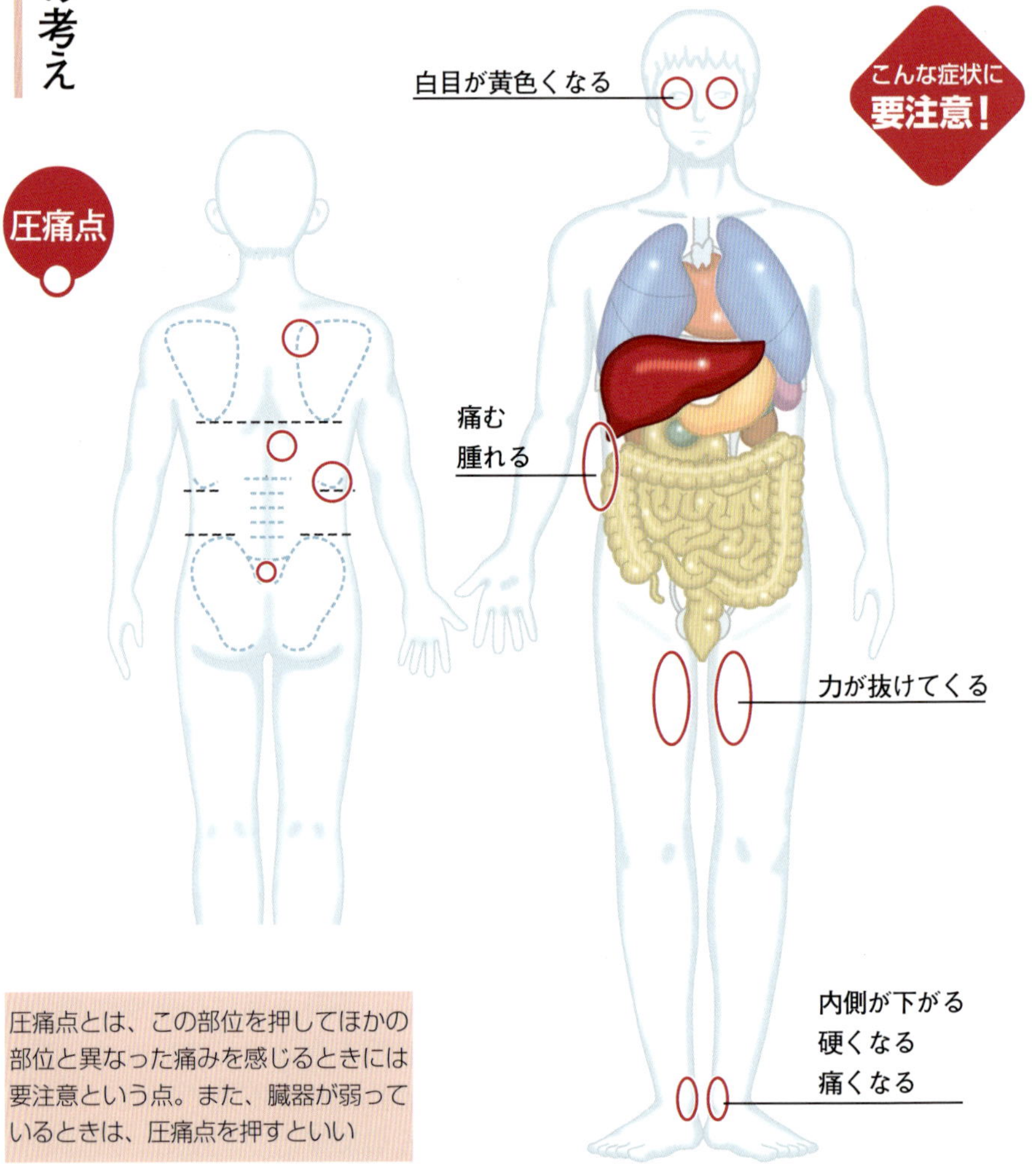

圧痛点
こんな症状に
要注意！
白目が黄色くなる
痛む
腫れる
力が抜けてくる
内側が下がる
硬くなる
痛くなる

圧痛点とは、この部位を押してほかの部位と異なった痛みを感じるときには要注意という点。また、臓器が弱っているときは、圧痛点を押すといい

腎臓

腎臓とは… 肝臓から送られてきた血液や体液をろ過し、不要分を尿や汗として体外へ排泄する役割を持つ。また部分的に不調になった場合、ほかの腎細胞がそこを補うように活動し出す特徴もある。そのためオーバーワークに陥りやすいのだが、自覚症状があまり感じられない「沈黙の臓器」でもある。

整体の考え

肝臓や肺と連携して、汗による体温調節や皮膚にある毛穴や汗腺の老廃物の排泄を促すとともに、皮膚呼吸しやすい環境を維持させる働きをしていると考えています。また腎臓が悪くなると、下半身が熱く感じたり、汗の出ない熱中症に似た症状になったりすることがあります。

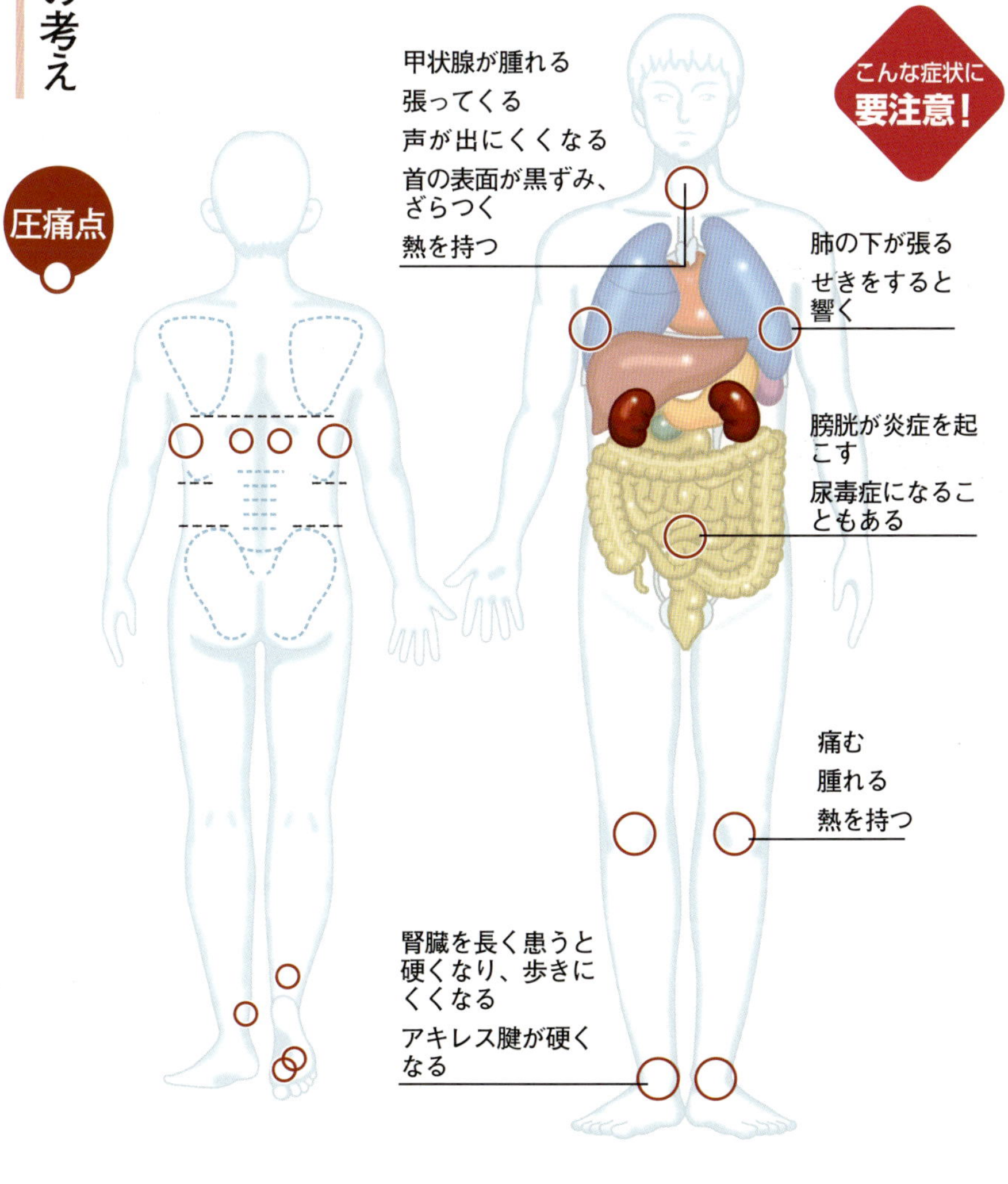

圧痛点
こんな症状に要注意！
甲状腺が腫れる
張ってくる
声が出にくくなる
首の表面が黒ずみ、ざらつく
熱を持つ
肺の下が張る
せきをすると響く
膀胱が炎症を起こす
尿毒症になることもある
痛む
腫れる
熱を持つ
腎臓を長く患うと硬くなり、歩きにくくなる
アキレス腱が硬くなる

胃

胃とは… 食物を消化する代表的な器官で、健康維持の指標ともなる。また、粘液を内膜全体に分泌し、非常に強力な胃酸から保護しているが、暴飲暴食やストレスなどの過大な負荷がかかると粘液の分泌がうまくいかず、胃の内壁が胃酸によって荒れたり潰瘍を生じたりする場合がある。

整体の考え

少しでも疲労すると食欲を落として「休みたい」と意思表示したり、「○○が食べたい」と脳に伝達することで、そのとき体に必要な栄養素を訴えたり、とじつに表情豊かな臓器ととらえています。しかし、ストレスに弱いといったナイーブな一面もあります。

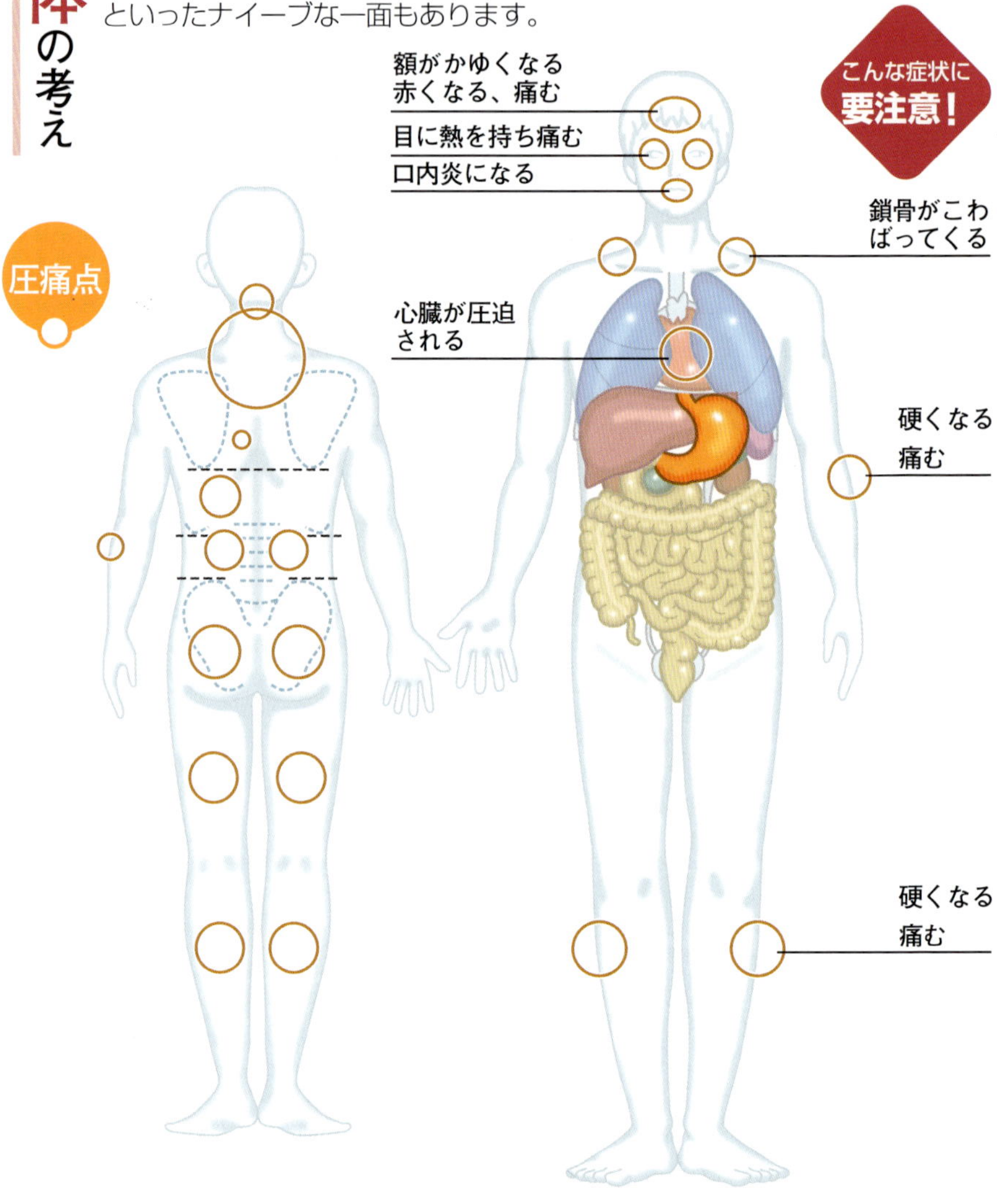

こんな症状に
要注意！
額がかゆくなる
赤くなる、痛む
目に熱を持ち痛む
口内炎になる
鎖骨がこわばってくる
心臓が圧迫される
硬くなる
痛む
硬くなる
痛む
圧痛点

腸

腸とは… 食物の消化・吸収を行う。胃ほど強い消化能力はないものの、その長さを生かして繊維質をはじめとする分解されにくい物質をゆっくりと消化し、同時に栄養分を腸壁から吸収する。また、乳酸菌や大腸菌などの常在細菌も豊富で消化、分解、排泄などをサポートしている。

整体の考え

未消化の食べ物を消化する、あるいは体に不要な物質（毒物や異物）や腎臓で再吸収された水分などが集められ、下痢として排泄を促すなど、さまざまな内臓の後処理を請け負っている「縁の下の力持ち」的な臓器として、とらえています。

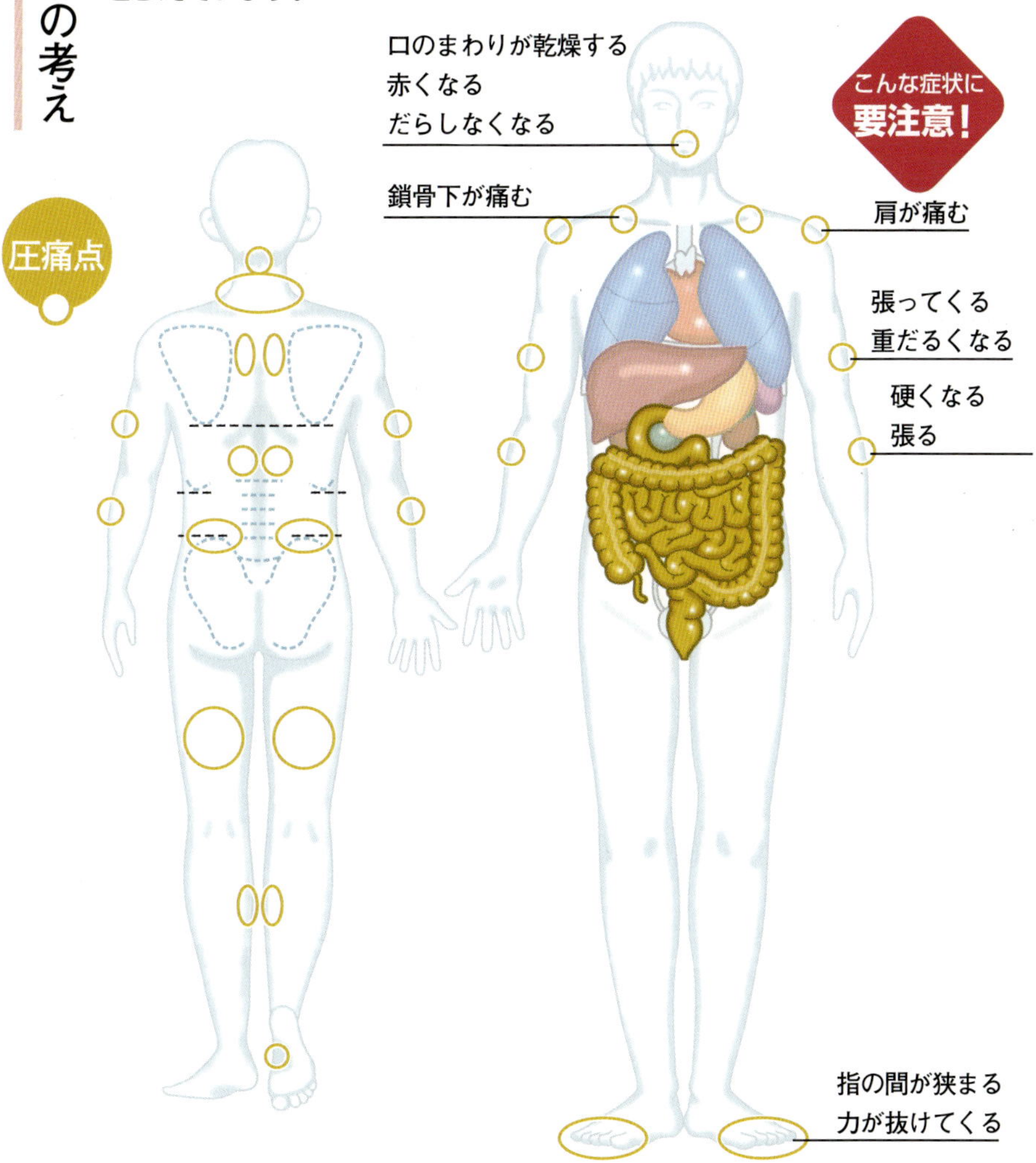

圧痛点
こんな症状に要注意！
口のまわりが乾燥する
赤くなる
だらしなくなる
鎖骨下が痛む
肩が痛む
張ってくる
重だるくなる
硬くなる
張る
指の間が狭まる
力が抜けてくる

膵《すい》臓

膵臓とは…胃の裏に位置する臓器で、脂肪やたんぱく質などの栄養を分解するすい液を生産・供給している。また近年移植が可能となったランゲルハンス島（すい島）では、糖を分解するインスリンが生産されている。レントゲンでも見えにくい位置にあるため、ガンなどが進行しても発見されにくい。

整体の考え

心理・神経的な負荷で体調が悪くなった場合、最終的なツケが回ってくるのがすい臓です。その場合、胸椎８、９番の左側に異常が診られます。また、内臓が痛いときのほとんどが前屈姿勢になるのに対し、すい臓は後ろに反り返るという特徴もあります。

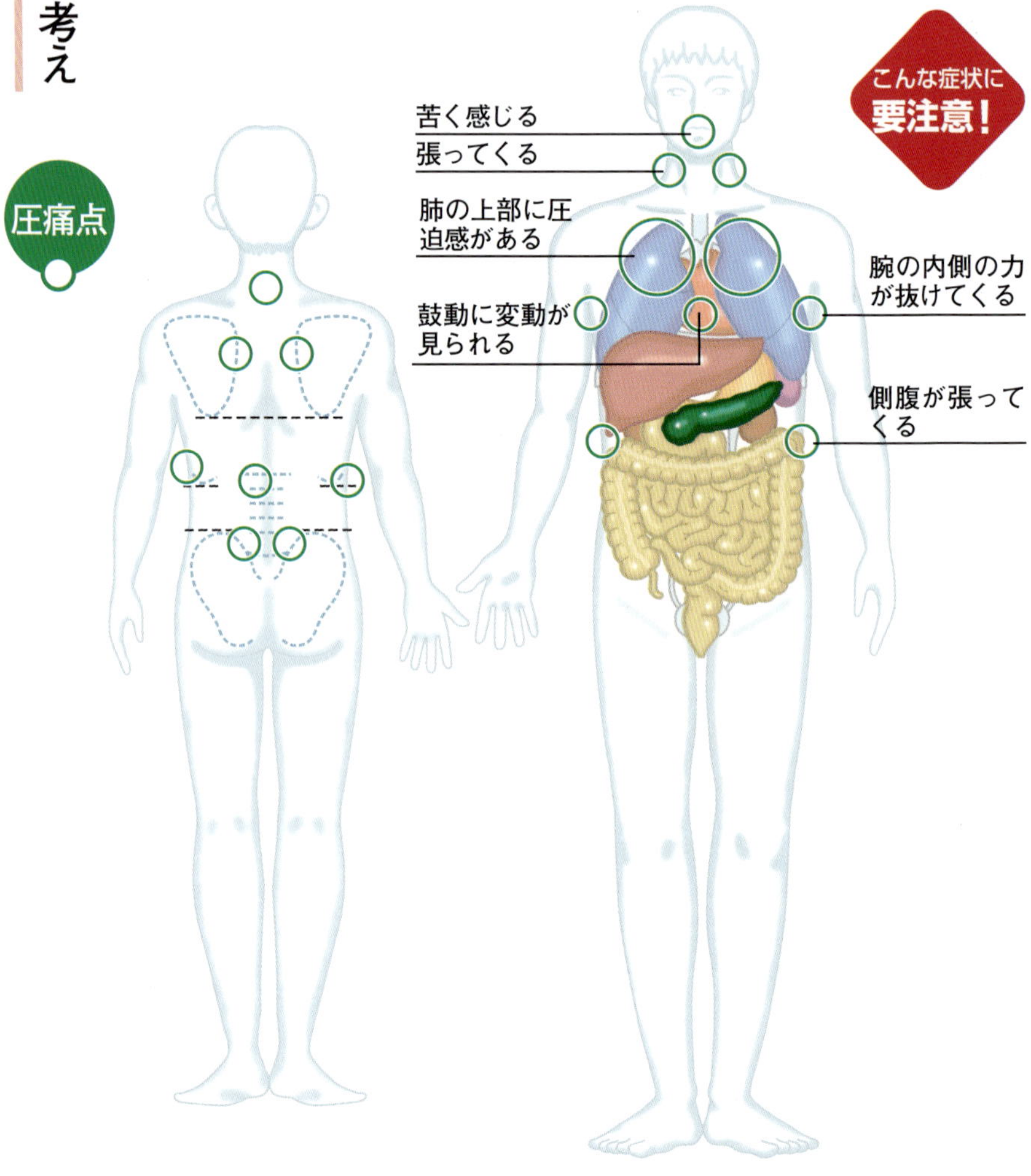

圧痛点
こんな症状に
要注意！
苦く感じる
張ってくる
肺の上部に圧迫感がある
鼓動に変動が見られる
腕の内側の力が抜けてくる
側腹が張ってくる

肺

肺とは… 左右両方でテニスコート一面分の広い表面積を持っている。心臓から流れ込んだ血液は、そこに張りめぐらされた非常に細い毛細血管を通過する間に、酸素と二酸化炭素とが交換される。胃や腸と異なり肺自体は動けず、肋骨や横隔膜が上下することで肺が収縮・拡張し、初めて呼吸が成り立つ。

整体の考え

呼吸の中心となる器官ですが、肋骨や筋肉に囲まれ限られた空間内にあるため、腕や肩、腰、背骨などからも大きな影響を受けます。また、腎臓と連携して活動しており、毛穴や汗腺で行う皮膚呼吸の良し悪しが、肺の持つ生命力の強さに直結しています。

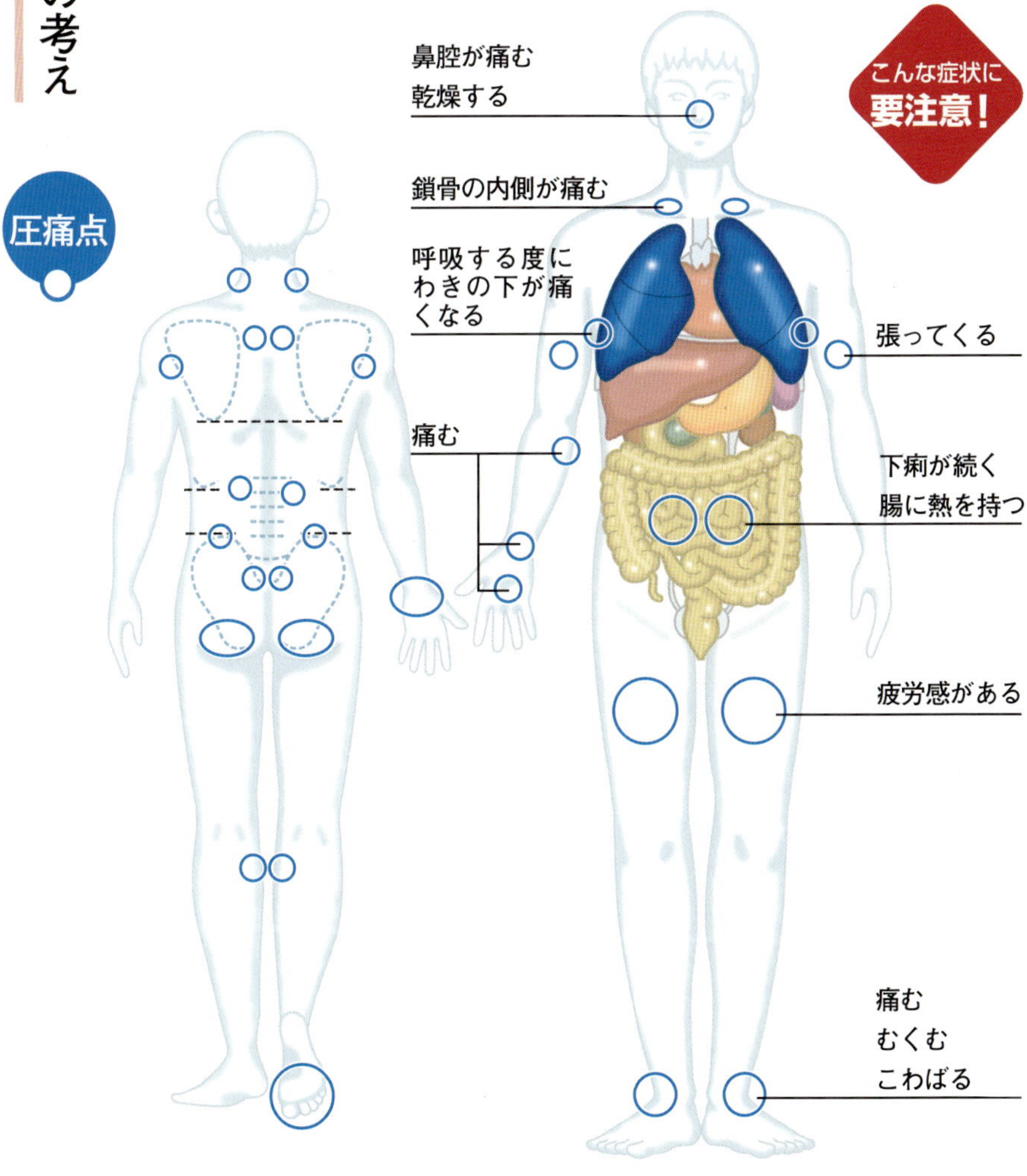

圧痛点
こんな症状に要注意！
鼻腔が痛む
乾燥する
鎖骨の内側が痛む
呼吸する度にわきの下が痛くなる
張ってくる
痛む
下痢が続く
腸に熱を持つ
疲労感がある
痛む
むくむ
こわばる

心臓

心臓とは… 体中に血液を送る器官。心臓内部は４つの部屋に分かれるが、「ドクン」という一つの鼓動で同時に収縮するのではなく、微妙にズレることで血液を引き込んだり、送り出したりする。ただし心臓だけの力では血液を全身へ運べないので、下がる際は重力を、上がる際は血管周辺の筋肉の力を借りることで循環する。

整体の考え

自律神経によって独自に活動すると思われがちですが、きちんと脳の命令を受けて活動しているため、好不調の変化が体に現れます。また、肋骨や胸骨、背骨などに保護されているものの、限られた空間内にあるため、体の構造的にも位置的にも、腕や肩の疲労に影響を受けやすい臓器です。

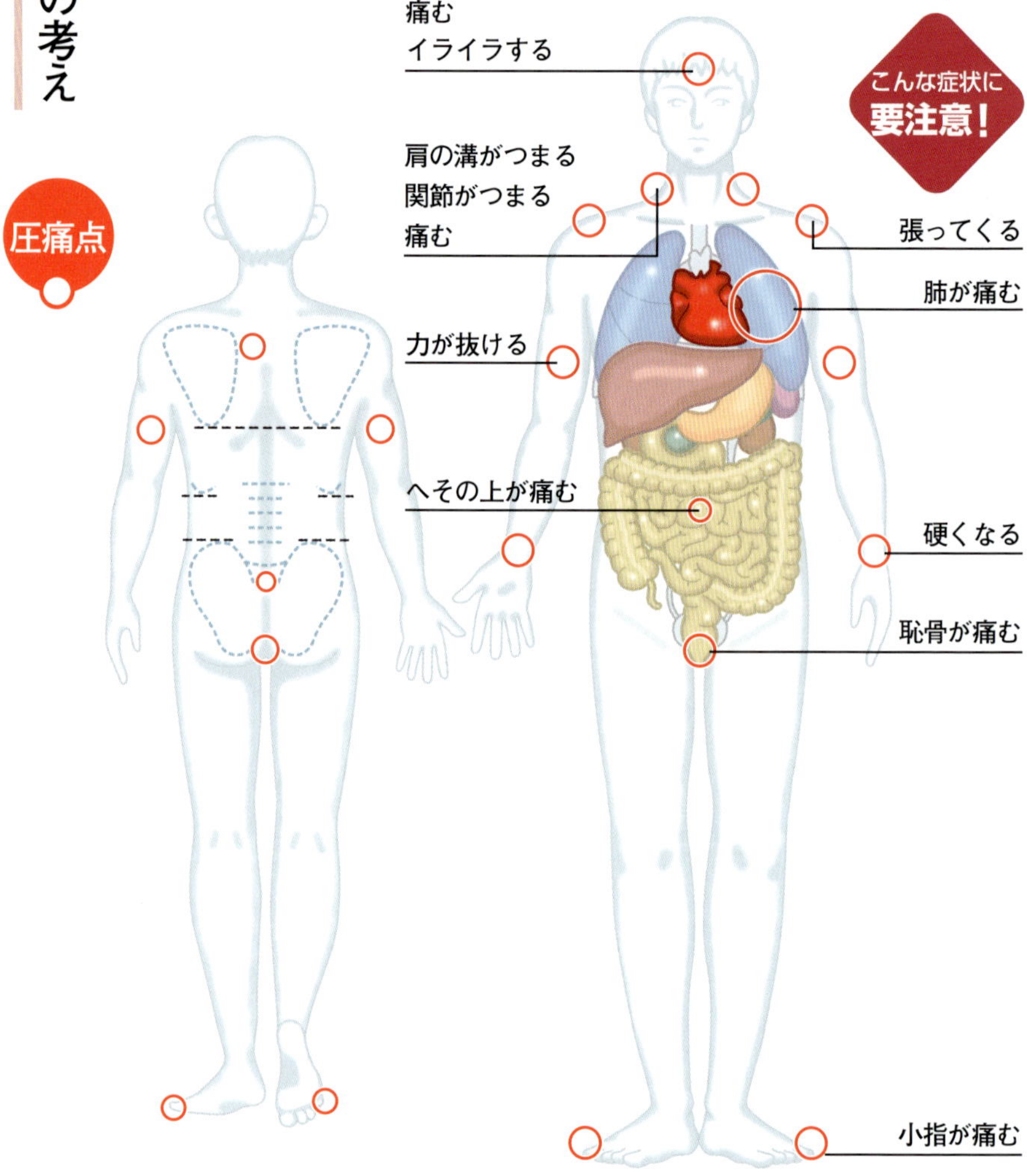

圧痛点
こんな症状に
要注意！
痛む
イライラする
肩の溝がつまる
関節がつまる
痛む
張ってくる
肺が痛む
力が抜ける
へその上が痛む
硬くなる
恥骨が痛む
小指が痛む

脾《ひ》臓

脾臓とは…全身をめぐるリンパ系統に属する唯一の臓器。現在のところ、この臓器が持つ機能は「余分な血液を貯蔵し、古くなった赤血球を破壊することで血液の総量を調節している」と考えられているが、まだまだ不明の点が多く、解明の余地がある奥の深い臓器とされている。

整体の考え

西洋医学同様、リンパ系の臓器としていますが、その働きである免疫力・抵抗力から深く密接に関連していると考えます。特に血しょうと酷似した成分で構成されるリンパ液は、体内の異物や細菌を駆除する働きもあるため、体内に入り込んだ異物や細菌からの防御線になります。

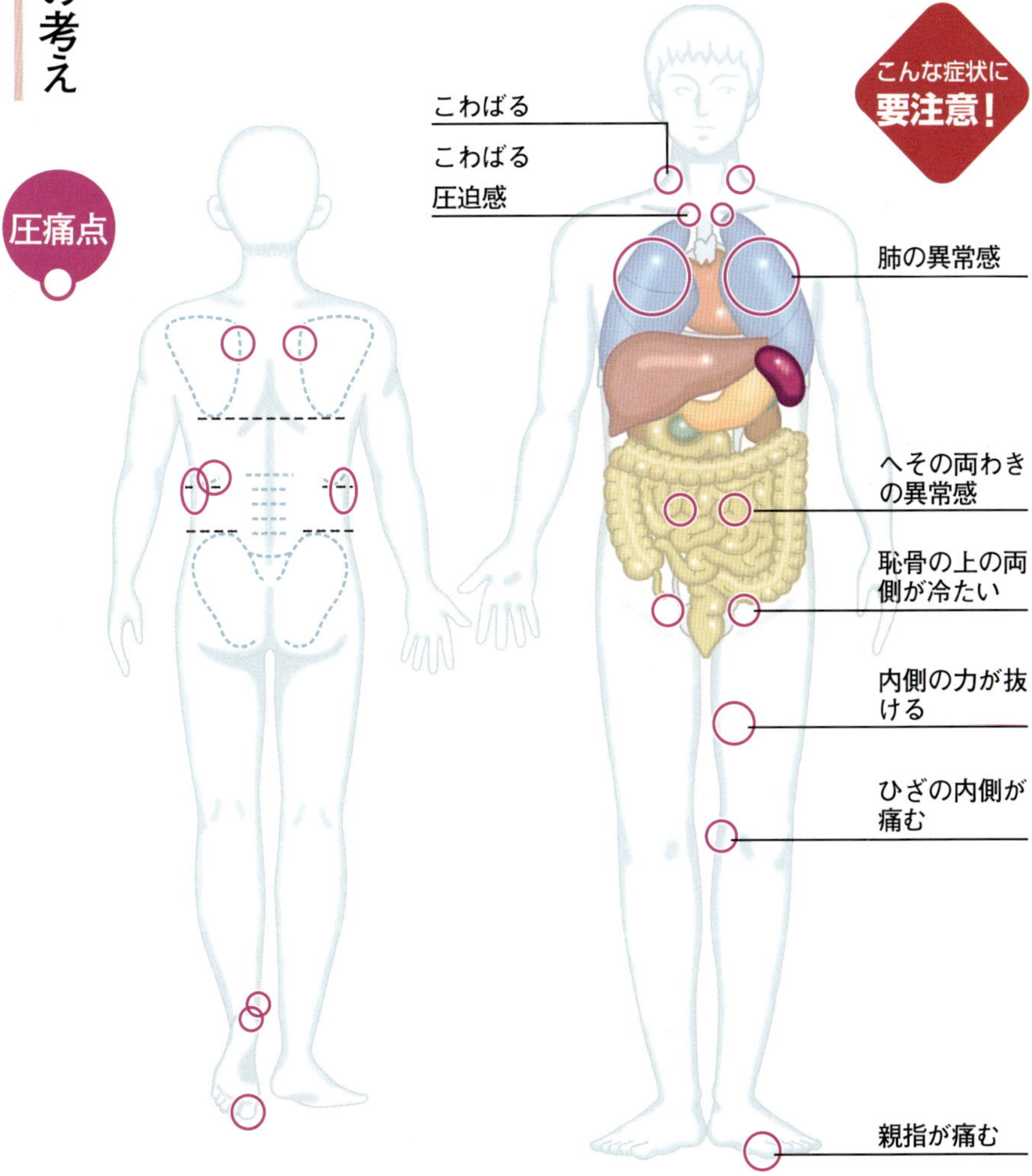

圧痛点
こんな症状に要注意！
こわばる
こわばる
圧迫感
肺の異常感
へその両わきの異常感
恥骨の上の両側が冷たい
内側の力が抜ける
ひざの内側が痛む
親指が痛む

整体体操の基本①

ゆるんだ部分に力を「集める」

力を呼び戻す体操

整体体操は体のいろいろな部分に焦点を当て、さまざまな症状を緩和し、改善させます。焦点を当てたい部分に力を集める、あるいは硬直した箇所をゆるめることで、内臓を活性化させる働きがあります。

内臓も筋肉も、使い続けると徐々に疲労し、緊張の度合いを増して「硬直」を起こします。それでもなお使い続けると、やがて萎縮し始め、あるときふっと「弛緩」してしまいます。

「力を集める」体操は、そんなゆるみきってしまった箇所に力を呼び戻すための体操です。

本書で紹介するどの体操も、体に負担のかからない程度にできる範囲から始めましょう。

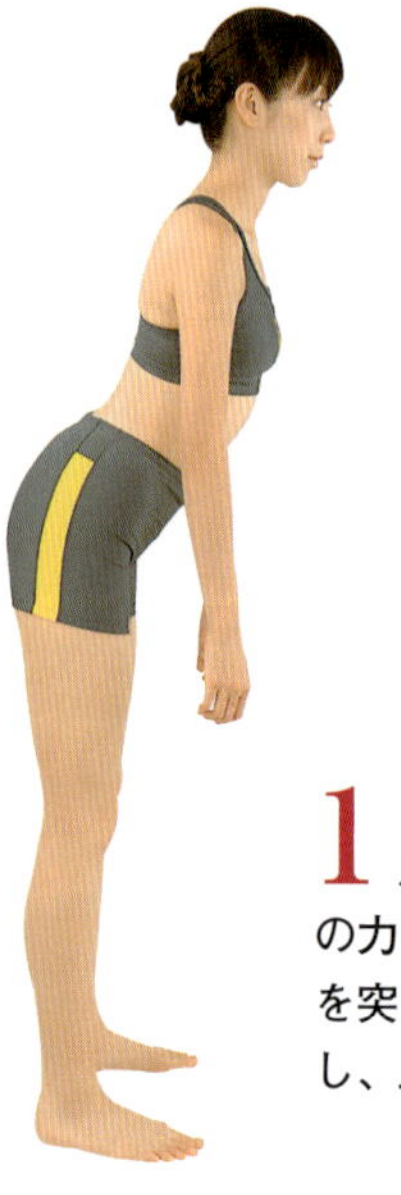

1 足を肩幅に開き、両腕の力を抜いて下ろす。お尻を突き出すように腰を反らし、上体を少し前傾させる

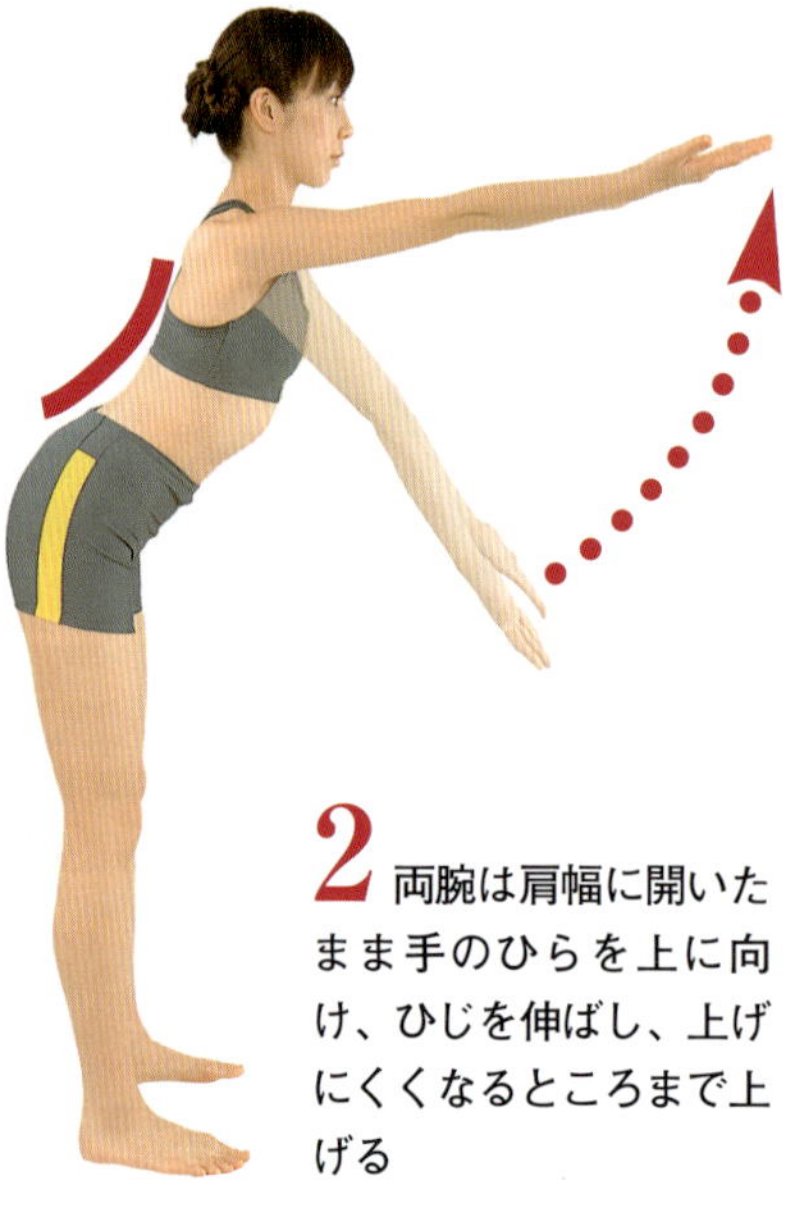

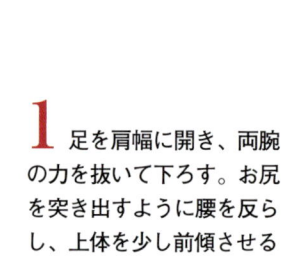

2 両腕は肩幅に開いたまま手のひらを上に向け、ひじを伸ばし、上げにくくなるところまで上げる

力を集める

朝・晩
各２回

肩こり体操

肩から首にかけての硬直をほぐすとともに、力を失った腸骨に働きかけて力を集めます。長時間の座り仕事などで生じる「腰を原因とする肩こり」に有効です。

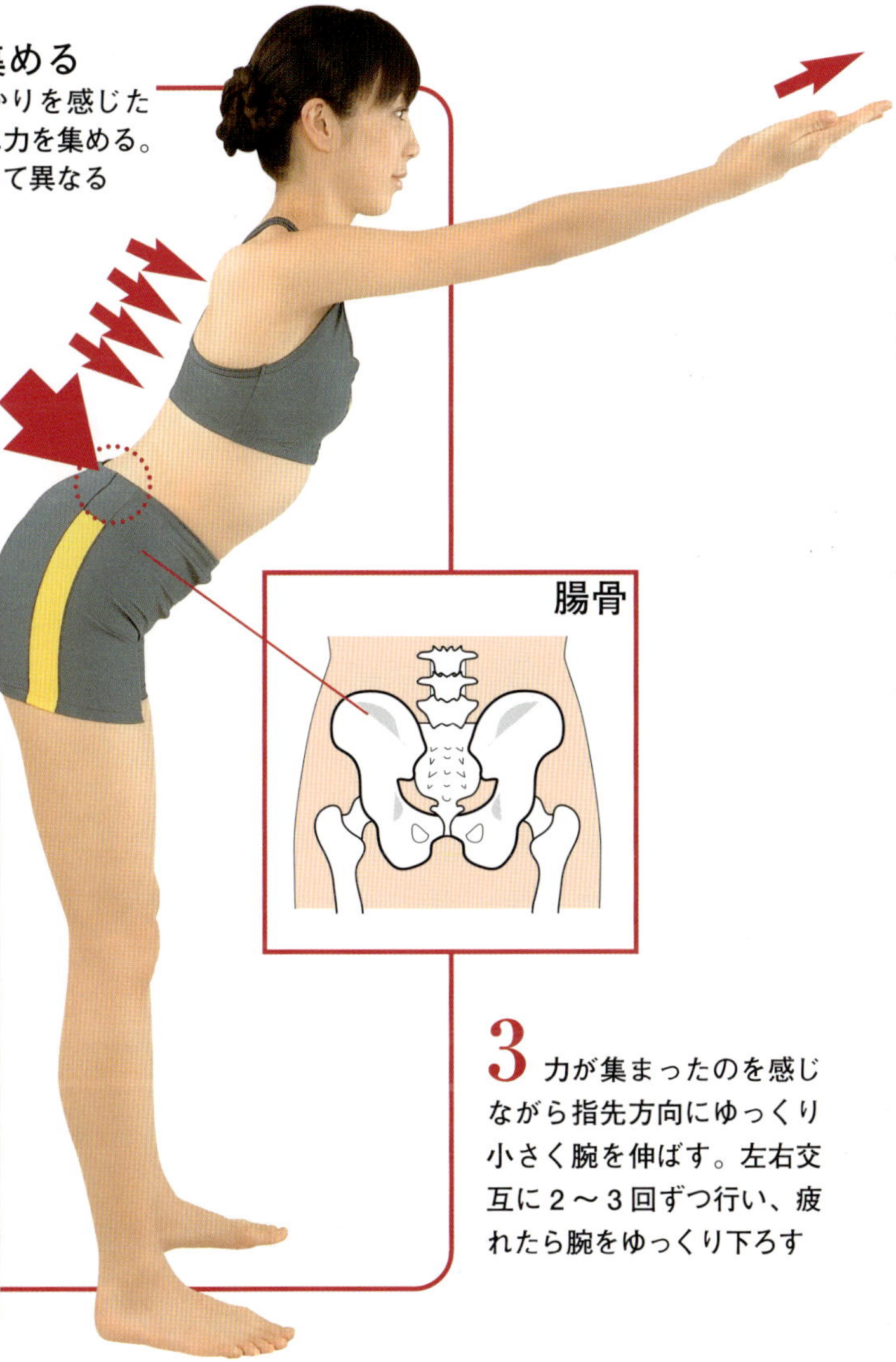
力を集める
ひっかかりを感じたところに力を集める。人によって異なる
腸骨

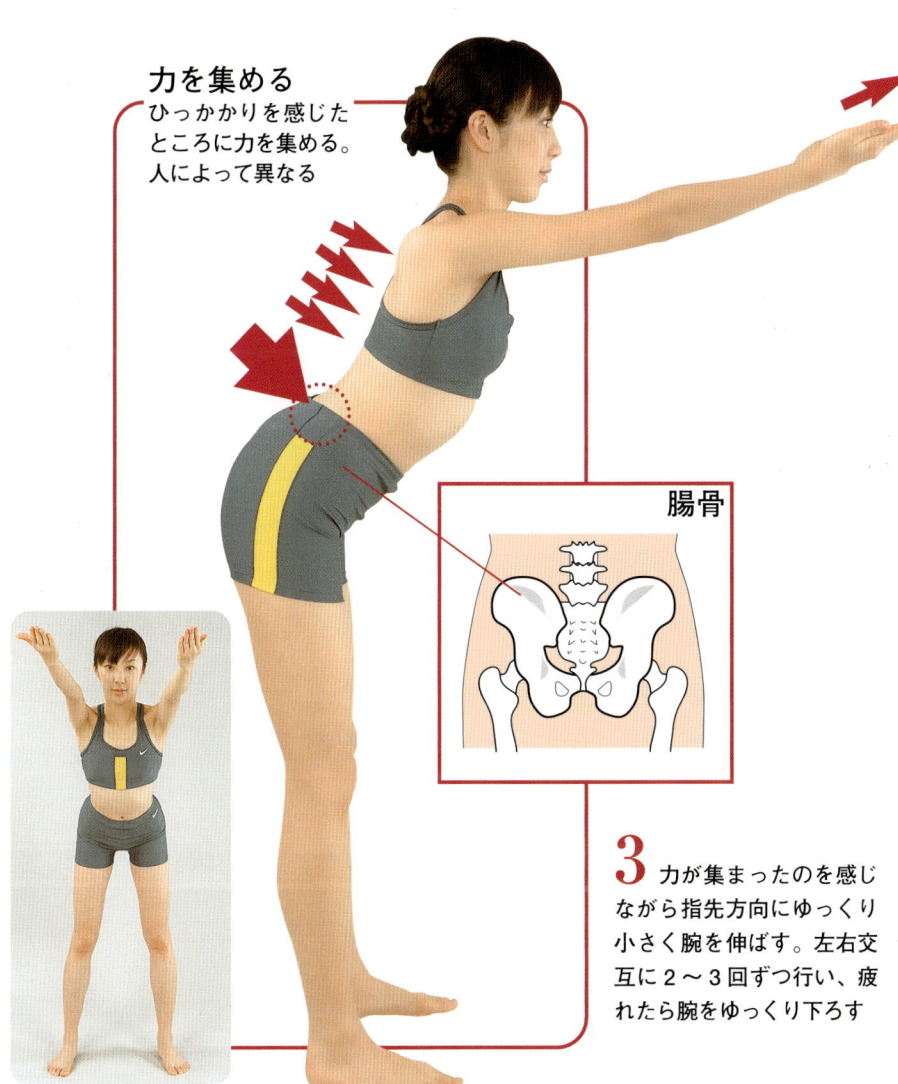

3 力が集まったのを感じながら指先方向にゆっくり小さく腕を伸ばす。左右交互に２～３回ずつ行い、疲れたら腕をゆっくり下ろす

整体操の基本②
硬直した部分を「ゆるめる」

ゆるめる

朝・晩
各2回

仙骨体操

腰椎に働きかけて泌尿器系統の改善を図る体操です。頻尿、夜尿症などに効果があります。なお、骨盤をゆるめる効果があるため、妊娠中の人は厳禁です。

1 ひざを曲げて両足のかかとをそろえ、できるだけお尻に近づけてからひざを開く

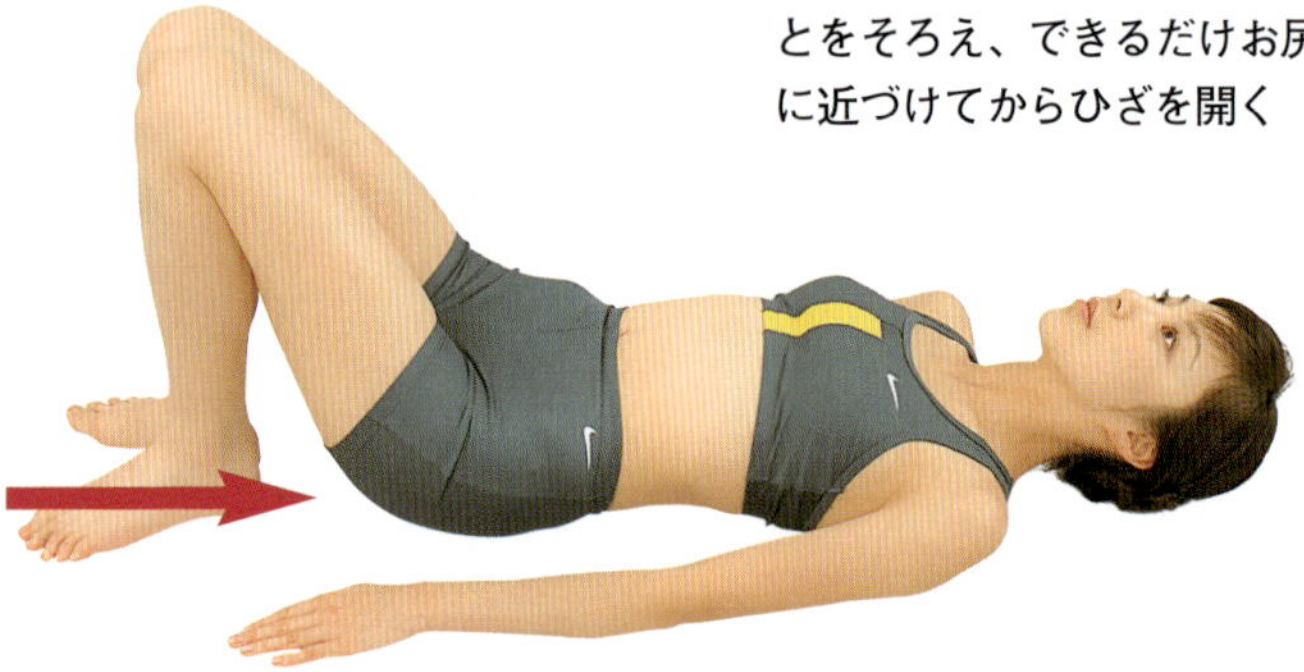

疲れを持ち越さない体に

内臓や筋肉が疲労し、硬直してしまったときに行うのが「ゆるめる」体操です。しかし、硬いところを一時的にもみほぐすようなマッサージではありません。「肺が悪くて肩や背中が痛む」「消化器が弱くて腰にくる」「腰が悪くて泌尿器に影響が出ている」など原因箇所を見極め、それに対応した部分に焦点を当てて改善するのです。

各種のゆるめる体操を就寝前に行うことで、仕事で酷使している部分の緊張をほぐし、翌日まで疲れを持ち越さない、活気に満ちた体になります。

この仙骨体操は「腰をゆるめる体操」の一例ですが、腰全体の緊張をゆるめる効果があるため、妊娠中の人は絶対に行わないでください。

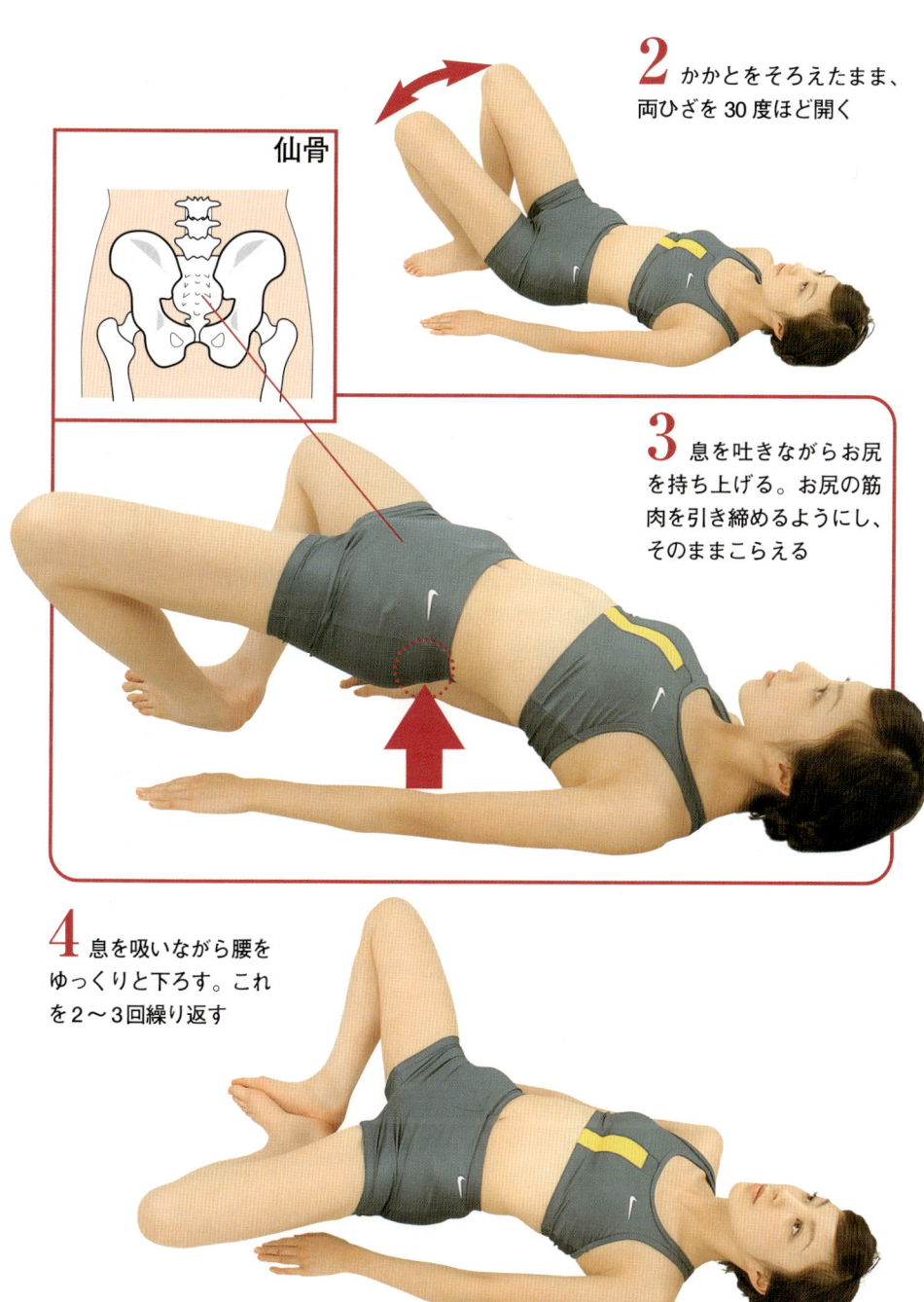

2 かかとをそろえたまま、両ひざを 30 度ほど開く

仙骨

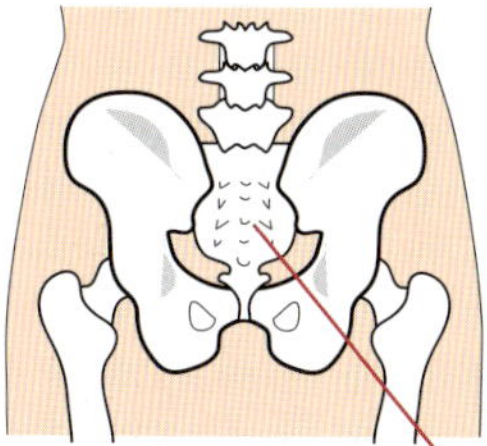

3 息を吐きながらお尻を持ち上げる。お尻の筋肉を引き締めるようにし、そのままこらえる

4 息を吸いながら腰をゆっくりと下ろす。これを2～3回繰り返す

井本整体8つのポイント

1 腹を診れば体がわかる

体の不調はお腹に現れます。腹部十二調律点とへそ周辺を触診することで、異常がわかります。悪いところを早期発見しましょう。

2 体操をする

習慣化させることで体の不調がわかります。部分疲労も上手に解消できるので、翌日に疲れを残さない健康な体を維持できます。

3 蒸しタオルを当てる

血管や筋肉に対して緊張と弛緩を上手に繰り返せる蒸しタオルは、各種の体操と併用することで効果がアップします。

4 温浴法であたためる

足湯、ひじ湯、半身浴など従来の入浴を一工夫するだけで、免疫力や抵抗力が活性化され、疲労も上手に抜けていきます。

5 リンパの流れを取り戻す

リンパの流れは、人間が本来持つ自然治癒力や免疫力が源。リンパの密集する腋《えき》窩《か》部、鼠《そ》蹊《けい》部、頸《けい》部をゆるめて活性化させましょう。

6 汗をかける体になる

汗は、体温調節や皮膚呼吸に大きな影響を及ぼします。十分に汗をかける体を作ることで、環境適応能力を高められます。

7 熱は体を復元させる

熱は体の防御機能だけでなく、健康な細胞をリフレッシュさせる働きもあります。ときには熱を利用することも大切です。

8 悪くないゆがみもある

体のバランスが崩れると、ゆがみは自然に生じます。それは「体が一番楽な姿勢」だからです。無理に正すとよけい悪化することも…。

「自然治癒力」を回復させ「環境適応能力」を高める井本整体の考え方

人間は本来、環境適応能力に優れており、夏の暑さや冬の寒さに適応できるよう季節ごとに体内の環境調整を行ってきました。ところが現代では、どこへ行ってもエアコンがあり、生活は便利になり、車や電車など乗り物も発達し、「運動」しない限り、全身を使わなくなってきています。その代償として、昔の人のような環境適応能力や体力などが失われてしまいました。

また一方で、テレビ番組では健康情報があふれ、サプリメントや健康食品が飛ぶように売れています。体の内側から本当の意味で健康になる努力をせずに栄養摂取へと走るのは、まったく根本的な解決になっていません。

人間の体は骨も筋肉も内臓も、すべてが密接に関係し合い、互いに助け合うことで初めてスムーズに機能するのです。逆に、どこかが壊れればさまざまな箇所に影響が出てくるわけで、こういった体の内側の状態は、日常目にできず忘れがちなのですが、じつは一番大切です。体の内側、特に内臓の状態を知り、それに対処することで、体全体の機能が大幅に改善されてくるはずです。

本書では内臓のシステムや状態、症状に焦点を当てて解説しています。井本整体で長年にわたって開発されてきた体操も、一人でできるように写真と解説でくわしく紹介しています。できる範囲で結構ですので、毎日続けてみてください。本書が皆様の健康と快適な生活づくりにお役に立てば幸いです。

井本邦昭

目次

第四章　体を内側から丈夫にする――103

執筆協力／加藤達也
撮　影／押山　智
撮影協力／（株）プレステージ　西口詩帆
ヘアメイク／波多野早苗
デザイン・制作／織塚　玲
イラスト／池田須香子　宮崎淳一　安ケ平正哉
編集協力／スタジオ亜寓里

第一章

部分疲労が内臓を弱くする

部分疲労の危険①

目覚めたとき、すでに疲れている

内臓は休みなく働いている

テレビや新聞、雑誌などで健康や栄養に関する特集を組むと、そこで紹介された商品は、たとえそれまで見向きもされなかったものでも飛ぶように売れていくそうです。それだけ健康を気にする人が増えていても、「内臓がどんな状態になっているのか」と問われて答えられる人はほとんどいないでしょう。

これは内臓が腕や足腰と違って体の内側、目に見えない部分にあることや、ほとんどの臓器が自律して24時間休みなく働き続けているため、特に意識されないということが大きく影響しているのでしょう。

しかし、内臓はどれをとっても重要なものです。サプリメントを飲んだり食事の品目にこだわったりして安心するのではなく、もっと気を配ってほしい箇所なのです。

肝臓と腎臓は特にそうです。昔からこれ以上にない重要な物事を「肝腎要《かんじんかなめ》」といいますが、まさにその通りで、この2つの臓器はとても密接に関係し、ほかの臓器や筋肉、ひいては骨格にまで多大な影響を及ぼしています。くわしくは後述しますが、腎臓の調子が悪くなると、まず肝臓に異常が出ます。すると、そこから体全体に影響が出てくるのです。

専門医でも治せない生活疲労

具体例をもう少し挙げましょう。排尿障害、アトピー性皮膚炎、心肺機能の低下、体温調節機能の低下、腰痛、肩こり、全身の倦怠《けんたい》感……とにかくきりがないほどたくさんの症状が、肝臓と腎臓を基点として生じるのです。

しかし、ほとんどの場合、排尿障害なら泌尿器科、アトピー性皮膚炎は皮膚科、心肺機能であれば循環器科や呼吸器科といったように、症状に合わせて専門医にかかります。そこでその症状に対する治療を受け、専門医にかかっているのだからと安心し、任せきっていることでしょう。けれども「なぜそうなったのか」「どうして症状が出ているのか」といったところまでは、ほとんどの病院が追求してくれません。その症状を「どうやって緩和するか」という対症療法しか行ってくれないのです。

原因の箇所がその症状を呈していればそれでよいのでしょうが、たとえば他の臓器から影響を受けた結果で症状が出ていれば、症状が緩和されたところで完治したとはいえません。**病気やさまざまな症状は、その根本を治さなければ決して良くはならない**のです。たとえ良くなったとしてもすぐに再発するか、今度は別の場所に形を変え現れてくるでしょう。

整体は対症療法ではなく、不調の根本を探り、改善させていく技術です。そのためには体の各部位、各内臓がどんな状態にあるのかをきちんと把握しておくことが大切なのです。

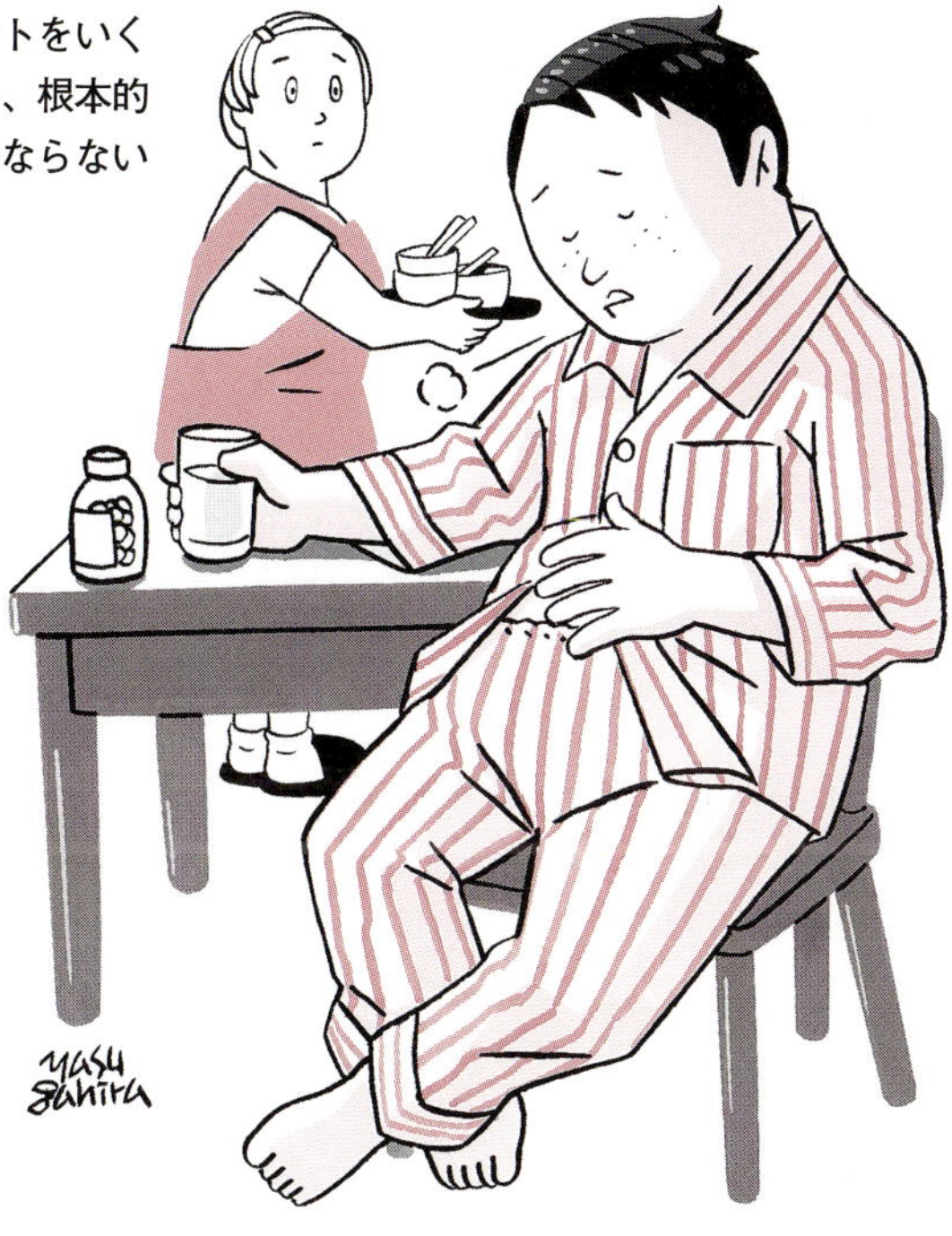

サプリメントをいくら飲んでも、根本的な解消にはならない

体調の変化は、たいてい体の疲労、内臓の疲労に端を発しています。まずは、一日を終えたときに感じる筋肉や内臓の疲れを蓄積させないことがどれだけ重要かを説明します。

仕事を終えると元気になる「部分疲労」

仕事中にため息をついたりほおづえをついたり、あるいは頻繁《ひんぱん》に伸びをしたり……と疲れきって見えても、終業と同時に元気になる人がときどきいます。そんな人には、極度の疲労を抱えている場合があることを、知っておくべきです。

疲労や倦怠感は、体全体からくるかのように思われています。確かに一日を終えた体は、それなりに疲れているのですが、その疲れの度合いは決して均等ではないのです。**その日、体のどの部分をどれだけ使ったかによって、疲れ方がそれぞれ異なる**のです。

たとえば、パソコンを使いすぎて腕が痛い・肩がこる・目や頭が痛い、あるいは座り仕事で腰が痛い、立ち仕事で足がむくむ、営業職や管理職は精神的なストレスで胃が痛い……こういったこりや痛みは他の部位に比べそこが長時間酷使され、筋肉が緊張して激しい硬直を起こしているときの症状なのです。

そう考えると前述のタイプの人は、仕事でいつも使っている部分が、極端に疲れている可能性が高いわけです。それで、無意識のうちにため息をついたり、伸びをしたりすることで、リフレッシュを図ろうとしているのです。これが全身からの疲労であれば、とうていアフター5を楽しむことなどできないでしょう。

ところが部分疲労では、その日は「もう疲れた箇所を無理に使う必要はない」と体が喜んでいるからこそ、飲みに行くようなエネルギーも出てくるわけです。しかし休養しているわけではないので、当然、酷使した部分の疲労は解消されずにますます蓄積されてしまいます。

眠りだけでは解消されない

疲れは本来、睡眠をとることで緊張していた筋肉がゆるみ、解消されていきます。全身が疲れていれば筋肉がバランスよくほぐれていくのです。しかし部分疲労とは、均等に疲れていないということですから、疲れの取れ具合もどうしても均等になりません。**十分な睡眠をとったとしても、その箇所だけは余分に筋肉が緊張、硬直しているため、他の部分がゆるんでもそこだけはゆるみきらず、緊張が残ってしまう**のです。それが朝起きた直後に感じる気だるさや疲労感の原因になっているのです。

「それなら長時間寝ればいいではないか」との声も聞こえてきそうです。しかしあまり眠ってしまうと、部分疲労を起こしていた箇所自体は適度にほぐれるかもしれませんが、今度は他の部分がゆるみきってしまって筋肉に適度な力が入らなくなるのです。いわゆる「たるんだ状態」になってしまい、これもまた別の箇所で働きが悪くなったところを力バーしようとするため、部分的な疲労を重ねる原因となってしまうのです。

しかし仕事を持っている以上、疲れていようときちんと出勤し働かなければならず、その状況が部分疲労の蓄積を促してしまっているのです。

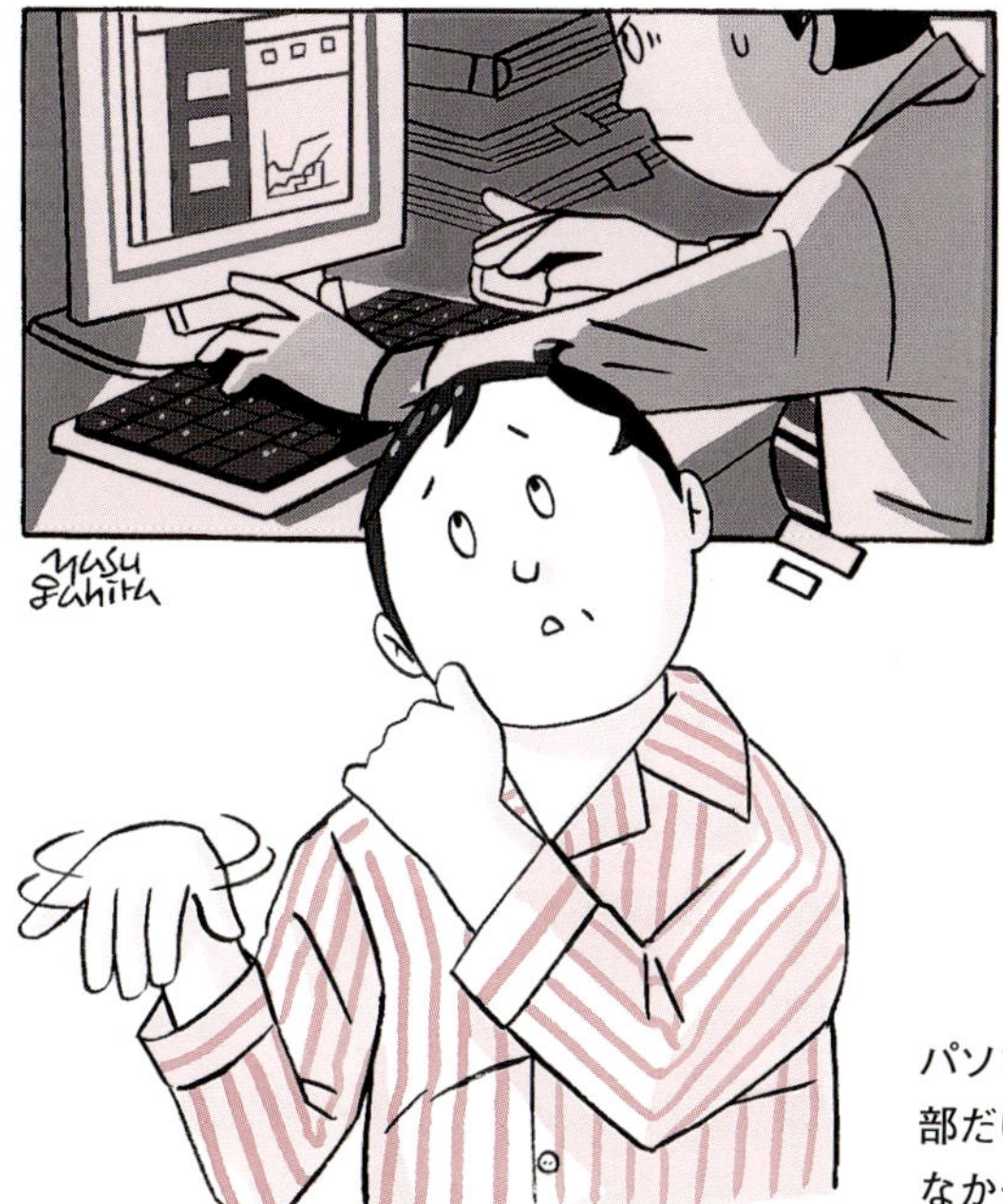

パソコンの使いすぎで体の一部だけが疲れていると、なかなかその疲れが取れない

部分疲労の危険②

体をゆがませ命を縮める内臓疲労

内臓もかなり疲れる

内臓の疲労については、胃を例に出すとわかりやすいでしょう。

胃は非常にデリケートで、仕事上のストレスや生活環境の変化など、さまざまな外的要因からすぐに影響を受けてしまいます。暴飲暴食で胃がもたれる、あるいは、ストレスでどうも食欲がないといった症状は、誰しも感じたことがあるでしょう。しかし、私たちはふつうそういった症状が十分に改善されないまま日々を過ごします。

胃もたれや食欲不振は、胃が「今は疲れているから」「ストレスで大変だから、食べ物を入れても消化できないぞ」と疲労を訴えている状態です。にもかかわらず「健康のために」と食事をして、さらに胃を疲れさせているのです。

「私は健康に十分注意している。三度三度きちんと食事をとり、栄養バランスも考えてサプリメントも飲んでいる」という健康自慢の方も多いと思います。しかし、もしかしたらそれさえもストレスになっているのではないか、と私は考えています。「時間だから食べなくては」「他のものが食べたいけれど、バランスを考えるとこれを食べなければ」「必ずサプリメントを飲んで寝なければ」という思いがストレスとなり、無理やり食べて休養の必要な胃を疲れさせてしまっている可能性があるのです。

こうしたさまざまな要因が、胃の疲労を蓄積させていくわけです。

胃の状態が悪いときには腸が消化の助けをするが、その腸も悪くなると腸が他の臓器にまで助けを求めることになる

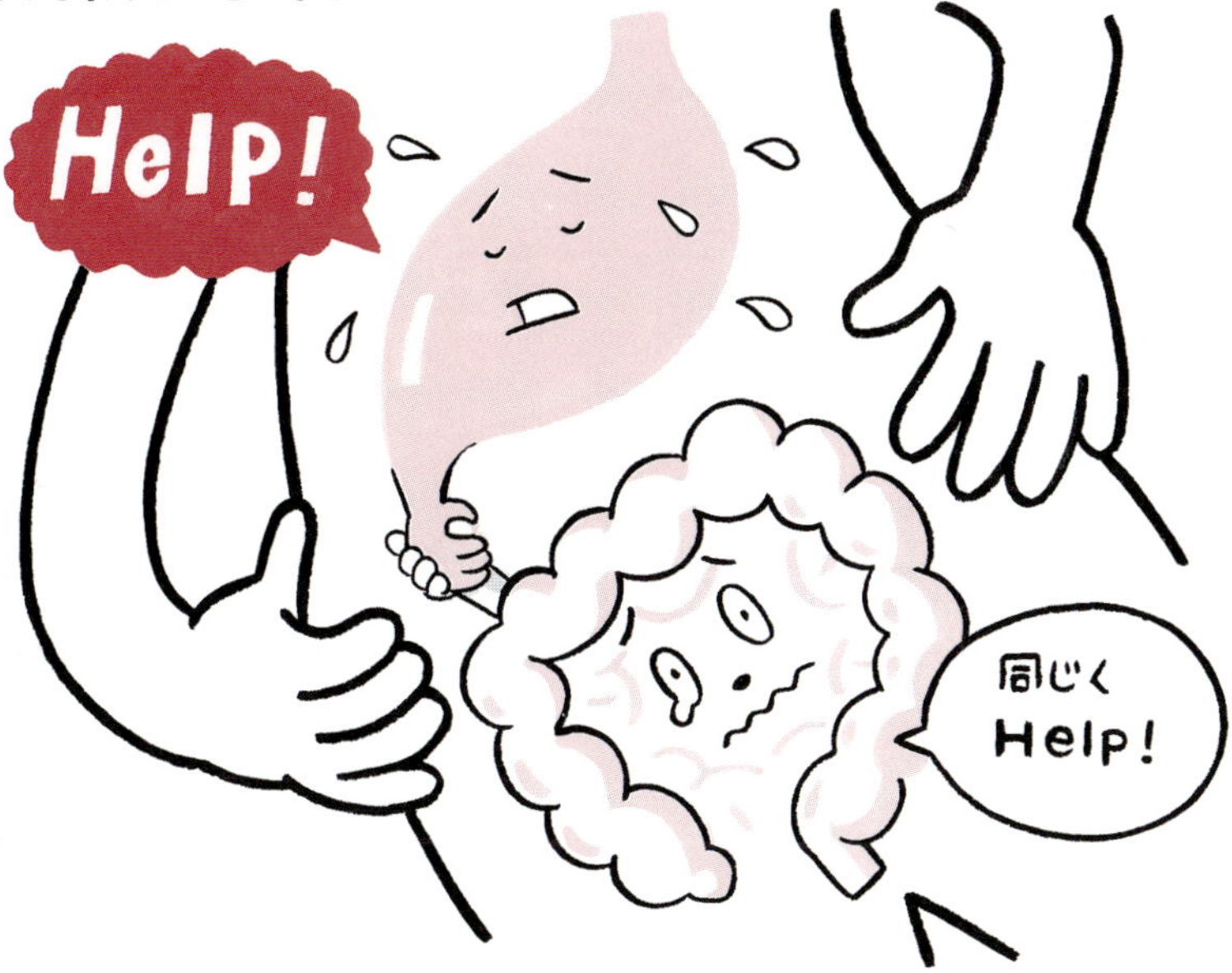

疲労の連鎖が始まる

体は本来、非常に優れたバランス機能を備えています。多少のケガや疲労でその部分が十分に働かなくなっても、自然とほかの部分でそこをカバーしようと働き始めるようになっているのです。たとえば、利き手側の手首を骨折した人が鉛筆を持ったときに、ひじや肩まで動かして腕全体で文字を書くように、あらゆる部分が故障箇所のカバーに入るわけです。それが内臓であれば、胃の調子が悪いときには腸が消化の手助けをするなど、**無意識のうちにそれぞれが連携し合い、補い合って本来の働きを保とうとする**のです。

しかし内臓であれ筋肉であれ、他の部位を補っている箇所にとっては「通常の働き」に加え「カバーしている分」の過剰労働を強いられるわけですから、ここでも筋肉の緊張が生じ、疲労の蓄積が発生してしまいます。すると、やがては補ってくれた部分も限界に達し、さらに他の部分のカバーを必要とするようになる……と、どんどん悪循環に陥ってしまうわけです。

どこかでこの悪循環を断ち切り、適度に回復させなければ、補い合う状況が延々と体中に広がって、疲労が連鎖してしまうのです。

内臓の場合、不調の箇所をカバーし合うのは内臓の中だけで行うわけではありません。筋肉や骨格など、体全体を使ってカバーしています。たとえば胃が悪い人や、心臓や呼吸器の弱い人たちは、背中が自然と丸まってきます。本人にとってはそれが一番楽で、弱った部分が一番機能しやすい姿勢なのです。だからこそ体がバランスをとって、その格好にしているのです。しかし、その姿勢が長期間続くと、やがてお年寄りのような前傾姿勢になり、肩こりや腰痛といったさまざまな症状が出始め、ひどくなるとそのまま背骨が硬直してしまいます。かといって**無理やり背筋を伸ばしても相手は反発力を持った筋肉ですから、別の箇所に力が入ってしまって負担が大きくなるだけ**です。

では「どういう状態がベストなのか」「疲労の連鎖を避けるにはどうしたらいいのか」を、次章で整体法の視点から解説していきます。

海外での整体

整体は海外でも広く知られているようですが、以前はそれが望ましい形ではありませんでした。井本整体にはさまざまな国から生徒が訪れますが、彼らの話を統合すると「かなり神秘的な施術を行う東洋医学」だったのです。

そもそも整体は、日本中の民間療法が持つ高い技術やノウハウが、大戦で失われないように統合されてできたものですが、どうやらその一部が間違った形で海外へ伝ってしまったようです。

しかし近年、自然治癒力を回復する療法であることが理解され始めました。特に、整体法を学んだ生徒が帰国して指導を重ねたスイスやイタリアでは、正しい形で広まっています。

体が本来持つ力を取り戻すための整体を、海外のもっと多くの人々に伝えていきたいものです。

第二章

体を内側から強くする整体法

内側から強くなるために①

体の変化をきちんと見極めよう

健康な体とは何か

「健康な体で人生を楽しみたい」とは誰もが思うことですが、ではどんな状態が健康なのでしょう。

病気にならない体、あるいは、元気でスタミナがあってバリバリと行動できる体、とお考えかもしれません。どちらも間違ってはいませんが、正解ともいえません。

健康な体とは、「自然治癒力が旺盛な体」です。

自然治癒力とは、傷を負ったときに出血を止め、かさぶたを作り、自然に治っていこうとする力のことです。さらに、風邪をひいたときの熱やせき、下痢などの症状も自然治癒力の働きの一つです。熱には体内の悪い部分を破壊し排泄して、良い部分をリフレッシュさせる効果があります。また、下痢には体内に滞っている悪いものを体外に排出させる効果があります。これは、体が自らの力で治ろうとして出している症状にほかなりません。

こういったさまざまな症状を出して、自ら改善を図っていく力、体自らが治ろうとしていくこの力こそ、自然治癒力なのです。そして、その自然治癒力が旺盛な状態であるほど、さまざまな病気に対して抵抗力が強いのです。

しかし、**「抵抗力が強いから風邪一つひかない」が、イコール健康な体ではありません。整体学的に診ると、それは「風邪をひくことすらできない鈍い体」**なのです。

「風邪もひけない体」は不健康

日常生活では感じにくいかもしれませんが、動物に夏毛と冬毛があるように、人間の体も四季を通じて変化しています。次の季節に適応し、より快適に過ごせるような変化が体内で起こるのです。

たとえば、冬に近づくにつれて皮下脂肪を蓄えやすくなる、春になると骨盤がゆるみ皮下脂肪がとれてくる、そして、梅雨の時分には夏に向けて汗の出やすい体質へと変化していく……私たちの体にそういった季節的な変化を促し手助けしているのが、季節の変わり目にひく風邪であり、それに伴う発熱です。

「発熱は体内に入った細菌やウイルスを退治するための防御反応である」という考え方は、ずいぶんと広まってきましたが、じつはそのほかにもう一つ、忘れてはならない効果があります。それは体内のリフレッシュ効果です。**熱は細菌やウイルスだけでなく、体内にある悪い細胞も退治し、同時に元気な細胞を活性化させる働きがあります。**少し高めの熱がしばらく続いたあとで熱が引くと、頭が妙にスッキリしたり体が軽く感じたりしたという経験を持つ人も多いと思いますが、それはまぎれもなく熱によるリフレッシュ効果が発揮された証拠なのです。

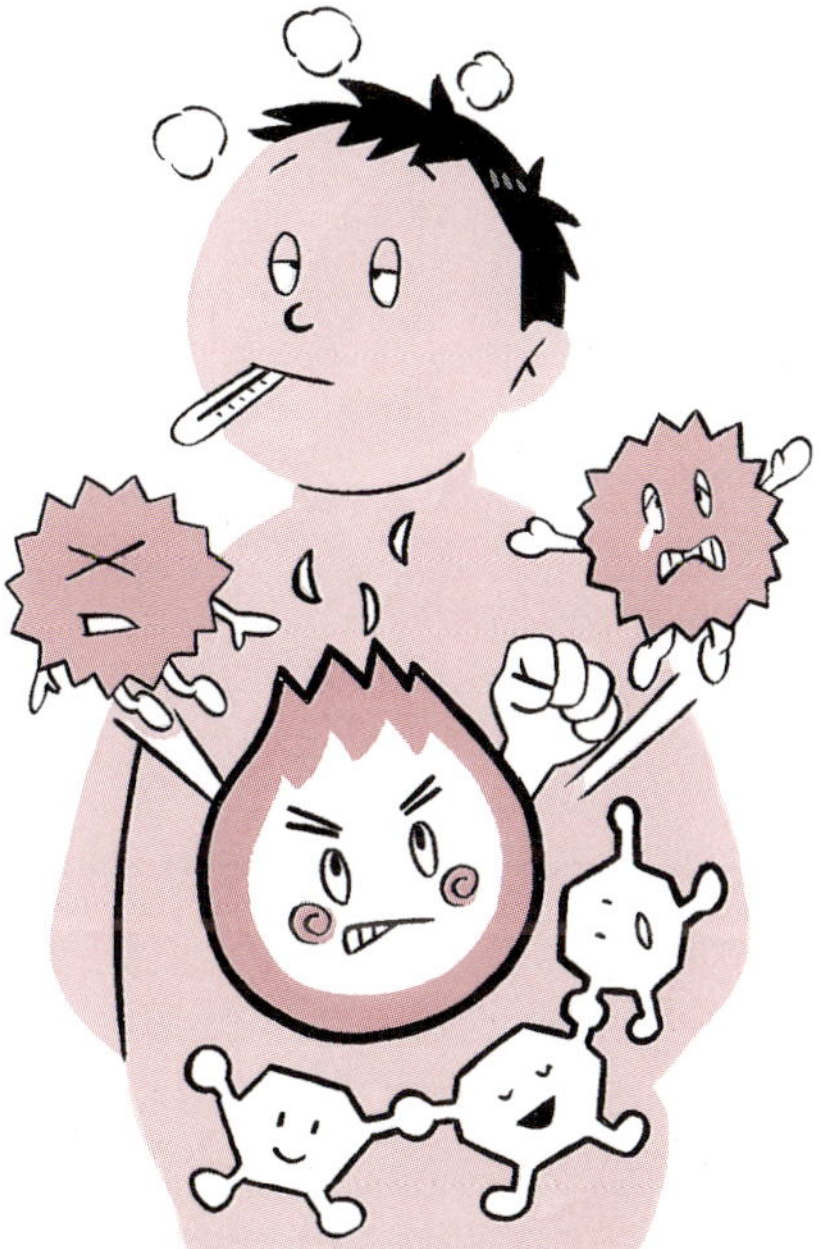

熱は体内にある悪い細胞を退治し、同時に良い細胞を活性化させる

つまり、そのリフレッシュ効果が季節の変わり目に生じることで体の変化が促され、次の季節により適応した状態へと体を持っていけるわけです。

こうした変化に敏感な体こそ、「感受性の高い体」といえるでしょう。そして、その正反対に位置しているのが「風邪もひけない体」です。季節的な変化を行えない体、季節に合った快適環境を体内に作り出せない「鈍い体」なのです。

つまり、**健康な体とは「自然治癒力が旺盛」かつ周辺環境や季節、体内の状態といった変化を敏感に感じ取れる「感受性が高い体」**ということです。

そうした体を整った体、すなわち「整体」と呼び、その人にとってもっともバランスのとれた快適な状態であると考えています。また、そういう体にするための方法が、これから述べる「整体法」なのです。

「お腹」は口ほどにものを言い

私たちは、痛みを感じたときはもちろん、下痢や便秘、空腹時や満腹時など、日常のあらゆる場面で無意識のうちにお腹をさすっています。そして、しばらくさすっていると、薬を飲んだわけではないのに楽になるときがあります。考えてみれば不思議ですが、本当にこういった場合があるのです。

じつは、**腹部には身体を調整するポイントが集中している**のです。内臓や肩、ひざ、ひじ、皮膚の状態、さらにはストレスなどの神経的な部分まで、体に関するあらゆる情報がお腹に現れます。私たちはそういったポイントを知らないのに、本能的にさすって刺激することで回復を促しているわけです。

「腹が立つ」と本当に硬直する

また、「腹が立つ」「太っ腹」「腹黒い」「腹を割って話す」など、お腹に関する言葉はたくさんありますが、これも実際の状態を表しているということは、あまり知られていないようです。

たとえば「腹が立つ」と、腹筋が実際にモリモリと立ち上がるかのように硬直します。逆に感情を抑えると、後述しますが「感情抑圧点」というポイントが硬直します。

一方「太っ腹」は、現在では「豪勢なものでもおごってくれる」というような意味で使われていますが、もともとは「心のゆったりした度量の大きい人」の意味で使われていました。そういった度量の大きさや精神的なゆとりも、見事なまでにお腹に現れます。太っ腹な人は感情抑圧点がとてもいい状態でゆるみ、下腹にデンと力が入って落ち着いているのです。

そんなお腹の状態を昔の人が観察していたかはわかりませんが、的を射たうまい表現だと思います。

お腹は重要なポイント

「万病は腹中にあり」という言葉がありますが、東洋医学では古くから腹部の診断と施術の大切さが強調され、重要視されてきました。しかし、最近の東洋医学では腹を診て施術したという話をほとんど聞きません。背骨の調整や経穴《けいけつ》（ツボ）ばかりが強調されており、腹部への施術が忘れられているようです。

確かに背骨を中心とするには、わかりやすい理由があります。**背骨の中には非常に太い神経の束が走っており、脳からの命令はその神経束を通って背骨の適切な場所で枝分かれして、皮膚や筋肉、各臓器へと伝わっていきます。**逆に臓器からの情報は神経を通って背骨を通過し、脳へと流れています。ですから内臓に異常があれば、神経を伝わってそれに対応した背骨に異常が出るのです。たとえば、胸椎の４番目が硬直を起こしていたら「その付近で分岐している神経の伝達が悪いのでは」と考えられます。胸椎４番で分岐するのは心臓への神経ですから、「心臓が弱っている」と推測できるわけです。

しかし、背骨だけでそれを断定するのは難しいことです。それは、必ずしも背骨１つが１つの部位を現しているわけではないからです。前述の胸椎４番であれば、心臓のほかにも食道や肝臓、肺にも関連していますから、そのうちのどこが悪いのかをどうしても断定しにくいのです。だからこそ、背骨とあわせて腹部を診ることで、原因箇所をより正確に特定し、それに応じた操法が重要になってくるわけです。

内側から強くなるために②

すべてのヒントは「腹」にある

井本整体の真髄「腹部十二調律点」

東洋医学では、西洋医学のように呼吸器や胃腸科、循環器科といった分類はありません。それは「人の体は内臓も筋肉も骨格も、すべてが密接に関係しており、微妙なバランスをとることで成り立っている」と考えるからです。手のひらや足の裏に「胃のツボ」や「肝臓のツボ」といった内臓関連のツボがあることは、「東洋医学は体全体が密接に関係している」ということを説明できる良い例でしょう。

整体法では、こういったツボを「急所」ととらえています。急所には、体に活を入れる「活点」、基本的に触れてはいけない「禁点」、そして、体を調整するポイントとなる「調律点」の3つがあります。

その中で井本整体の奥義とされているのが、お腹にある急所「腹部調律点」です。

整体法の指導の場では、初級の最初の段階でこの腹部調律点を紹介します。それだけ誰にでもわかりやすく、効果を上げやすいのですが、「腹に始まり腹に終わる」といわれるほど奥深い重要なポイントでもあります。

井本整体では腹部調律点を、現在12か所定めています。次ページにそのおおまかな位置を示しますが、これは個人個人で微妙なズレが生じやすいポイントです。その周辺にある、**切れ目のような溝やくぼみのような感触を目安として探す**といいでしょう。中指、人差し指、薬指の、3本の腹の部分で探っていくと比較的わかりやすいはずです。

腹部十二調律点の位置

腹部１番（痢症活点）
右腹直筋の中央が肋骨とぶつかる部分。肝臓に関連の深いところ

腹部２番
腹部１番から左方向に指をスライドさせた部分。腹部１番と３番の中間で、正中線上にある

腹部３番（感情抑圧点）
左腹直筋の中央が肋骨とぶつかる部分。精神面に関連が深い

腹部４番
左腹直筋の外側で、肋骨から指１、２本分下がったあたり

腹部５番
左腹直筋の外側とへそを水平に横切るラインの交わるあたりから、上下に指１、２本分の範囲

腹部６番
左腹直筋の外側と腸骨（骨盤上端）を水平に横切るラインの交わるあたりから、上下に指１、２本分の範囲

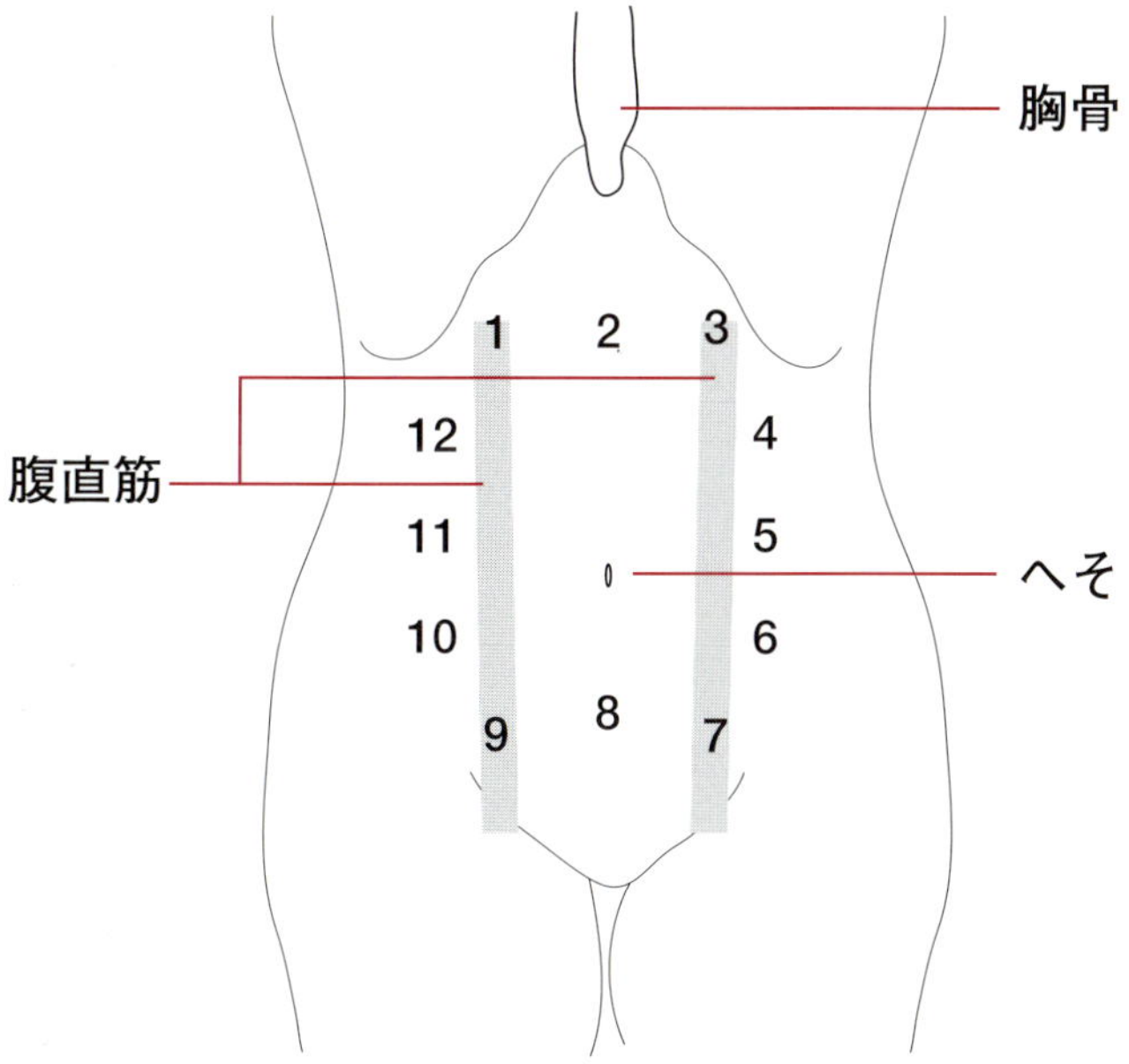

腹部７番
左腹直筋の中央で、恥骨の左上端から指４本分ほど上のあたり

腹部８番
恥骨の上端から指４本分ほど上のあたり。正中線上にある

腹部９番
右腹直筋の中央で、恥骨の右上端から指４本分ほど上のあたり

腹部 10 番
右腹直筋の外側と腸骨（骨盤上端）を水平に横切るラインの交わるあたりから、上下に指１、２本分の範囲

腹部 11 番
右腹直筋の外側とへそを水平に横切るラインの交わるあたりから、上下に指１、２本分の範囲

腹部 12 番
右腹直筋の外側で、肋骨から指１、２本分下がったあたり

注：「指○本分」とあるところは当人の親指の幅を基準とします。

内側から強くなるために③

「腹」で病気を知る2つのポイント

体内の異常が集約される2大調律点

腹部十二調律点は、体の不調を知る重要なものです。なかでも、腹部1番は「痢症活点《りしょうかってん》」、腹部3番は「感情抑圧点《かんじょうよくあってん》」とも呼び、この2つは非常に大切なもので、ここである程度体調がわかります。

1▼腹部1番・痢症活点

中毒に関するポイントです。中毒というと「毒物や傷んだ物を飲食した」という印象がありますが、精神的ショックや栄養過多による下痢などの自家中毒、さらには薬を飲んだ場合にも、ここが硬直してきます。また、心の中に憂鬱《ゆううつ》さや煩悶《はんもん》があると、それが「やり場のないエネルギー」としてよどみ、滞ってしまい、硬直を引き起こすことが多々あります。

痢症活点は、風邪をひく直前にも硬直を起こします。風邪は一般的にはウイルスによるものとされていますが、整体では「風邪は体を正常な状態に保つための調整システム」ととらえています。つまり、体に季節的な変化を促すためのものだけでなく、精神的な負担から来る余剰エネルギーによって自家中毒を起こしたときも、**調整システムが働いて風邪をひき、熱を出す**と考えているのです。それによって、エネルギーを発散し、体を正常に戻しているわけで、だからこそ痢症活点にも硬直などの異常が現れるのです。

整体法では、こういった悪いものや余剰エネルギーの排泄を促し、精神的な平衡を取り戻すために痢症活点を多用するわけです。

2▼腹部3番・感情抑圧点

精神的な状態を如実に表すポイントです。仕事による過度のストレスやイライラがあると硬直を起こします。その硬直は、ときにピンポン玉ほどの大きさになることがあり、いわゆる「かんしゃく玉」といわれるものの正体です。

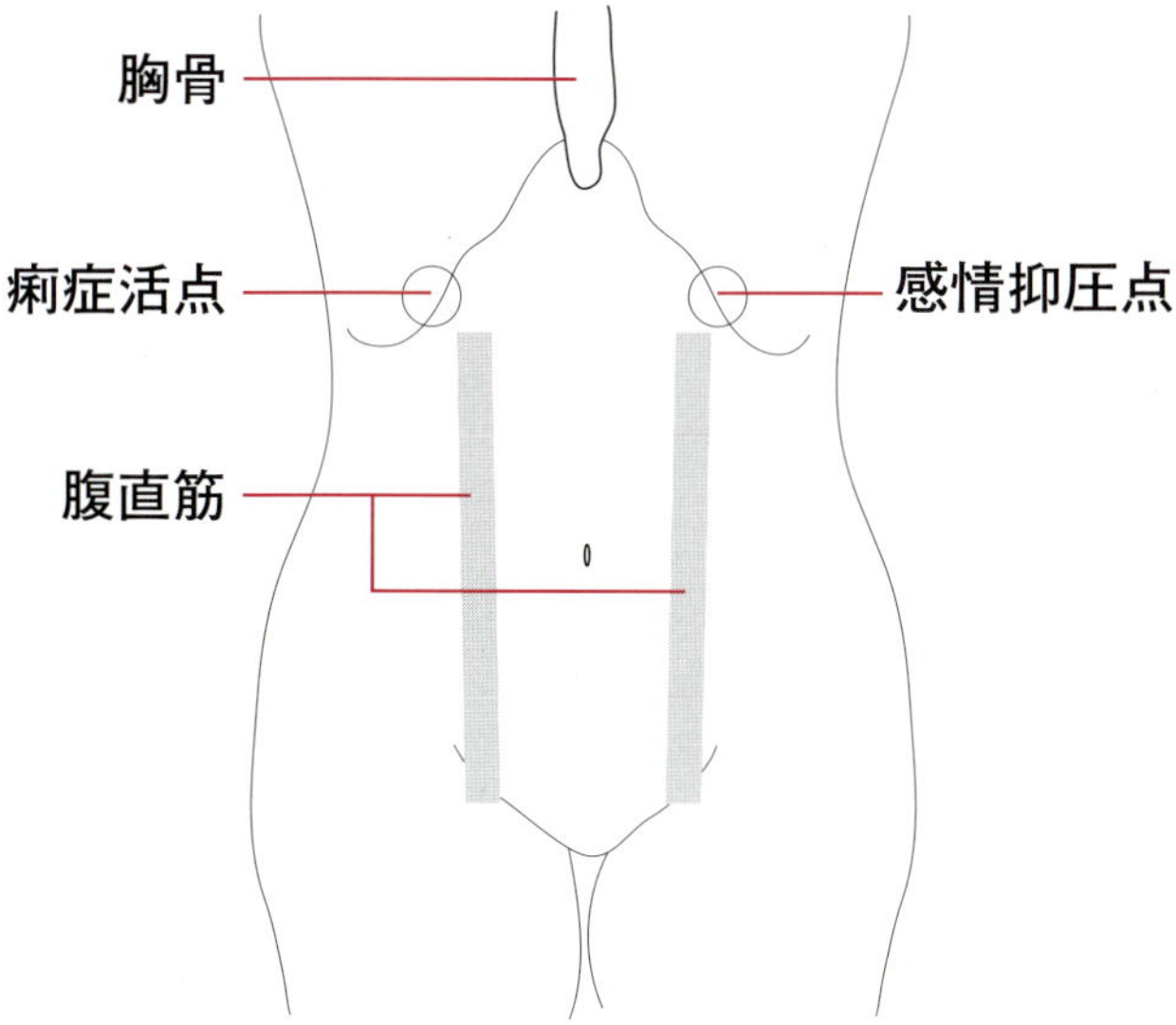

また胃潰瘍《かいよう》やぜんそくなど、精神的な抑圧を原因とする症状があると硬直を起こします。ですから、どんな症状の人でも、ここを一度確認して硬直していれば、ストレスをやわらげることが症状を緩和させる第一歩と考えてよいでしょう。

調律点以外の重要箇所

体の状態を診断し、改善させられる調律点以外のポイントに「丹田」と「へそ」があります。

丹田は、座禅や気功、ヨガなどでも重視されていて、心身の状態やエネルギー配分を表す場所です。整体法では上丹田、中丹田、下丹田の3つを用います。

1▼上丹田

少し湿り気を帯び、力はあるもののもゆるんでいるのが正常な状態です。大脳の疲れ具合や緊張状態を表す部位のため、過度のストレスや頭が混乱して集中力に欠けているときは、ここが硬直を起こしているはずです。
また、何かの塊が飲み込めずに引っかかっているような感覚として現れる場合もあります。

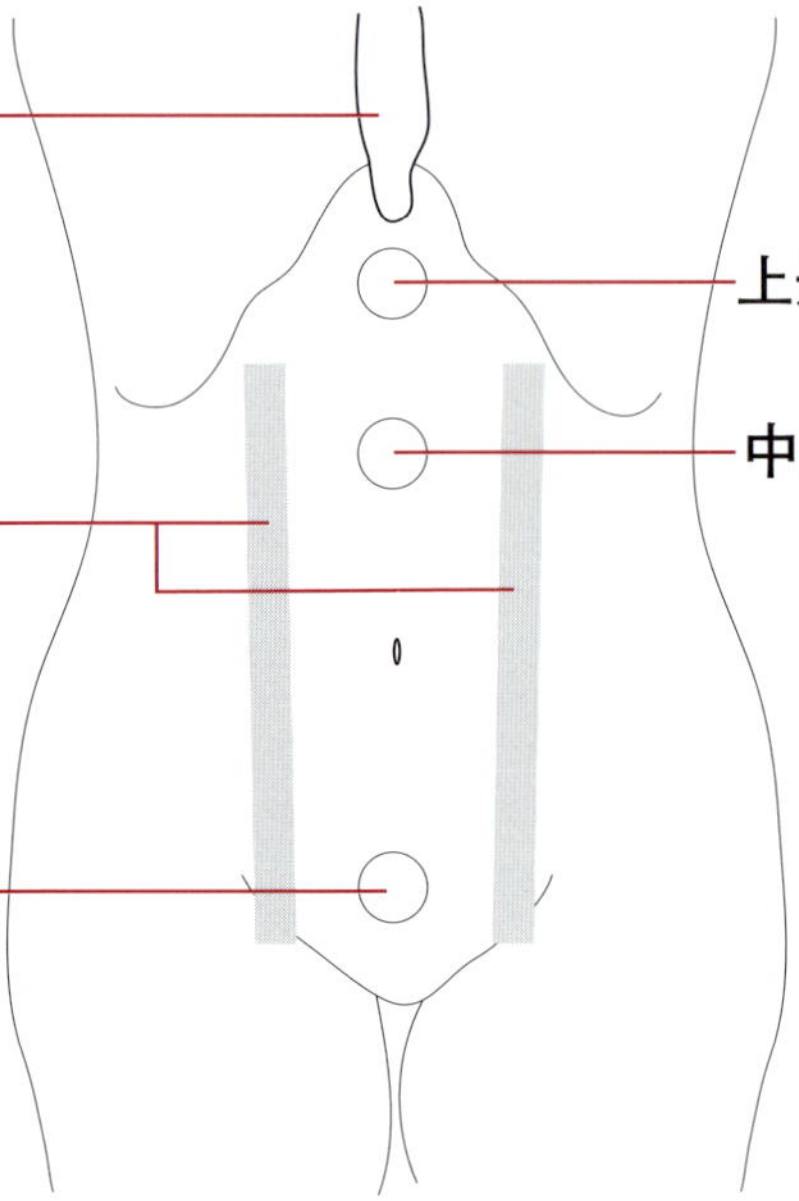

■丹田

2▼下丹田

力があって弾力があり、適度にあたたかさが感じられれば正常です。下腹に力が入って自然と背筋が伸び、ヒップアップした姿勢になります。しかし、ここが冷たく感じられる場合は、婦人病も含めた内臓疾患が疑われます。

また、力がまったく入っていない状態であれば、全身にきちんと力が入らず、体が極度に衰弱していると考えてよいでしょう。

3▼中丹田　剣状突起とへその中間

みぞおちとへその中間にあり、さらには腹部1番と3番の中間点でもあります。その双方の中間でバランスをとる渋い役どころといえるでしょう。

もう一つのポイントである「へそ」は非常に重要な箇所で、井本整体では「へそ十字」と呼んでいます。

これはへその周辺に異常な脈を打っている場所があり、そこが体の異常を表していると考えていただければよいかと思います。

腹での自己診断

自分でお腹を触りながら、それぞれの調律点を探してみて「妙に硬いところがあるな」とか、逆に「ここには全然力が入らないな」といった場所があったでしょうか。もし、見つけているなら、そこが整体を行うべきポイントとなります。

①力の入らない部分

押さえたときにズブズブとどこまでも指が入っていきそうなほど弛緩してしまっている部分です。そこに対応する内臓や筋肉が疲れきって、あまり機能しなくなっていると考えてよいでしょう。こういった箇所には、整体法では「気や力を集める」ことに注力することになります。

②硬い部分

内臓の異常やストレスなどを原因として緊張し、硬直を起こしている場所です。ときに広範囲にわたってガチガチに硬くなることもありますが、そうなると明らかに自覚症状があるはずです。

③硬結

米粒の先のようにかろうじてわかる程度の大きさしかない硬直もあります。これは特に**「硬結《こうけつ》」**と呼ばれ、気の流れのようなものがそこで滞り、よどんでいる箇所だと考えています。そのままにしておくとやがて硬直がひどくなり、長期の治療が必要な状態になるので、いかに早く硬結を見つけられるかが、整体法を実践するうえでの重要事項となってきます。

硬結への操法は非常に難しいものです。ごく小さく皮膚の下に隠れているため、非常に見つけにくいうえに、硬結には「向き」もあります。先端が上を向いたり下を向いたり、あるいは斜めになっていたりしているのです。そんな状態の硬結に対して、整体でもハリでもその先端に対して垂直に施術しなければなりません。これは**硬結の頭をとらえる**といって、東洋医学では最重要課題とされる技術となっています。

整体の場合には指先で行いますから、ある程度の面積が確保されていてまだ良いのですが、これがハリとなると難度が格段に上がります。皮膚の下に隠れている米粒の先ほどの塊に針を垂直に刺すわけですから、まさに至難の業といえるでしょう。ハリの名人に年配者が多い理由がわかるかと思います。

硬直部分と弛緩部分の2つはほとんどの場合対応して出現するはずです。つまり、一箇所に負担がかかりすぎて硬直してしまうと、その負担を受けるはずだった部分がゆるみきってしまうのです。この双方に対して適切な操法を行うことが大切です。

腹部調律はこう行う

腹部調律を行う際のもっとも大切なポイントが「呼吸」です。

この呼吸に合わせて押す方法と、呼吸を耐えて押す方法の2つがあります。どちらも腹部十二調律点の位置を確認してから、腹部1番から順番に押していきます。

なお、文中に「○パーセントの力」とありますが、これは**指を腹部にあてがったときの指の重さのみの状態を10パーセント、その3倍の力が30パーセント、5倍の力が50パーセントという意味で、不快感を覚えない程度最大限に押したときを100パーセント**としています。慣れるまでは力の度合いがわかりにくいかと思いますが、何度も繰り返すことで力加減を学んでください。

腹部調律では2人1組であお向けになった相手に対して行うのですが、1人で行うのも可能です。しかし、1人で行う場合には、あお向けになって最初に調律点の各位置を確認した後、まずは腹部1番に利き手の中指、薬指、人差し指の3本を置き、その上にもう一方の指を添えるようにしましょう。

本来は2人で行う方法ですから、1人で行う場合は無理をせず、腹部調律点は自己診断の要点としてとどめ、それに即した呼吸法や体操などを行うとよいでしょう。

その際に基本となるのが、46ページからの「あたためる」「ゆるめる」「集める」です。それぞれを試しながら読み進めてください。

呼吸に合わせて押す腹部調律

一番基本的な押し方で、息を吐いてお腹がへこむのに従って力を入れ、息を吸ってお腹が膨らむにしたがって力をゆるめる方法です

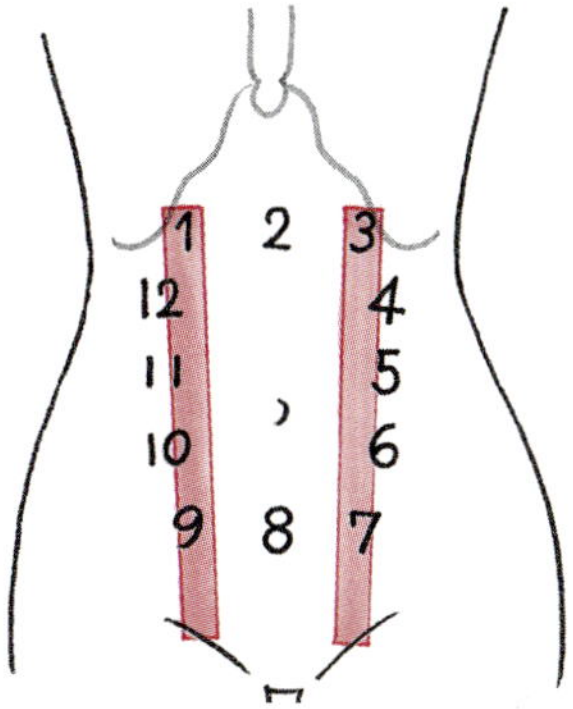
1
2
3
12
4
11
5
10
6
9
8
7

1 中指、薬指、人差し指の３本を腹部１番に置き、息を吐きながら 30 ％の力で押す。呼吸が「吸い」に転じたら徐々に力をゆるめ、指の重みだけを残す。これを２回行う

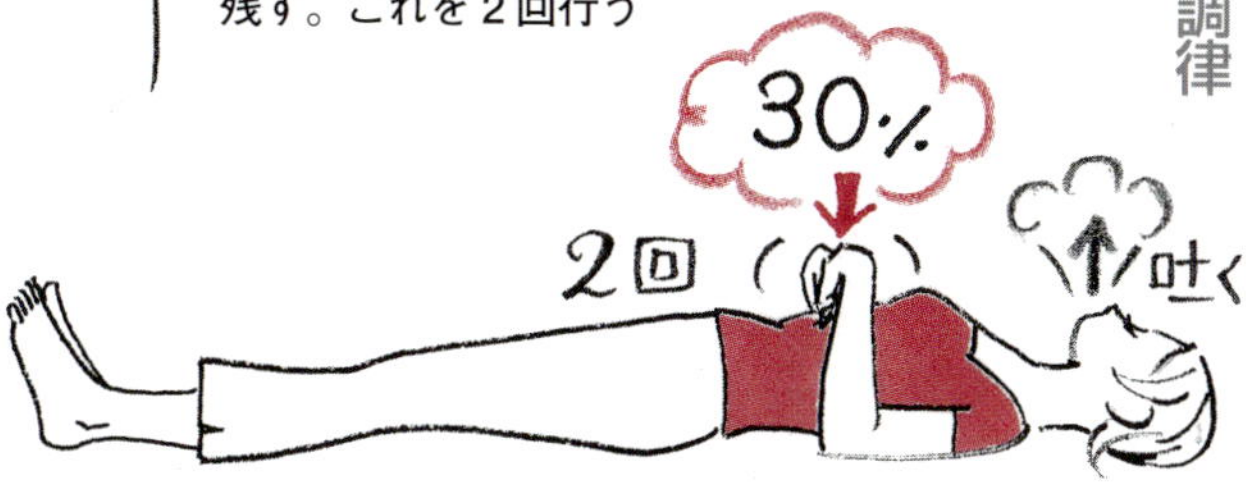
30％
2回
吐く

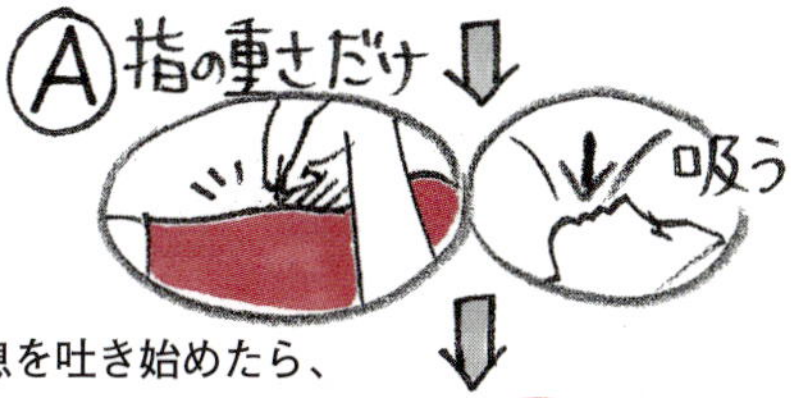
A 指の重さだけ
吸う

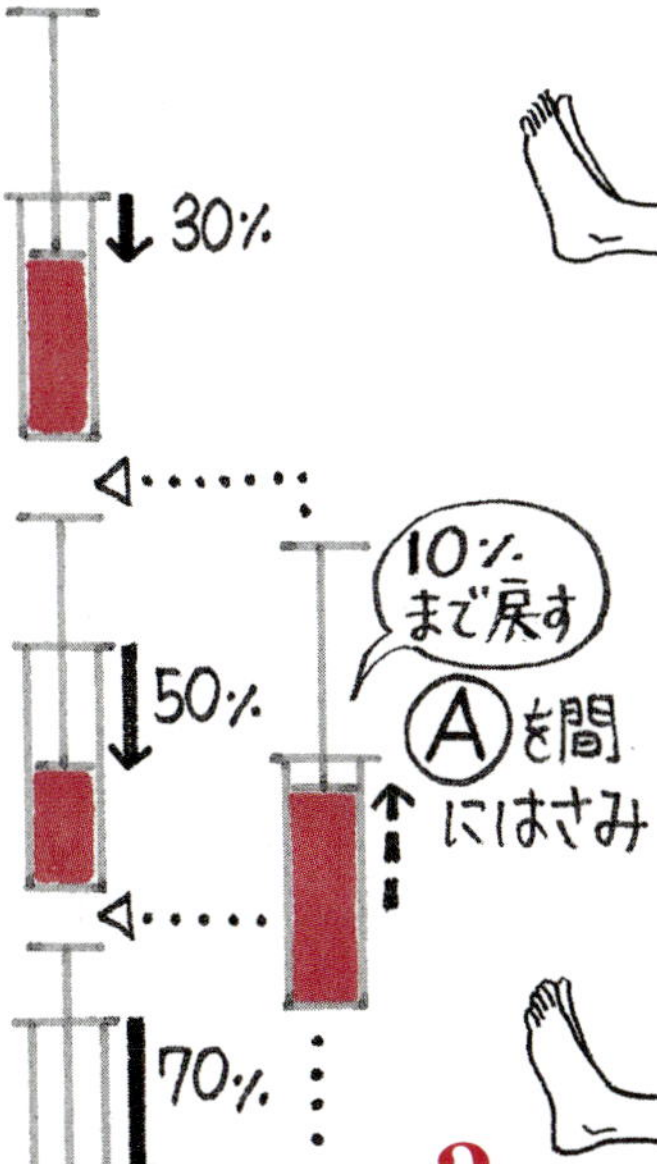
30％
50％
10％まで戻す
Aを間にはさみ

2 息を吐き始めたら、50 ％の力で押し、呼吸が「吸い」に転じたら徐々に力をゆるめ、10 ％の状態まで戻る。２回行う

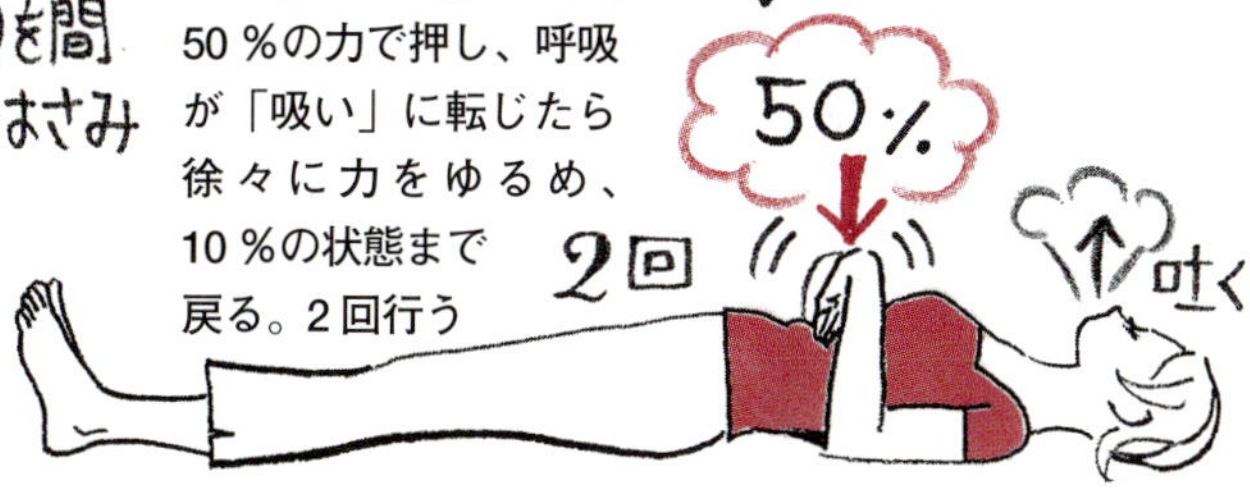
50％
2回
吐く

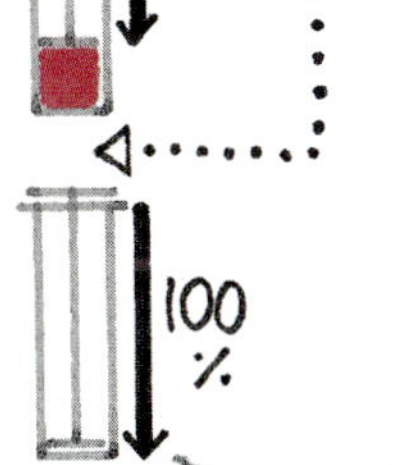
70％
100％

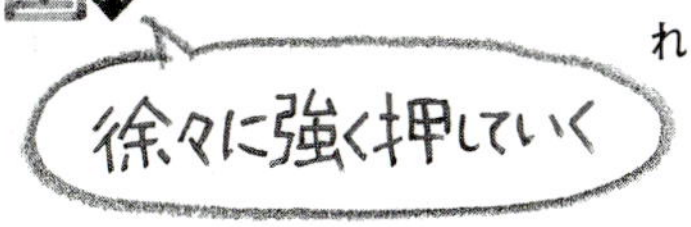
徐々に強く押していく

3 次のサイクルでは 70 ％を２回行い、最後の段階で 100 ％を２回行う

4 指を離さず、腹部２番にスライドさせ、同様に押していく。これを 12 番まで続ける

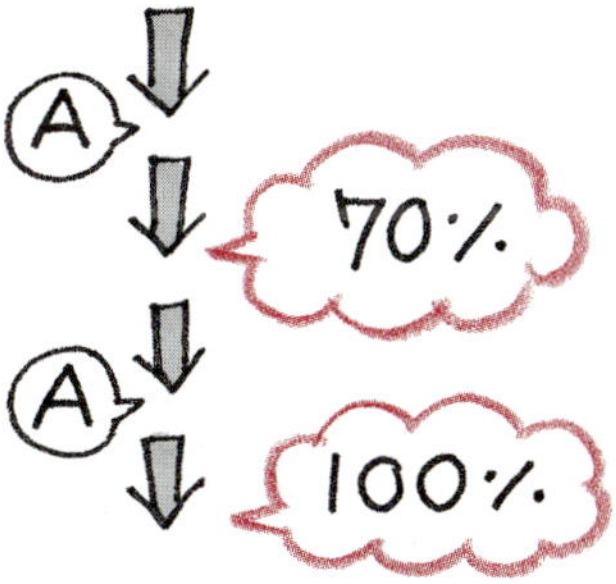
A
70％
A
100％

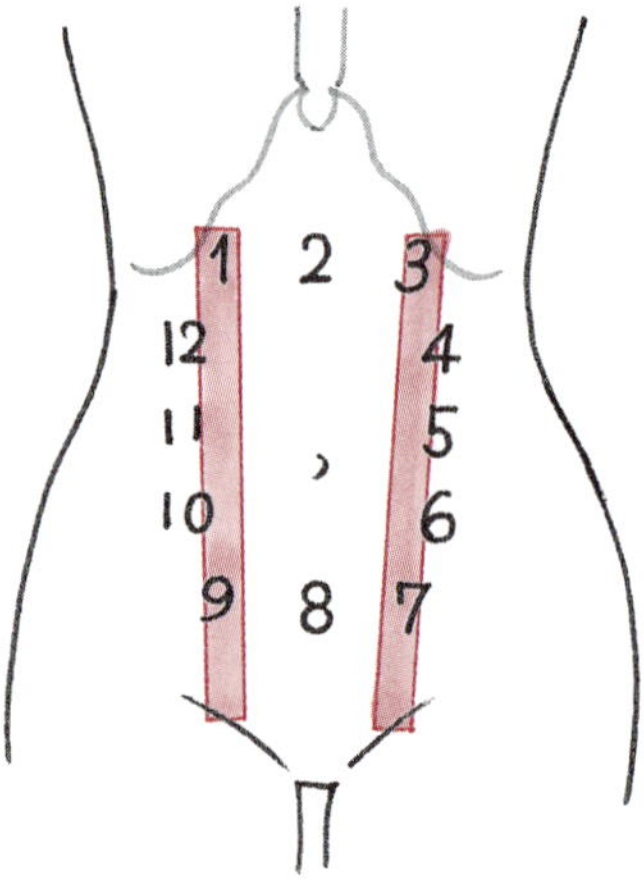

呼吸を我慢している間に押す方法です。呼吸に合わせて押す方法と同じく、腹部１番から始めますが、最初から 100 ％の力で押すことに違いがあります

1 腹部１番に指を当て、相手の吐く息に沿って 100 ％の力で押す。「吸い」に転じた瞬間から徐々に力をゆるめ、30 ％の力を残す。息を吸いたいのに 30 ％の力が残っているので、十分に吸いきれない感じになる

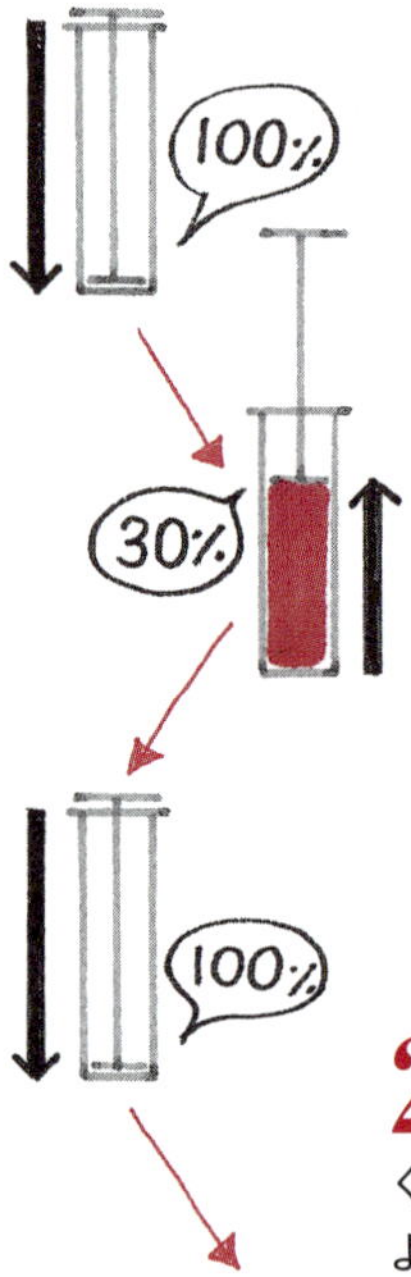

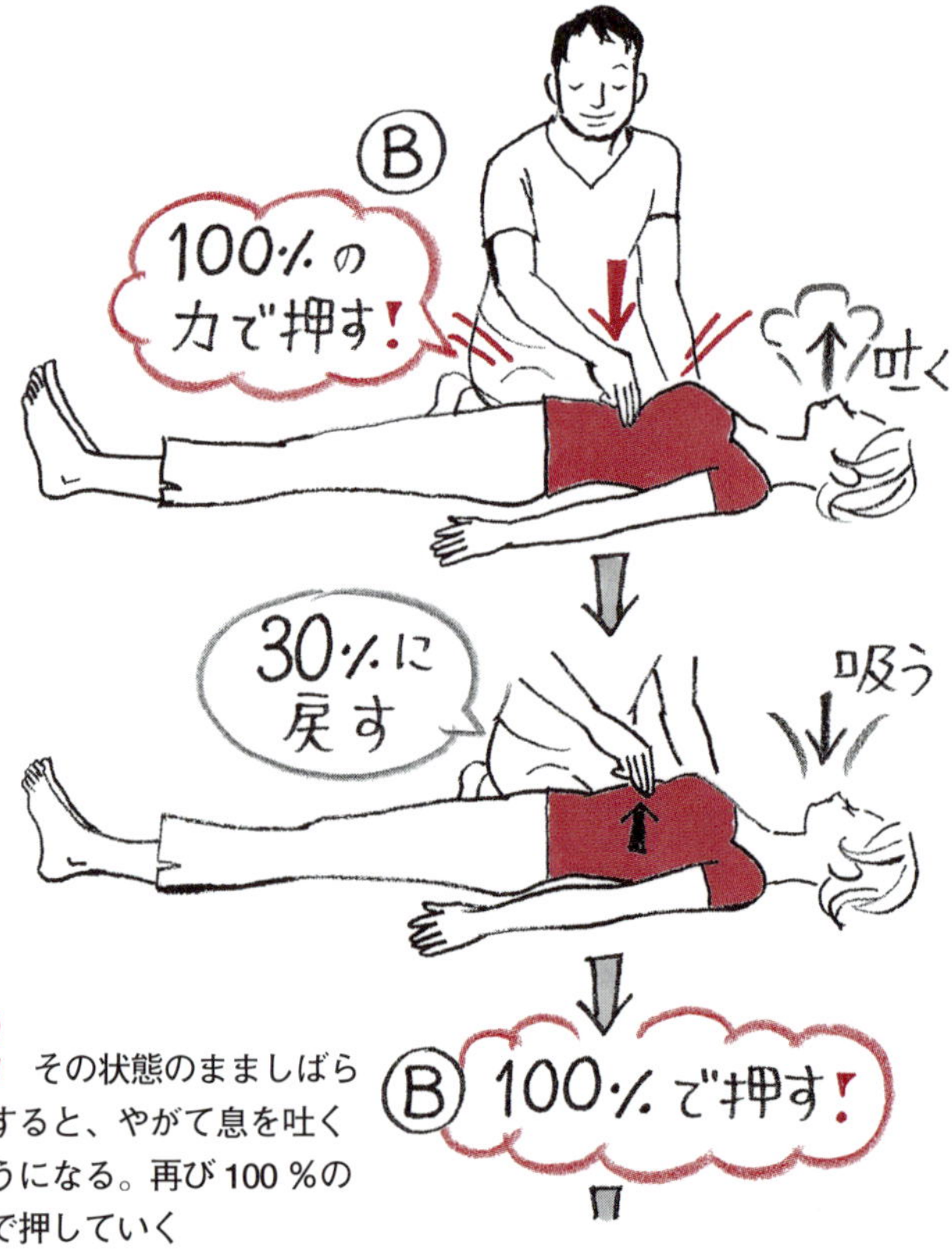

2 その状態のまましばらくすると、やがて息を吐くようになる。再び 100 ％の力で押していく

3 呼吸が「吸い」に転じたら、徐々に押す力をゆるめるが、今度は50％の力を残す

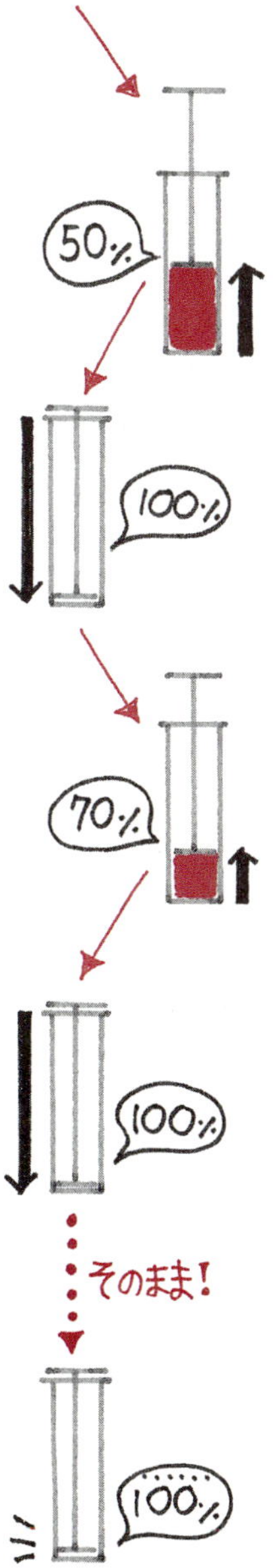
50%
100%
70%
100%
そのまま!
100%

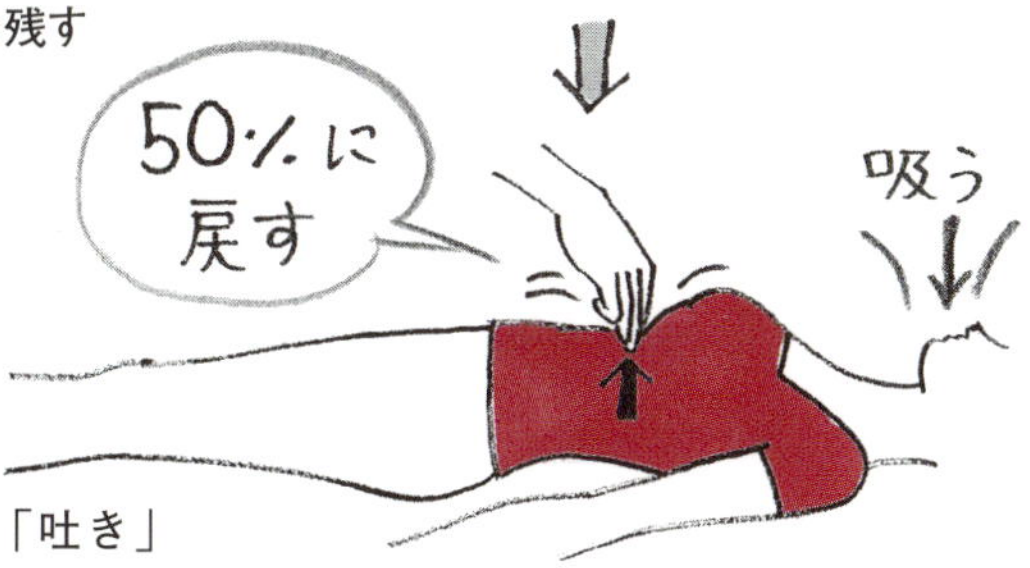
50%に
戻す
吸う

4 息が「吐き」に転じたら、再度100％の力で押していく。力をゆるめていく際に70％の力を残す

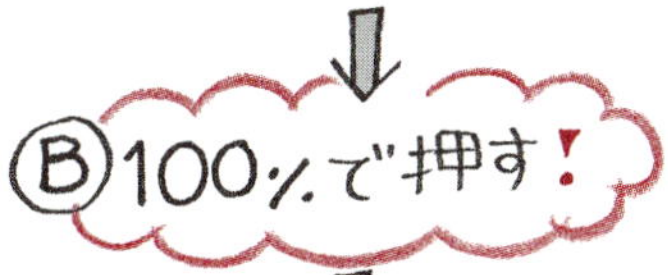
Ⓑ100%で押す!

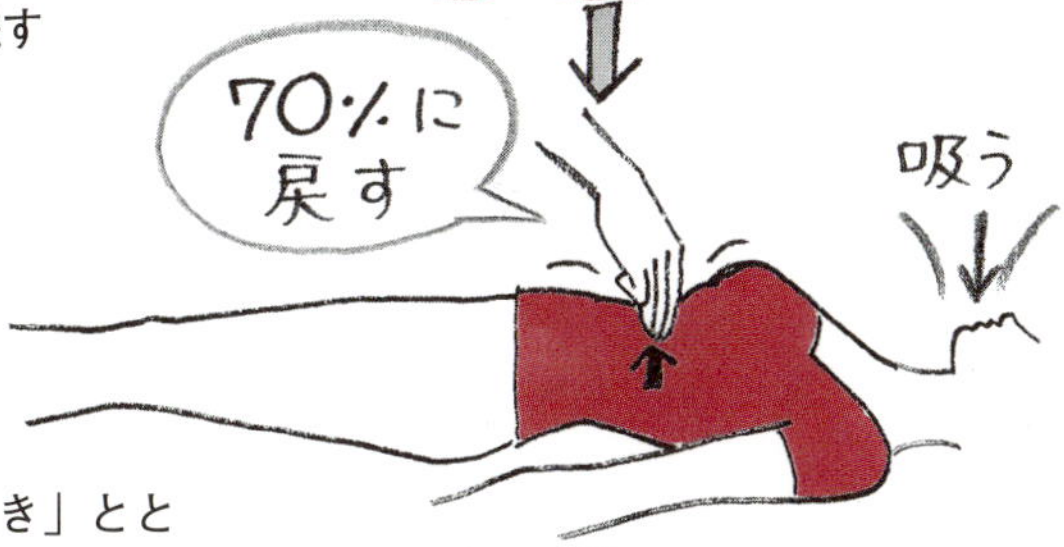
70%に
戻す
吸う

5「吐き」とともに100％の力で押す。しばらくすると呼吸は「吸い」に転じるが、ここでは力をゆるめず、100％の状態を維持する

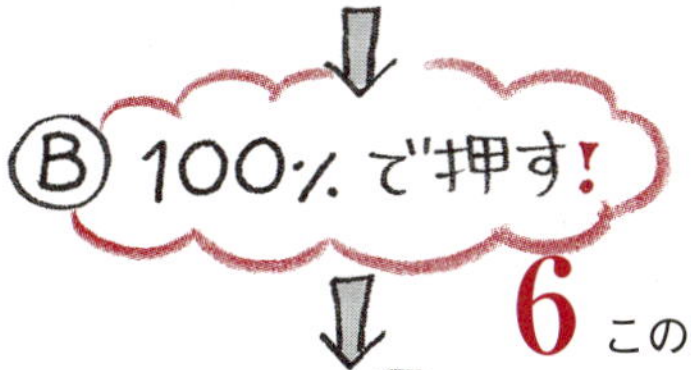
Ⓑ100%で押す!

6 この状態はほとんど息ができないが、一呼吸分だけ我慢する。その後は徐々に力をゆるめる

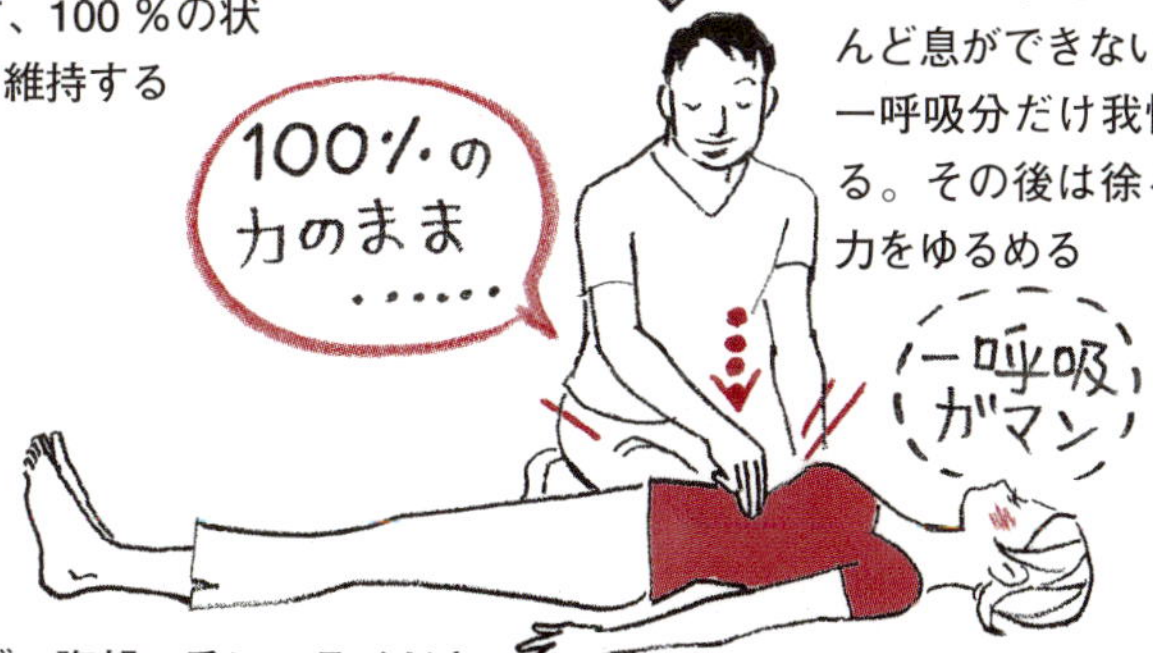
100%の
力のまま
……
一呼吸
ガマン

7 そのまま指を離さず、腹部2番にスライドさせ、同様に押していく。これを12番まで続ける

整体法の基本①「あたためる」

熱刺激が弱った部位に効く

体をゆるめ、活性化させるために

「あたためる」ことは、体に非常によい効果をもたらします。血管が拡張して血流が増えることで、体の隅々まで新鮮な酸素が送られるだけでなく、場所によっては免疫力の源となるリンパ液の流れをスムーズにし、人間が本来持っている自然治癒力を高めてくれる働きもあるのです。

蒸しタオル法

井本整体で40年以上前からすすめているのが、この「蒸しタオル法」です。

タオルを十分に熱湯に浸した後、それを絞って三つ折にし対応する箇所に当てます。たったこれだけの方法ですが、その効果は絶大です。近年では病院でも、薬の効きにくい人や症状の緩和を目的として蒸しタオルをすすめているところがあるようです。

しかし「あたたかければよいだろう」と、カイロなどを使っても逆効果です。確かにカイロも蒸しタオルも、最初にあてがったときの「熱い」という感覚も、その刺激によって皮下にある血管が緊張し、収縮するという作用も同じものです。しかし、カイロなどでは長時間熱いままですから、血管や筋肉などの皮下組織が緊張したままになり、かえってこりや低温やけどを誘発させる原因になってしまうのです。

一方、蒸しタオルは、徐々に冷めていきます。そのときに最初にあてがった瞬間の**緊張・収縮から皮下組織が開放され、冷めていくとともに血管が拡張して血**

液が流れやすくなるのです。この「熱い」というときの緊張と、冷めてくるときの「弛緩」を繰り返すことが刺激となり、効果が発揮されるわけです。

1▼後頭部に当てる

もっとも基本となる当て方で、後頭部、首のつけ根のへこみあたり（ぼんのくぼ）から首にかけてタオルを当てます。4～5分するとタオルが冷めてくるので、そのタオルを再度あたためて、あてがいます。これを3～5回繰り返すのです。大人であれば8時間おき、子供なら6時間おきに行ってください。

ここはいわゆる「延髄」と呼ばれる部分で、神経が背骨から脳へとつながっています。すぐ近くに脳幹があるため、血管や心臓、消化器、呼吸器など、生命維持にかかわる中枢部分だと考えてください。

そこを**あたためることで脳への血流量が増えるだけではなく、延髄も刺激を受けて活性化する**というメカニズムです。

特に頭痛、風邪、発熱、歯痛、中耳炎に効果的です。

蒸しタオル法で改善されるおもな症状

頭痛、歯痛、腰痛、腹痛、生理痛、肩こり、関節炎、眼精疲労、不眠症、ぜんそく、アトピー性皮膚炎、花粉症、高血圧、糖尿病、膀胱炎、結石、便秘

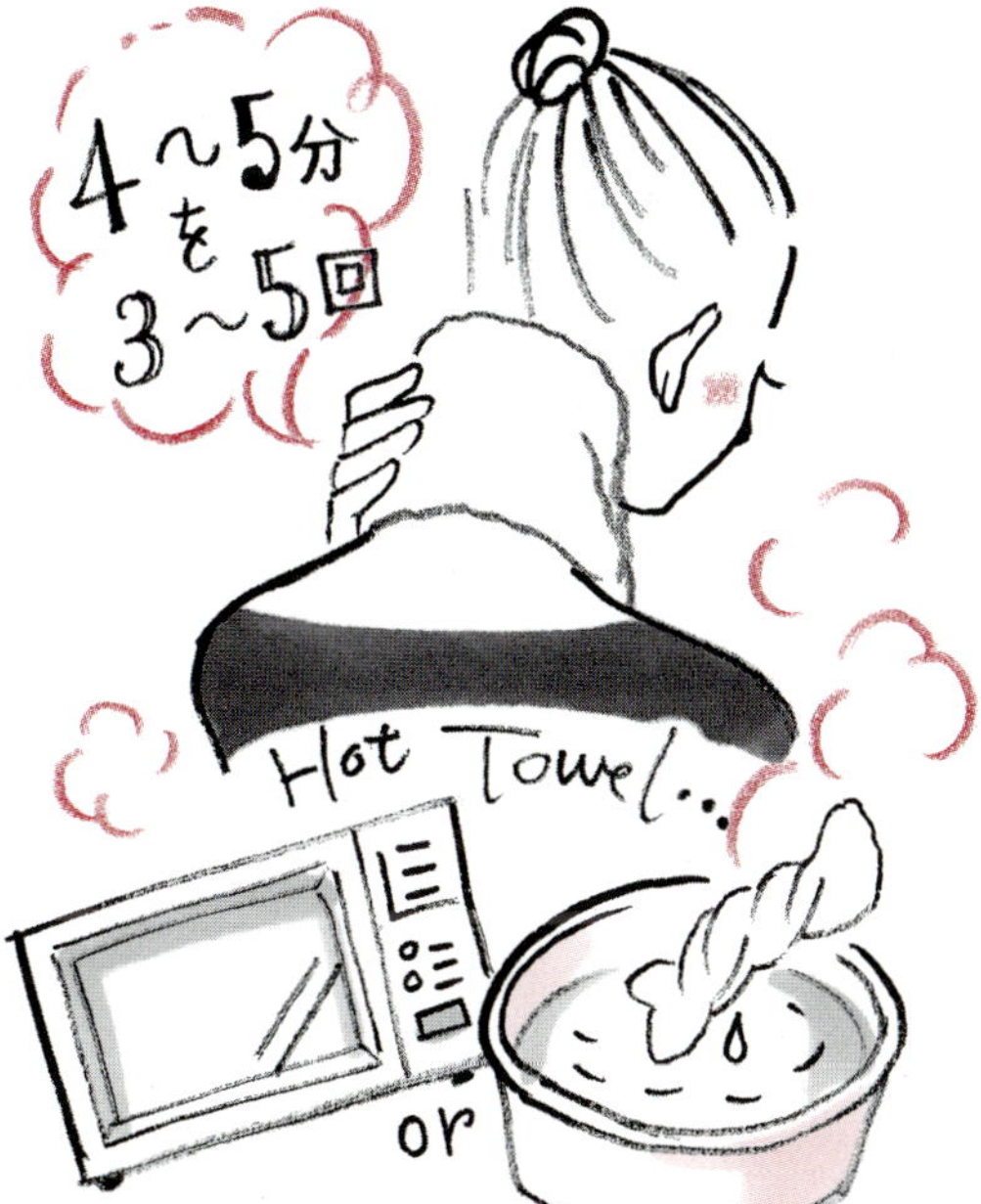
4～5分を3～5回
Hot Towel…
or

2▼患部に当てる

アトピー性皮膚炎やぜんそく、眼精疲労、関節炎、肩こり、腰痛などは、患部に直接蒸しタオルを当てると効果的です。当て方は、4～5分当てて冷めたらタオルを替える作業を3～5回繰り返します。特にアトピー性皮膚炎の場合は、患部の皮膚と血管を刺激することでかゆみが増し、ひどくなったように見える時期もありますが、それはほんの一時的なものです。

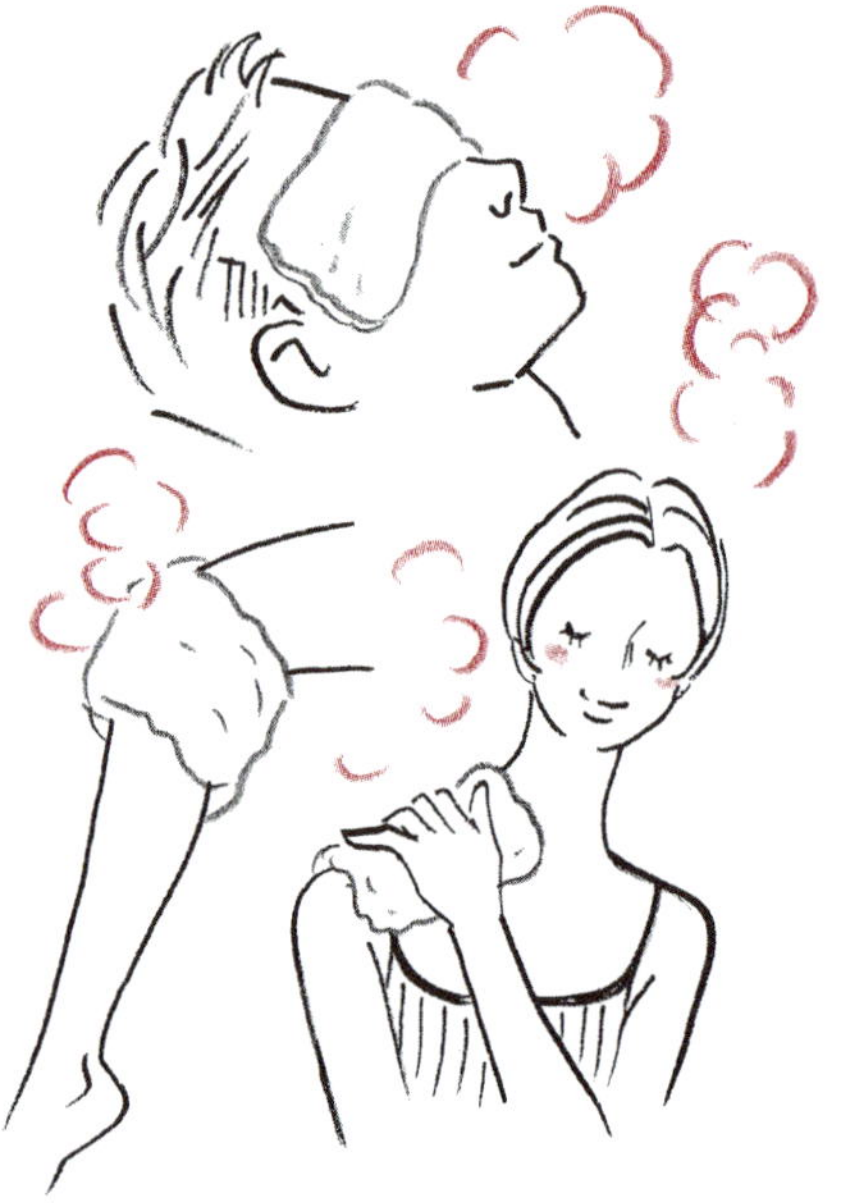

皮膚と皮下組織は、熱による刺激で最初にギュッと緊張して、だんだん拡張します。その際、皮脂腺や汗腺、さらには毛穴も拡張するため、その中に詰まった余分な代謝物が押し出されるのです。ひどくなったように見えるのはそのためです。しかし、余分なものさえ出しきってしまえば、長い間の便秘が解消されたときの爽快ささながら、皮膚も活性化してくるのです。

また、お腹や背骨への蒸しタオルも効果的なので、症状別の部分で少し触れたいと思います。

温浴法

普段入浴しているお風呂を使ったあたため方です。おおまかに「全身浴」と「部分浴」があるのですが、部分浴の場合には、入浴とはまったく別物なので、「温浴法」と総称しています。特に部分浴では「そこだけ十分にあたためる」ことで初めて狙い通りの効果が発揮されるため、「ついでだから」と入浴時に部分浴をしてもまったく効果はありません。そのときの疲れ度合いや体の状況によって上手に利用することで、大きな効果を発揮するはずです。

全身浴

基本的にはごく普通の入浴法ですが、湯温と入浴時間を変えるだけで、状況に応じた効果が上がります。ただし、湯温や時間はあくまでも目安です。

そのときの体力や体調に合わせて、自分の体感温度で変更してください。

全身浴の方法

- 日常で汗を十分にかける「整体」の人
  40〜42度のお湯に5分ほど
- 精神的・肉体的疲労のある人、体調不良の人
  夏39〜40度、冬40〜42度くらいのぬるめのお湯に長めにつかる
- 体調は良いが、頭が疲れている人
  42〜43度の熱めのお湯に2〜3分
- 汗をかきにくい体質の人
  37〜38度のお湯に入りながら、徐々に40度くらいまで温度を上げ、じんわりと汗をかく。いわゆる二度湯のような形で汗を出やすくする

夏でも汗をかけない人の入浴法

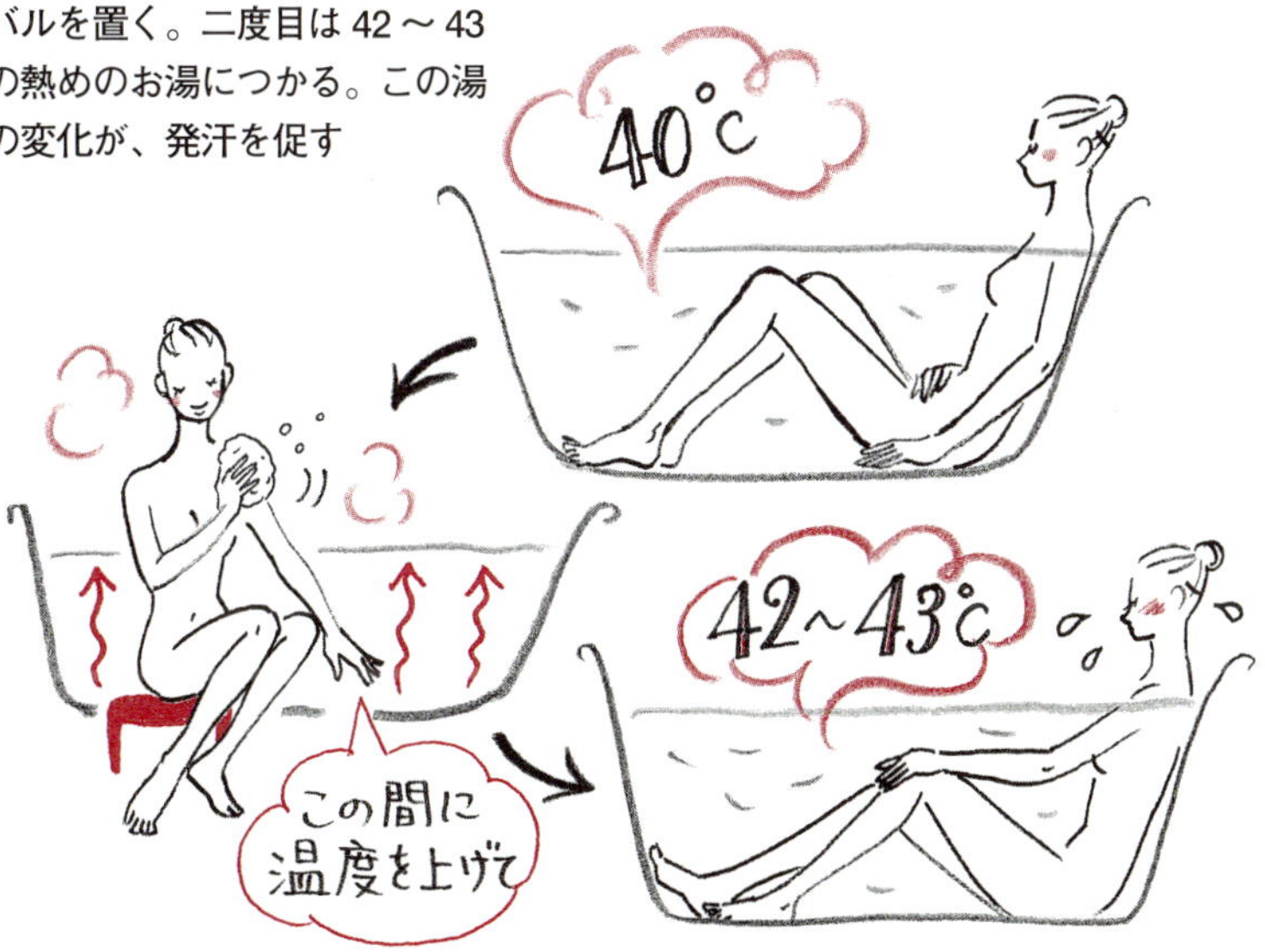
40°C
42〜43°C
この間に温度を上げて

最初は、38度くらいのお湯につかる。途中で体を洗うなどのインターバルを置く。二度目は42〜43度の熱めのお湯につかる。この湯温の変化が、発汗を促す

部分浴

ここ数年、半身浴や足湯がブームになっていますが、これも上手に行えば、部分的な疲労回復や病気・症状の改善により一層効果を上げられます。4~6分の短時間で熱め（子供45~46度、大人47~48度）のお湯につかり、じんわり汗をかいてくるのが特徴です。

1▼足湯

くるぶしの中央まで両足をお湯につける方法で、腎臓が弱っている人や脱腸、手足の冷え、扁桃炎、のどの痛み、婦人科系の疾患、足の疲労などに効果があります。

汗が出てこない場合には、2~3分長めに行ってください。お湯から足を出したとき、真っ赤になっていれば終了です。

もし、片方だけしか赤くならない場合には、赤くなっていないほうだけ2~3分を目安に、さらに継続してください。

2▼脚湯

消化器系の弱っている人に効果的な方法で、ひざの中央までお湯につけます。湯温を一定に保つためにさし湯をしながら継続し、これもひざから下が真っ赤になるまで行ってください。

3▼腰湯

いわゆる半身浴です。腰から下に疾患のある人や術後の経過が悪い人に適した方法で、お湯につけていた部分が真っ赤になるまで行います。腸骨の上端あたりまでつかるとよいでしょう。

4▼ひじ湯

肋間や大胸筋の硬直をゆるめる効果があるため、気管支や肺などの呼吸器系疾患、心臓の痛み、肋間神経痛、寝違いなどに効果的です。また、足湯同様、片方だけ赤くならない場合は、そちらだけを継続して行ってください。

部分浴の方法

2 脚湯
1 足湯
温度を保つ!
3 腰湯
4つのパターンとも…
45～46℃
を
4～6分
4 ひじ湯

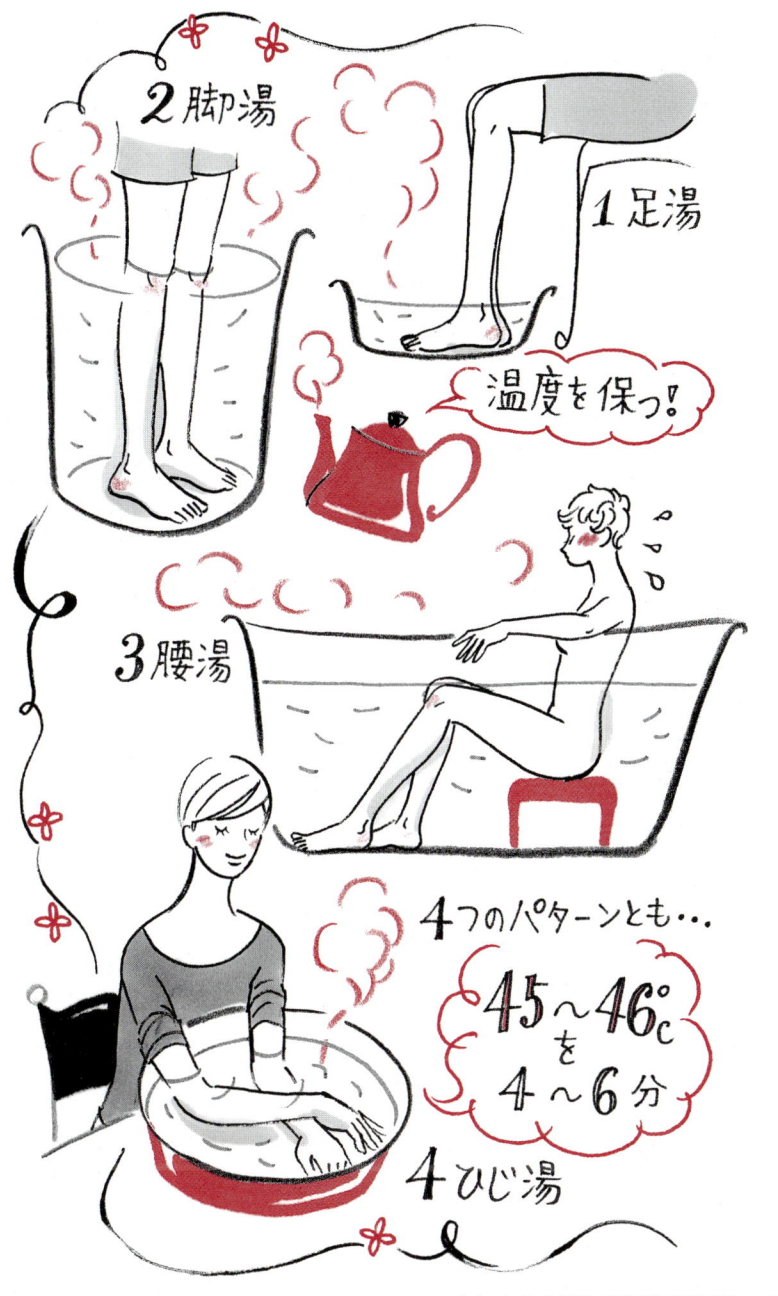

少し大きく深めの容器を用意し、手が真っ赤になるまで続けてみましょう

整体法の基本② 「ゆるめる」

こわばって流れが悪い部分に効く

症状の改善は緊張をほぐすことから

内臓の疲労は、筋肉の緊張となって体のあらゆる部分に現れます。その緊張が肩に出たものは肩こりとなり、腰に出れば腰痛となるのです。そういった筋肉の緊張した部分をできるだけゆるめることで、症状の改善を図ります。

整体法では、ただゆるめるだけでなく、それぞれの症状に合わせて導気や蒸しタオル、各種の体操を組み合わせることで、体をゆるめると同時に必要な箇所には力を集めて、体の活性化を促していきます。

本書では、できるだけ多くの組み合わせを紹介したので、お悩みの症状に合わせての実践をおすすめいたします。

▼側腹療法

これは、おもに腰痛を感じたときに行います。5章で詳しく説明いたしますが、腰痛はひどくなるにつれて周囲の筋肉から腰全体、そしてわき腹へと硬直を広げていきます。それと同時に、前かがみになる、あるいはより痛みを感じるほうへと体が傾いて、わき腹の範囲が狭くなっていきます。

わき腹は、肋骨と腸骨の間に指3～4本入る程度がベストな状態です。ここで「ゆるめる」のです。

親指を前にしてわき腹をつかんでみてください。もし、指が3本入るすき間がなければ、体がそちらへ傾いているか、前傾姿勢になっているかです。どちらであってもわき腹に近い場所に異常があり、筋肉が硬直を起こし始めている危険性があります。

わき腹をゆるめる

朝・晩
各２回

側腹療法

わき腹にあるポイントを刺激することで緊張をほぐし、症状を緩和する方法です。通常は２人で行い、相手に両手の指で各ポイントを刺激してもらう方法なのですが、１人でもできます。

1 親指を前にして、指全体でわき腹をつかむ

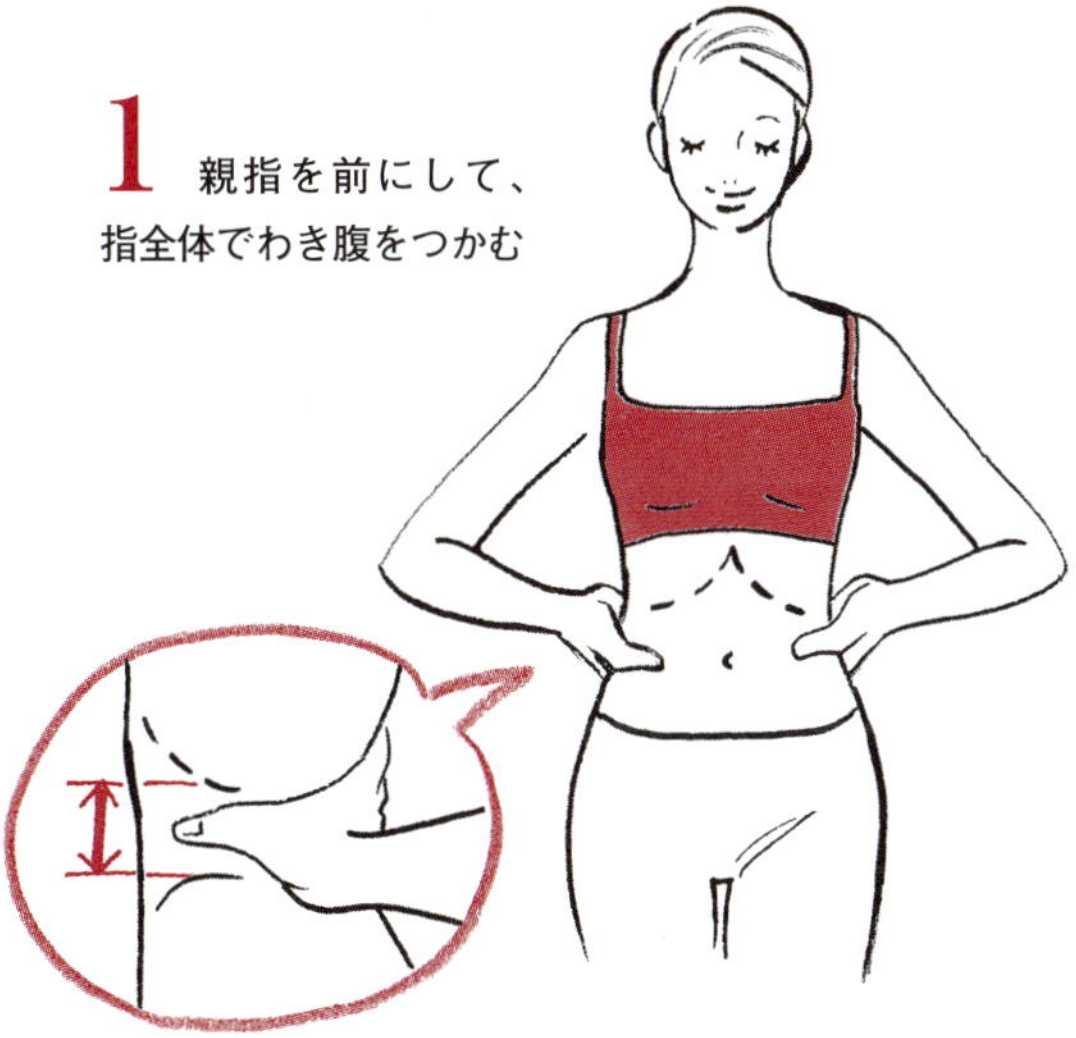

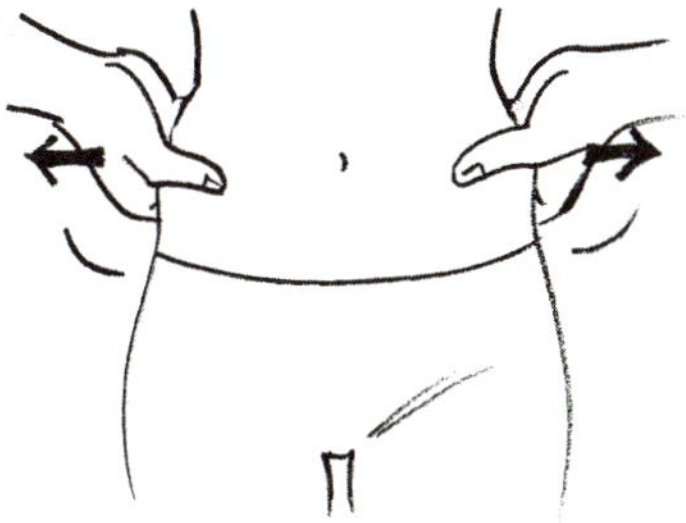

2 ゆっくりと手が外れるまでわき腹を引っ張る。これを４～５回繰り返す。その後、少し休憩を入れ、再度４～５回引っ張る

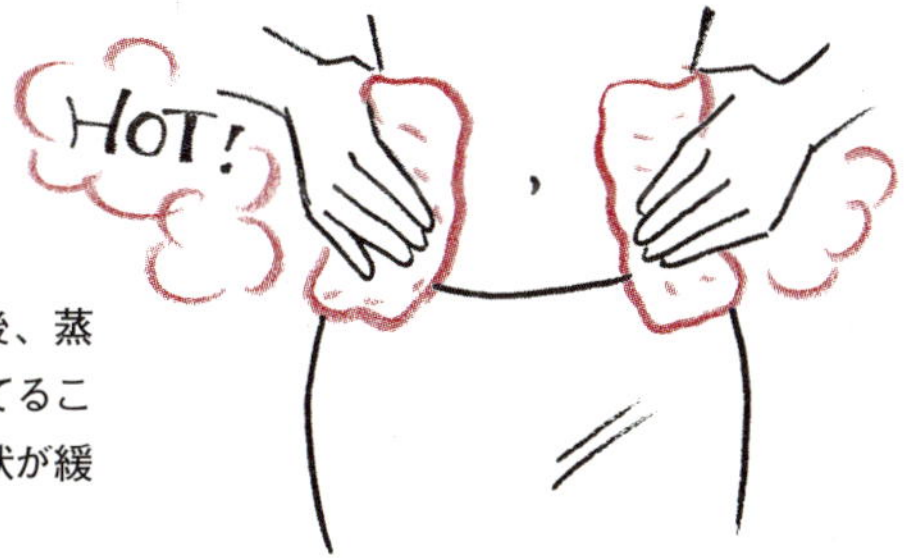

3 一通り終了した後、蒸しタオルをわき腹に当てることで、より効果的に症状が緩和される

整体法の基本③力を「集める」

ゆるみきって働きが鈍い部分に効く

力を呼び込み、活力を取り戻す

硬直している箇所を「ゆるめる」（52ページ参照）ことについては前述しましたが、ゆるめることだけに注力してしまうと、これもまた体のバランスを崩す原因になりかねません。

どこかでひどい硬直を起こしている人は、多くの場合、それと対応する箇所がゆるみきっています。ちょうどよい弛緩状態ではなく、まったく力が入らない箇所があるのです。そういう場合は、硬直をゆるめるとともに、対応した箇所へ力を「集める」ようにしなければなりません。「股関節のV字体操（132ページ参照）」や「導気（56ページ参照）」は、ゆるみきった部分や弱った部分に力を集める方法です。

1▼股関節のV字体操

坐骨《ざこつ》神経痛や腰の痛みに効果のある体操です。腰椎4番、5番、および股関節と太もも裏の筋肉（大腿二頭筋）に働きかけ、まわりの緊張をほぐすと同時に、弱った部分を活性化させます。

2▼導気

内臓も筋肉も密接に関係し合っていると解説してきましたが、もう一つ、心とも非常に密接な関係にあります。

「病は気から」といわれるように、自分の気の持ち方一つで病気になりますし、逆に病気になったことで気持ちが沈み、この世の終わりといわんばかりにうつ状

「集める」…股関節のV字体操の場合

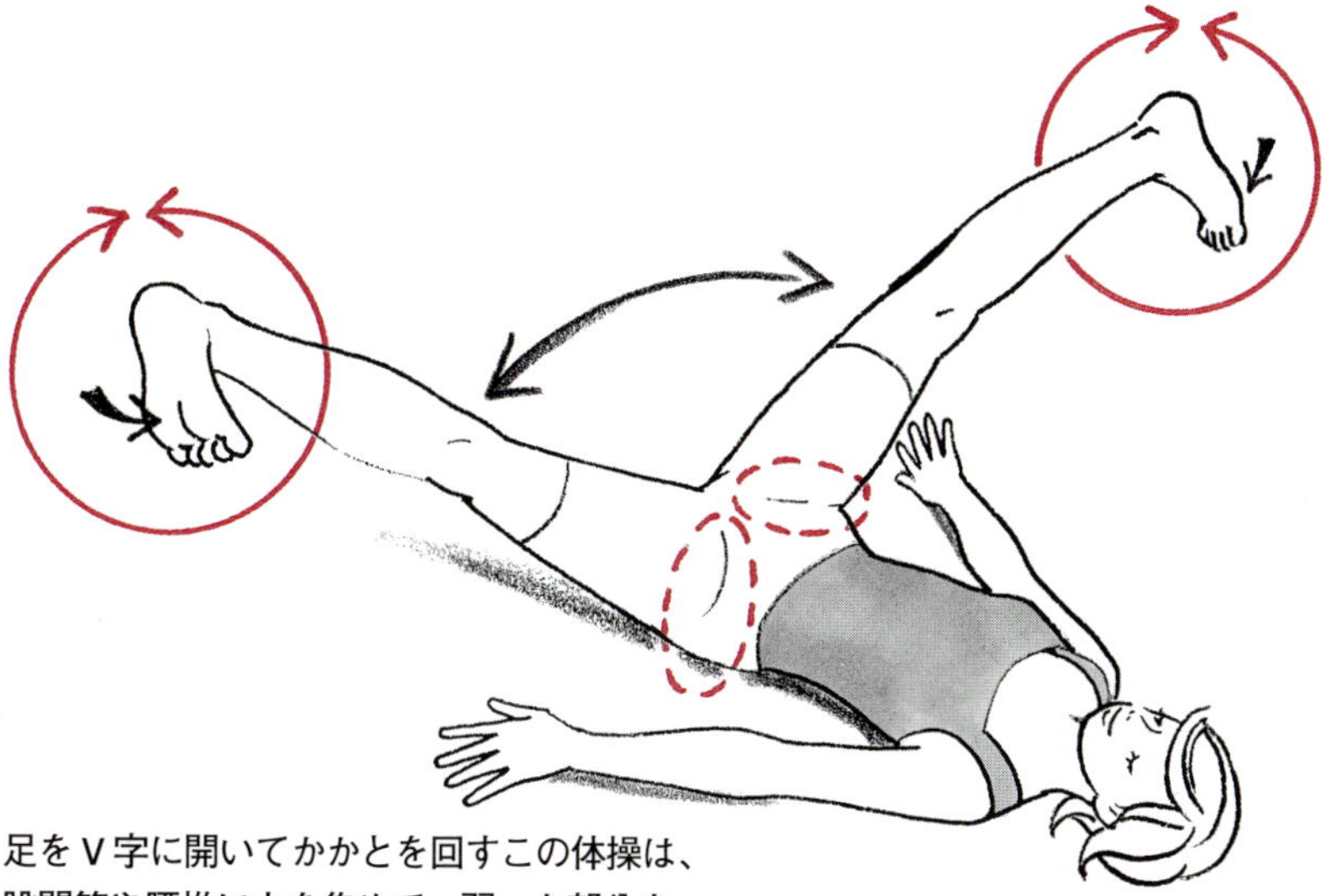

足をＶ字に開いてかかとを回すこの体操は、股関節や腰椎に力を集めて、弱った部分を活性化する（くわしくは132ページ参照）

態になってしまうのは、よくあることです。

たとえば、会社の健康診断で再検査になったり、「小さな影が見える」などといわれると、すぐにガンと自己判断して落ち込んでしまう人がいます。なかには良性腫瘍と判断されても疑ってセカンドオピニオンにかかり、それでも納得せずに、病院を転々とする人さえいるのです。そうなると、自分で進んで病気になっているとしか考えられません。

人間の体は気の持ち方、精神のあり方一つで病気になることもあれば、治ることもあります。言い換えれば**気力さえ充実していれば、体も〝整体〟を維持しようと最大限がんばってくれる**ということです。

ここでご紹介する「導気」は、その「気」を用いた方法です。

「得体の知れないものだ」といぶかしく感じる人もいるかもしれませんが、じつは単純で原始的なものなのです。私たちがケガをしたとき、あるいは痛みを感じたときに、自然とその箇所に手をあてがっています。「手当て」の語源となる動作ですが、その延長線と考えていいでしょう。

導気の基本は、**体の冷たい箇所や痛みを感じる部位に対して行うことです。冷たい箇所は、ほかの部位に比べて血行が悪く、何かしらの異常があります。**また、蒸しタオル法を行ったあと、同じ場所に導気を行うと非常に効果的です。初歩の導気はある程度までなら最初からできる人がほとんどです。まずはリラックスし、「手のひらで呼吸する」という意識を集中することから始めるとさらによいでしょう。気が出てくると、自然と手がくっついたり離れたりするようになります。あるいは、手のひらに熱や重さ、ぴりぴりした刺激を感じるようになることもあります。

「集める」…導気

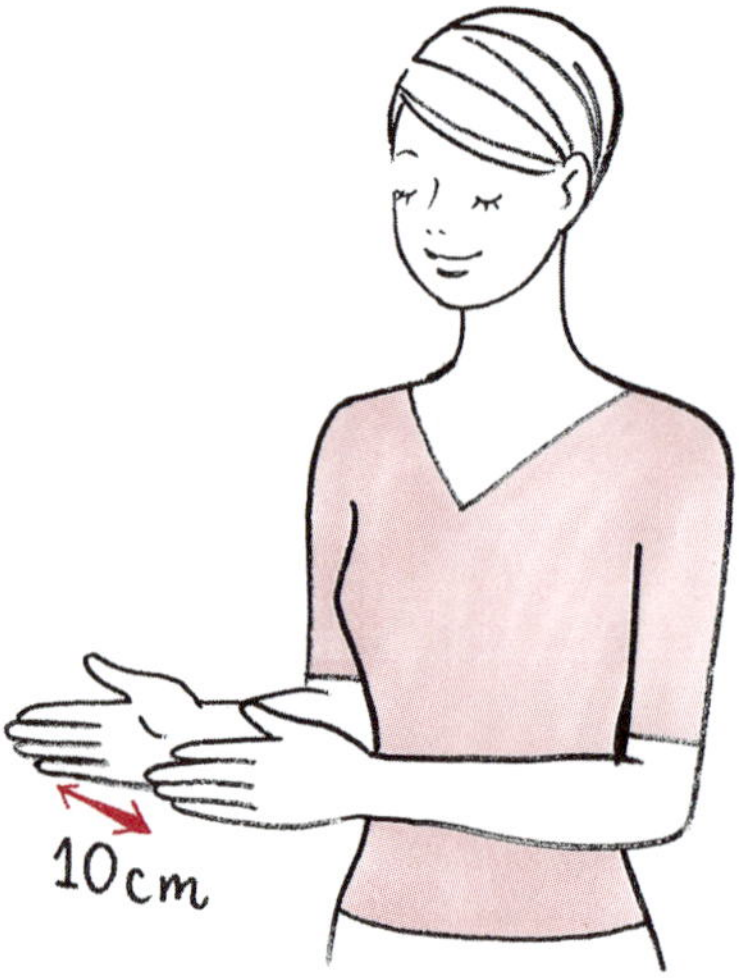

1 胸の前で 10cm くらいの間隔で、手のひらを向かい合わせる

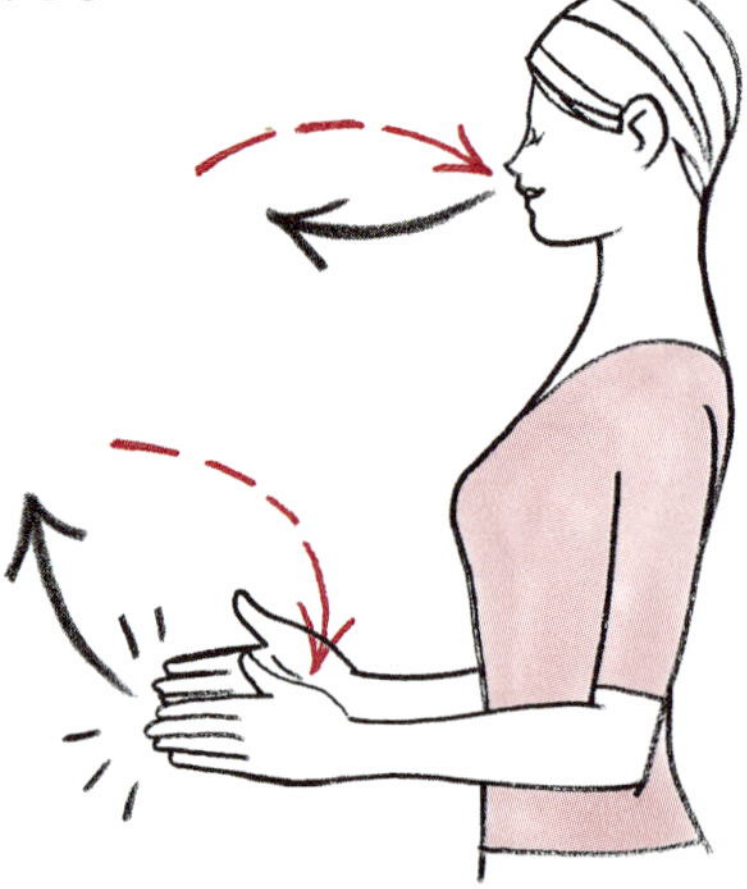

2 自分の呼吸に合わせて、手のひらで息を吸い、指先から吐くイメージで呼吸する。これを何度も繰り返す

これは「合掌行気法」という方法で、整体法を実践するものにとっては必須の手法。手のひらを敏感にして悪い部分を感じ取りやすくするだけでなく、気を導き出すことで手を当てた部分に活力を与える

第三章

内臓を強くする整体法

内臓の性質を知ろう

弱った臓器を回復させて強い体に

健康は内臓から生まれる

一口に「内臓を強くする」といっても、これはなかなか難しいことです。「毎朝ジョギングを欠かさない」「毎日一万歩歩いている」「栄養バランスを考えている」……十人十色、自分だけの健康法なるものを実践している方も多いことでしょう。しかし、これらのことは筋肉を鍛えたり、肺の酸素摂取能力を向上させたりすることであって、「内臓そのものを強くする」ということとは、無関係です。

整体法では西洋医学のように循環器や消化器、泌尿器などを個別のものとは考えません。**骨格、筋肉、内臓のすべてが互いに補い合い、働き合うという絶妙なバランスで、体は健康を維持しているとと**らえます。

また内臓は、どれも密接に関連し合っていますから、肺なら肺、心臓なら心臓というように、単体で鍛えることはできないのです。

ではどうするか。

まずは内臓の現状を把握し、内臓の性質をよく知り、体の中で関連する箇所を覚えることが大切です。自分のどこが悪いのかを知って、そこに整体法独自の方法で働きかけることで、症状を改善させるのです。その指標となればと、本章では各臓器別にその働きと最適な体操などを紹介しています。

そして、自然治癒力が旺盛で季節や環境の変化に敏感な体「整体」をめざして実践し、それに近づくことで、内臓はより健康になり、十分に働いてくれる状態へと変わっていくはずです。

最初は形をまねることから

臓器の状態や体調によって、体操が正しくできないことが予想されます。痛みや違和感を覚えて腕が伸ばせない、あるいは曲げる部分で体が曲がらないといったことが起きるのです。しかし、それは内臓に少しでも不調があれば誰にでも生じることです。最初は形をまねるだけでかまわないので、あきらめず繰り返してみてください。それによって硬直した箇所が少しずつゆるみ、やがて正しくできるようになるはずです。また、ここにあげた体操だけでなく、二章で紹介した蒸しタオル法や部分浴なども並行して実践していくと、より効果的です。

もう一つ忘れてはならないのは、原因の探求と除去です。**内臓の不具合は、ストレスと食べすぎ飲みすぎに端を発するものがたくさんあります。**そのほかにも腕や足の疲労、骨盤の低下などの原因も考えられます。まずは日々、部分疲労を残さず食事は腹八分目をキープすることが大切です。

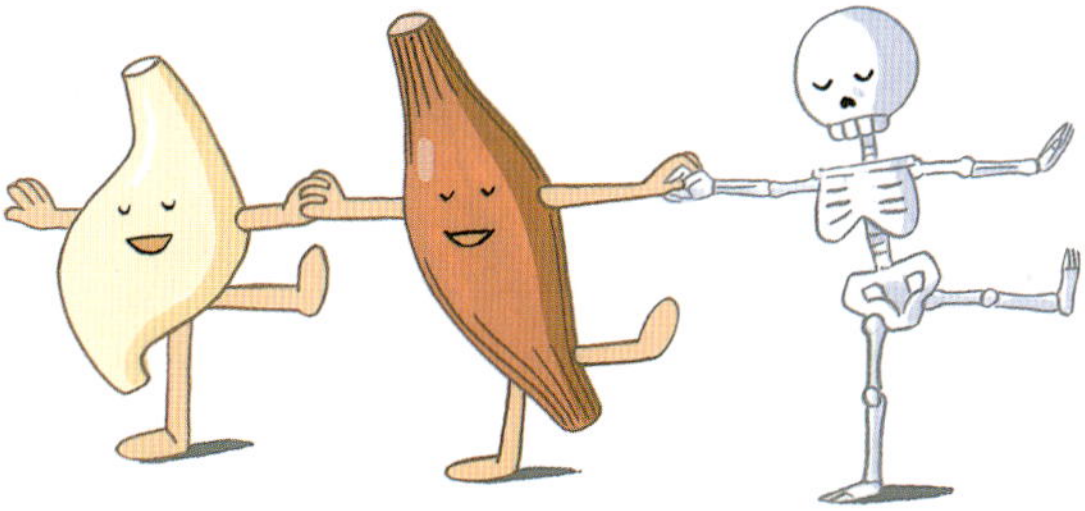

骨格、筋肉、内臓がお互いに働きあってバランスを保っている

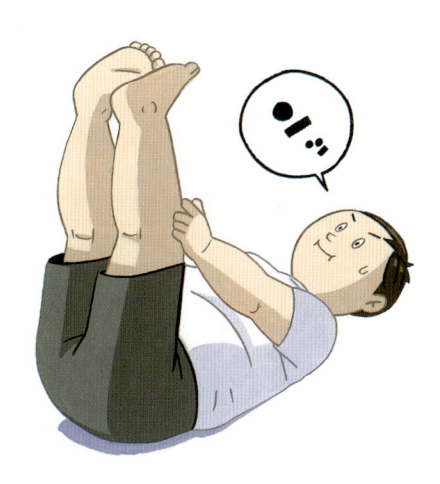

肝臓
liver

血液を使って体内環境をきれいに保つ多機能さを誇る

化学反応を駆使する肝臓

肝臓の働きはじつに多様で、その働きが、それぞれ他の臓器と密接に関係しています。

たとえば糖質、たんぱく質、脂質といった栄養素は小腸から取り入れるのですが、それが運ばれてくるのが肝臓です。運ばれてきた栄養素は、さまざまな化学反応を経て分解、貯蔵されます。これが「代謝機能」と呼ばれています。また、そういった多彩な過程の中で、脂質の分解に必要な胆汁《たんじゅう》も合成され、胆のうに運ばれて蓄えられるという「胆汁生産機能」もあります。

肝臓にはさらに、「解毒機能」もあります。解毒というと、「何か悪いものを食べたり飲んだりしたとき」というイメージがありますが、薬を飲んだときも同様です。胃や腸で吸収された有効成分は、最初に肝臓に運ばれ、そこから体内各所へと運ばれるのです。また、アルコールも肝臓で分解され、アセトアルデヒドという毒性の高い物質に変わります。これが酔ったときの吐き気や二日酔いの際の頭痛の原因になっているのですが、これをさらに分解することで体外に排出しやすい形に変えているのです。

肝臓は、こうしたもともと体内に存在しなかった物質をさまざまな化学反応を起こして水に溶けやすい物質に変え、腎臓へと送り出しています。それが腎臓でろ過、貯蔵され、尿として体外へ排泄されるのです。

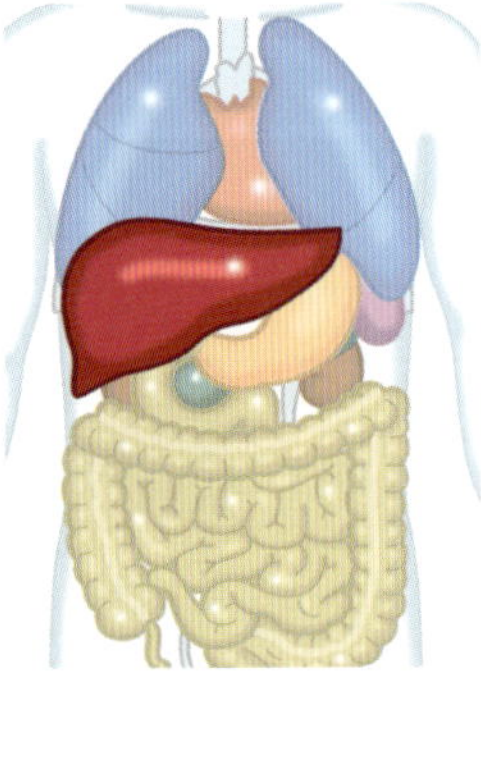

解毒機能が肝臓のカギを握る

肝臓が弱る原因は、アルコールのとりすぎだけでなく、胃腸が疲労して十分な栄養補給ができなかったり、過度のストレスによるものだったり、と多岐にわたります。

なかでも特に注意しなければいけないのは、腎臓が弱ったことによる肝臓への影響です。**解毒後に運ばれる先の腎臓が弱っていると、本来不要で排泄しなければいけない毒物が肝臓の中に溜まってきてしまいます。**途中で腎臓が回復すればまだいいのですが、そうでなければ毒物の行き場所がないわけです。

毒物は肝臓に一定以上溜まると血液中に溶け出してしまいます。それが血液によって体のさまざまな箇所に運ばれていきます。その中のあるものが皮膚の柔らかい部分へと運ばれ、吹き出物として体外へ出た場合に、アトピー性皮膚炎と呼ばれたりするのです。また、過度なストレスで肝臓が弱り、まるで胃潰瘍《かいよう》のときのような下血を起こした例さえあります。

こういった他の場所に出た症状の原因が、肝臓にあるかを判断するには、腹部十二調律点を利用するとよいでしょう。特に解毒機能に関連する部分、痢症《りしょう》活点《かってん》に注意しながら、硬直した部分を探してみてください。硬直した部分があったら、まずは蒸しタオルを数回当てて硬直をほぐし、そのうえで「導気」をすることで活性化を促すのが効果的です。

再生能力は引き出せる

肝臓にはもう一つ、忘れてはならない能力があります。他の臓器には見られない優れた「再生機能」です。肝臓は、外科的な手術で多少切除しても、しばらくすれば元の状態に戻ります。一度弱っても立ち直る力があるのです。ここでは、そのすばらしい再生機能を引き出しつつ、肝臓を正常な状態にするために有効な体操をいくつか紹介します。これらの体操は、次に紹介する腎臓と共通のものです。腎臓の項を一読したあとであれば、より肝臓や腎臓の大切さがご理解いただけるかと思います。

肝臓を強くする①

朝・晩
各2回

肋骨挙上体操

腕の重みを利用して肋骨を押し上げることで胸郭を広げます。体の内部の空間を調整することで肺や心臓が楽になるよう働きかけ、周囲の緊張をほぐすと同時に、弱った部分に活性化を促します。

1 下の腕をまっすぐ頭上に伸ばし、枕にするように横向きに寝る。上になった脚は、足の裏が下の脚のひざの前にくるよう軽く曲げる

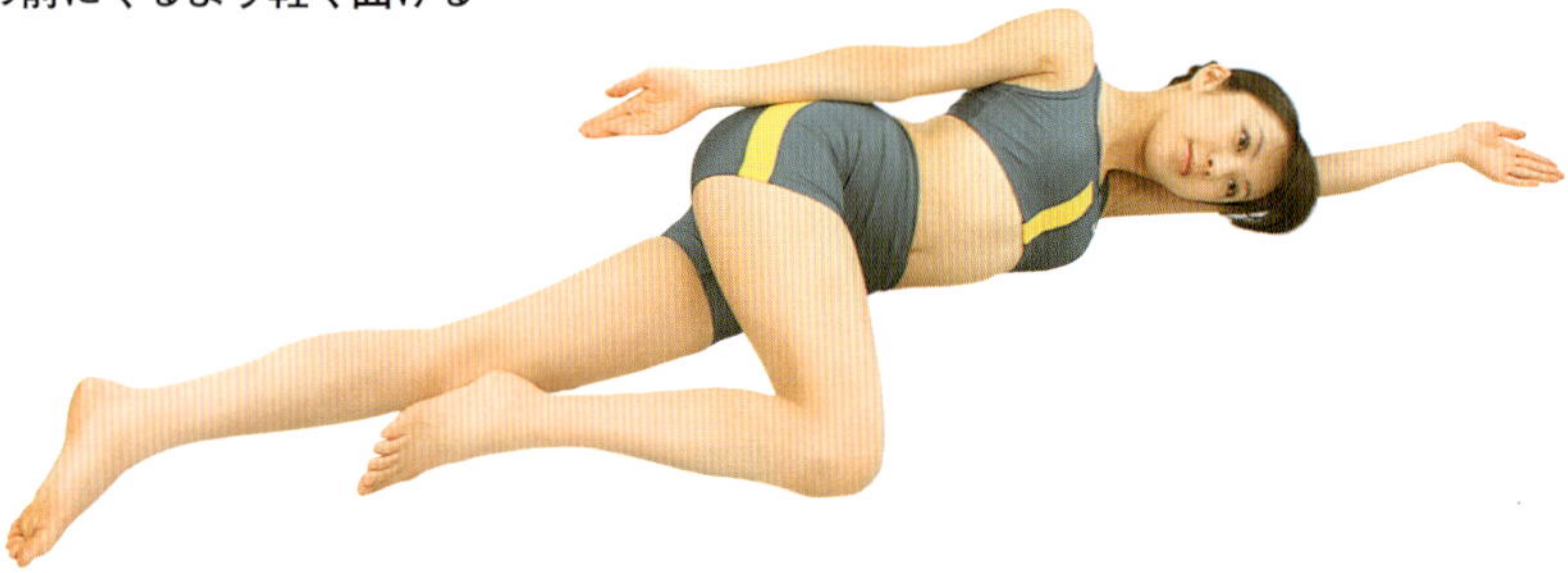

2 上になった腕を伸ばしたまま、前方から上げていく。斜め上のほうまでくると、どこかに引っかかりを感じる場所があるので、そこで腕を止める

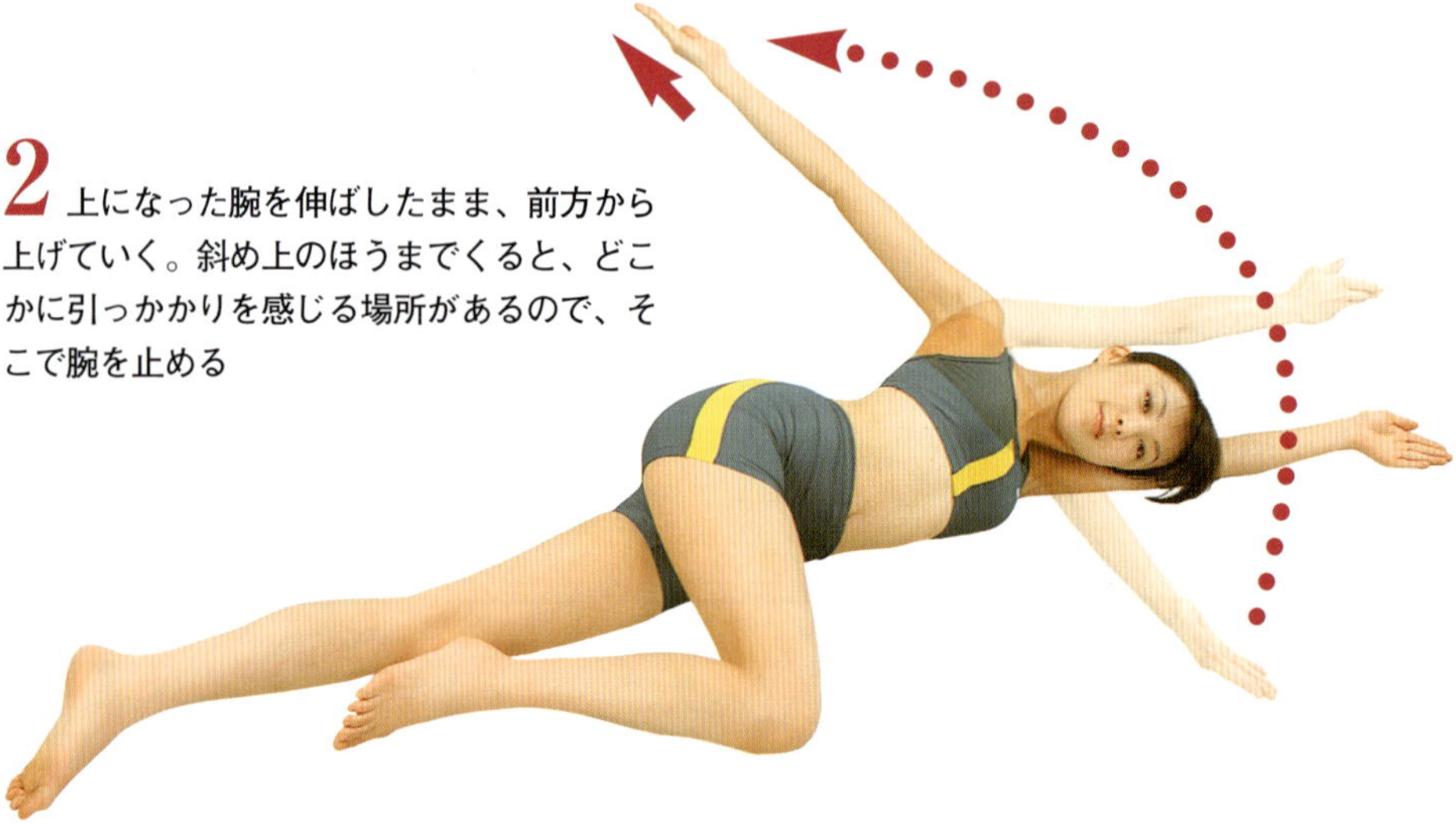

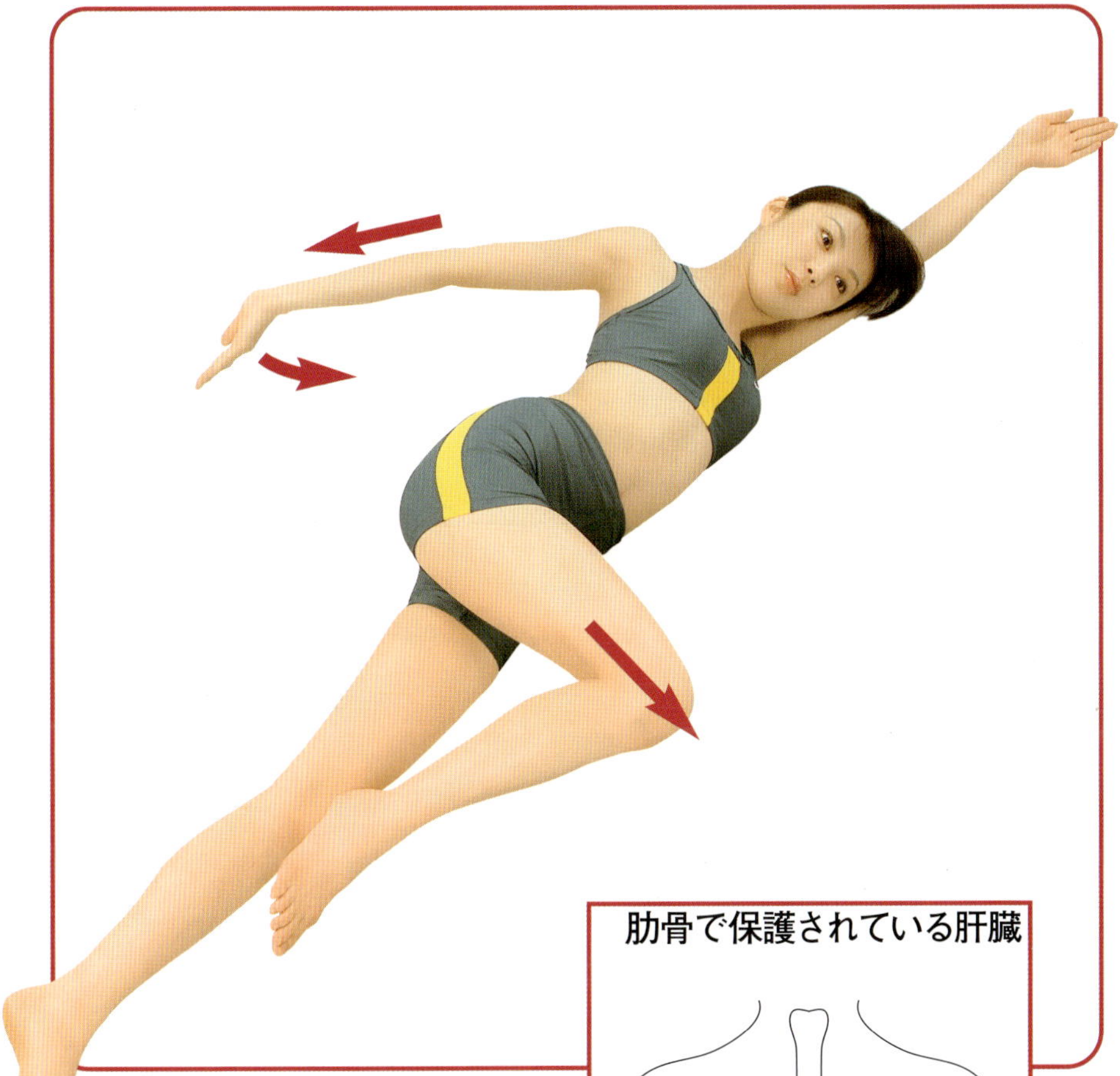

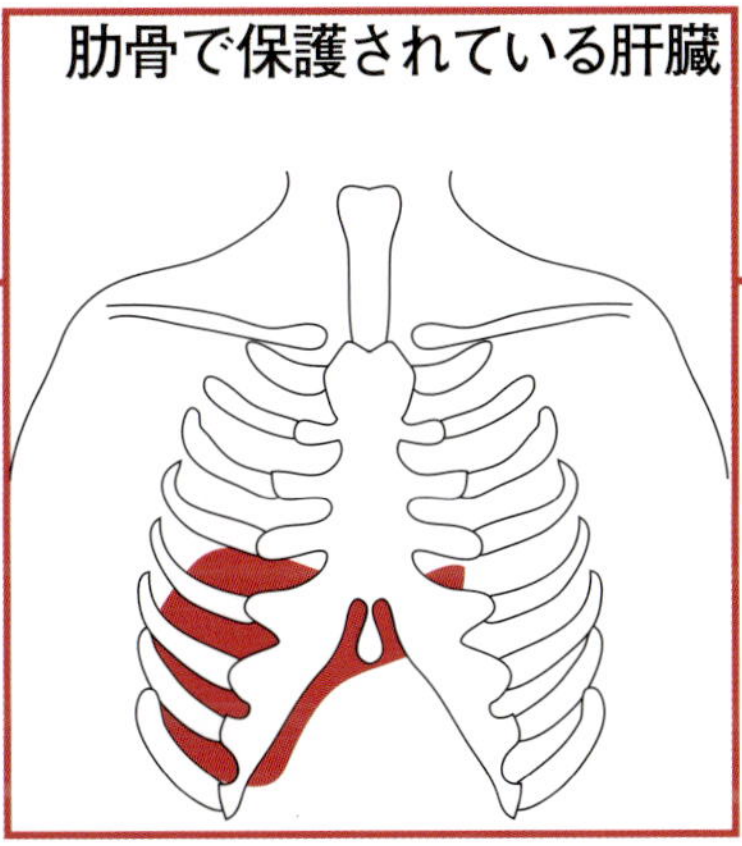

3 指先の方向へ肋骨全体を引き上げるような感じで腕を伸ばす。この際、下半身を固定するために曲げたひざの方向へ腰を引っ張るようにして、上下の力のバランスを取る。
そのまましばらく伸ばしたら、息を吐きながら背中側を通して腕を元の位置まで戻す

肝臓を強くする②

朝・晩
各2回

上下ねじれ体操

椎骨に働きかけて、前後の偏りやねじれを調整する体操。肝臓に力が集まるので、活性化します。肝臓に対しては、右足と左手の逆側どうしを伸ばすのがよいのですが、右足と右手のように同側を伸ばしてもかまいません。

肋骨を持ち上げるような気持ちで、両手を伸ばしてゆっくり前から頭上へ上げ、左手と右足を伸ばす。かかとと手の指先の方向に引っ張り合うようにゆっくり伸ばしたらゆるめる

- 体の硬い人はゆっくり伸ばして、ゆっくりと力を抜く
- 強い刺激が必要な人はゆっくり伸ばして、ポンと一気に力を抜く

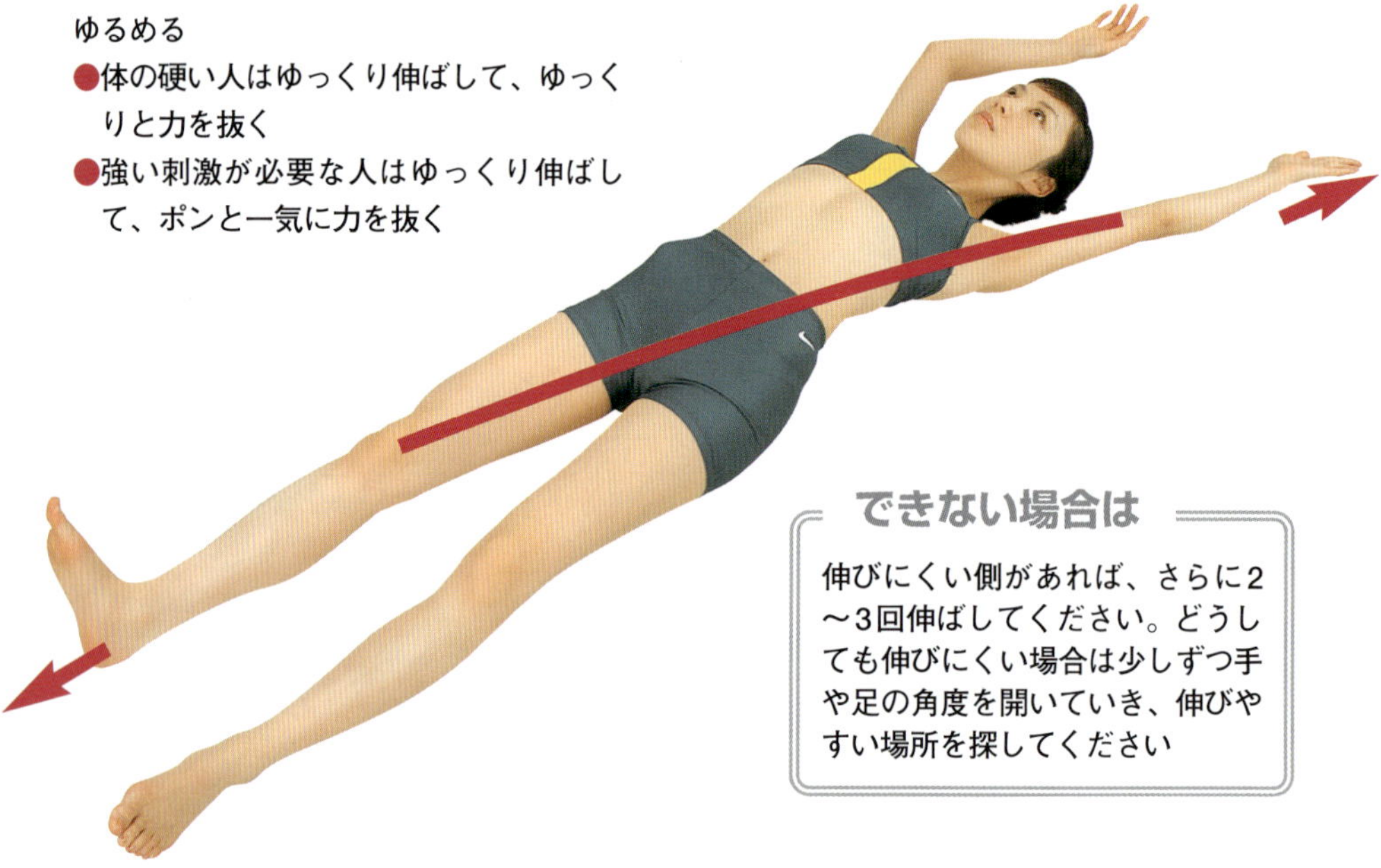

できない場合は

伸びにくい側があれば、さらに2～3回伸ばしてください。どうしても伸びにくい場合は少しずつ手や足の角度を開いていき、伸びやすい場所を探してください

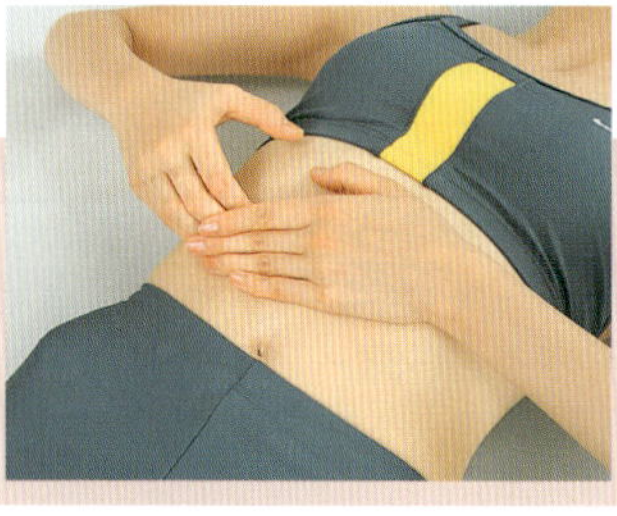

痢症活点《りしょうかってん》

右腹直筋の中央が肋骨とぶつかる部分を、右手の指で押さえ、上から左手で押す。ここに硬直があると肝臓が弱っている

肝臓を強くする③

朝・晩
各2回

引っかけの体操

この体操は肋間に働きかけることで、肝臓へと比較的ダイレクトに刺激を与え、活性化を促す体操です。肝臓は右側にあるので、通常、右側のみの体操となります。

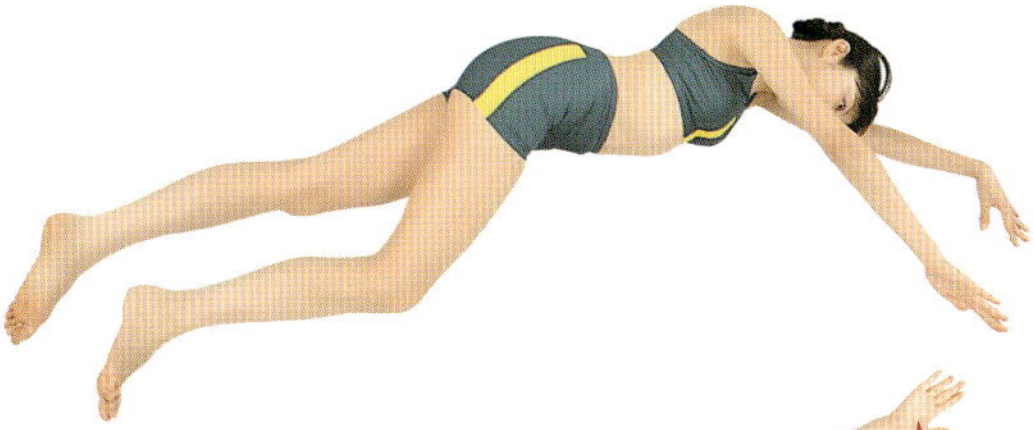

1 左腕を斜め前方に伸ばして腕枕し、左向きに寝る。左脚は伸ばしたまま力を抜き、右脚は少し前に出す

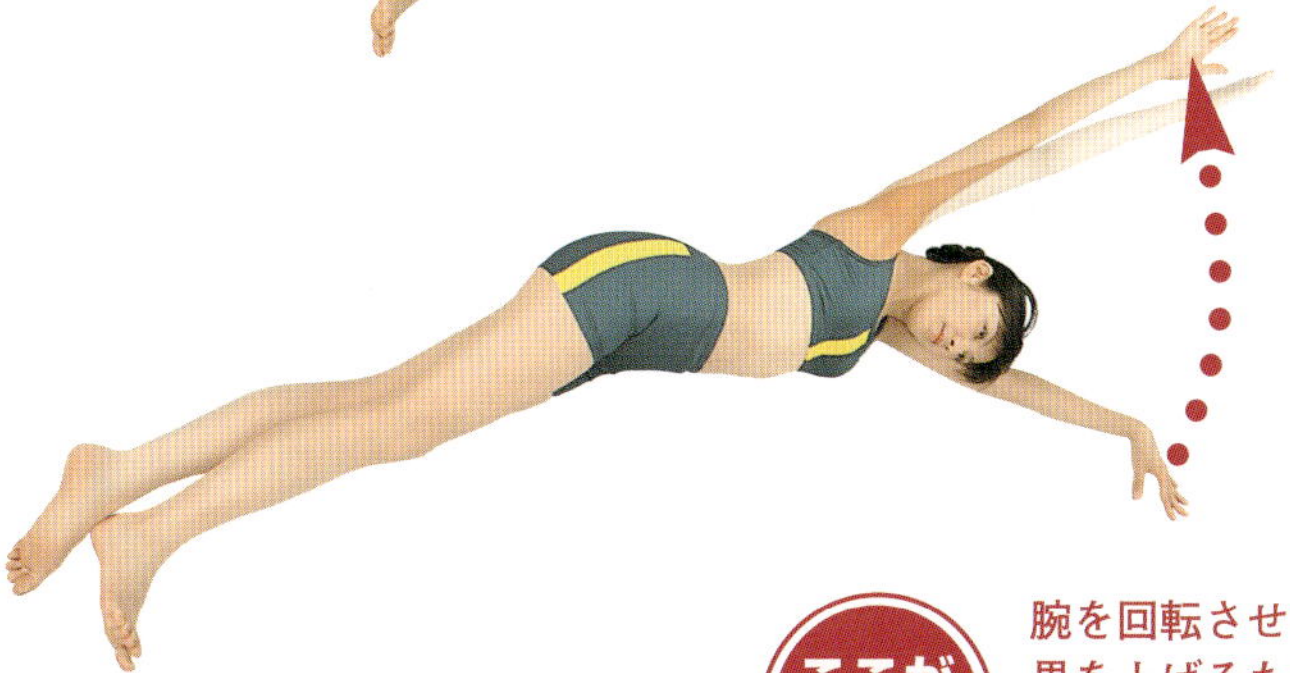

2 1から右手をまっすぐに伸ばし、頭上へと上げていき、途中で引っかかりを感じたら、そこで止める

ここが重要！

腕を回転させている際、肋間を伸ばす効果を上げるために、右足はつま先をできるだけ上げ、アキレス腱を伸ばすようにかかと方向へと脚を伸ばします

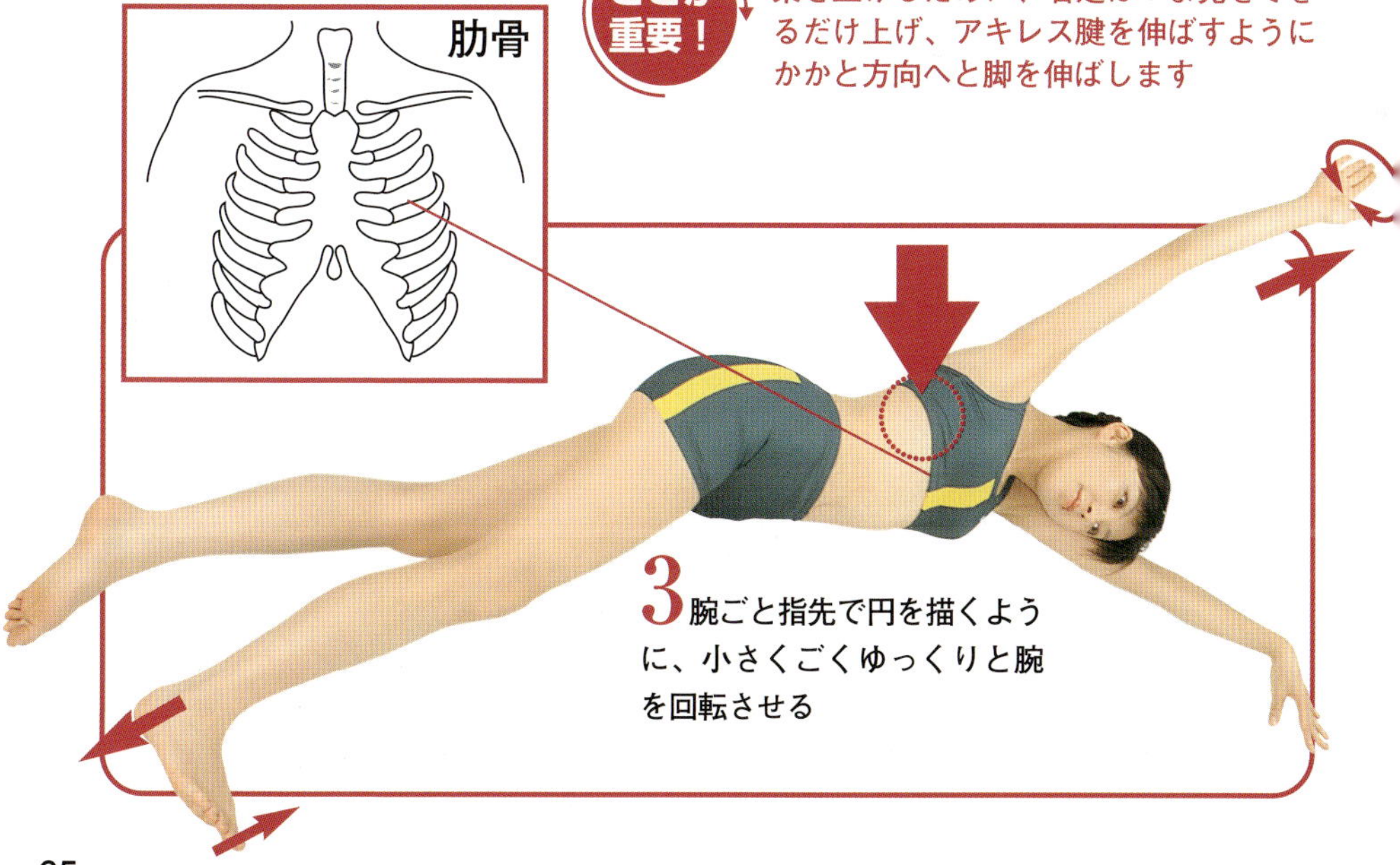

3 腕ごと指先で円を描くように、小さくごくゆっくりと腕を回転させる

内臓 vital organs

腎臓 kidney

血液をろ過しつつ体温調節もするためとかく負担が大きくなる

あらゆるものに関連する重要な臓器

「肝腎要」という言葉があります。ここでいう「肝」は肝臓で、「腎」は腎臓であるという説もあるくらい、肝臓と腎臓は内臓の中でも最重要ポイントであり、なおかつ密接な関係にあるといえるでしょう。

腎臓は、血液をろ過して不要物を取り除く働きをしています。その不要物は、たいていが尿として体外へ排泄されます。しかし、**トイレを我慢していたり泌尿器系に障害があったりすると、不要物は再度体内に吸収され、今度は汗として皮膚から体外へ出ようとします。**それでも汗として体外へ排出できればいいのですが、最近は汗をかけない人が増えているのです。

家屋にはたいてい、空調設備が備わっています。その恩恵で一年中温度が一定に保たれ、とても過ごしやすくなりました。しかし、そのために「暑いから汗が出る」という自然な機能を働かせるチャンスがなくなってしまいました。毛穴がすぼみ、汗腺が鈍くなって、汗が出にくい体質に変わってしまったのです。

汗が出ないということは、不要物を排泄できないだけでなく、汗が気化するときに行っていた体温調節の働きがなくなるということです。よく「腎臓を患うと下半身が燃えるように熱くなる」といいますが、これはまさしく汗をかく能力と体温調整機能が、腎臓の病気によって失われているからなのです。

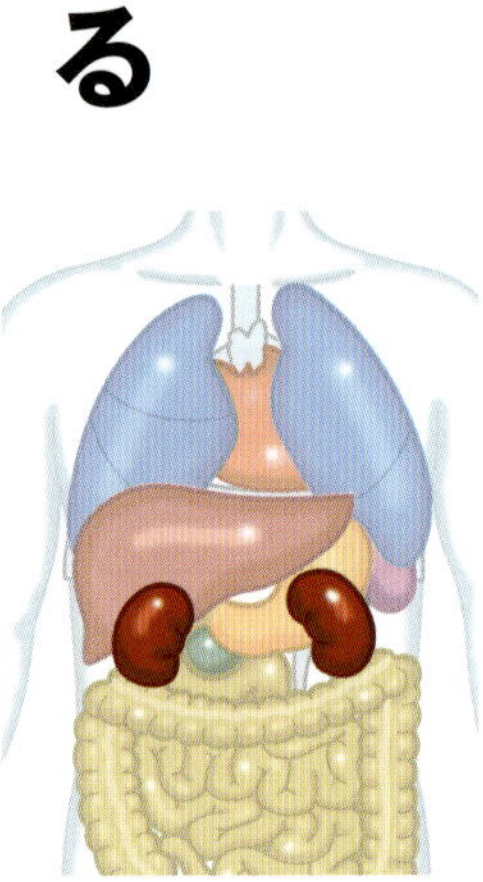

この状態が続くと本来、尿や汗として体外に出る

はずだった不要物は行き場を失い、再び腎臓に流れ込んで蓄積されてしまいます。さらに、体温が発散されず、筋肉や内臓が極度に疲労していき、熱中症に似た症状が出始め危険な状態になります。

クーラーで快適な夏。ところが汗をかけないので腎臓には負担がかかっている

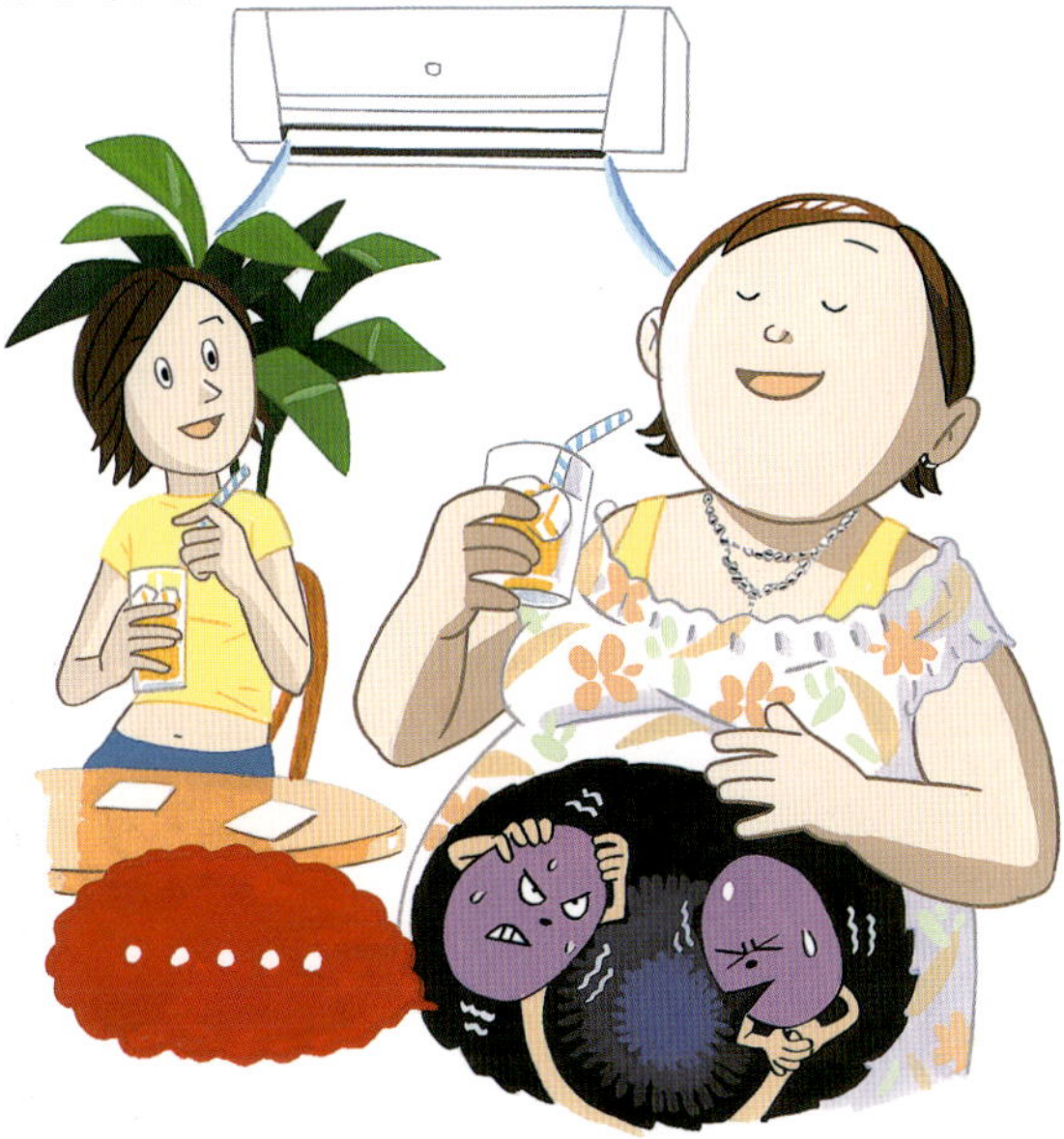

臓器どうしが負担を押しつけ合う

腎臓は肺とも連携しています。汗には体内の不要物を排泄し、体温調整を行う働きとともに、毛穴や汗腺に溜まった老廃物を洗い流す効果があります。しかし、汗をかかないと汗腺の老廃物も溜まる一方で、より汗をかきにくくなるだけでなく皮膚呼吸も妨げます。こうなると、肺でしか呼吸ができなくなり、非常に疲れやすい体になってしまうのです。

そこで血液を介した腎臓・肝臓間、そして肺での悪循環、負担の押しつけ合いが始まるわけです。

こういった状態の積み重ねで腎臓が機能しなくなると「腎不全」になります。

たとえば、医師に腎不全と診断され、「腎機能が本来の半分しか機能していません」と言われたとします。するとたいていの人は「腎臓は2個あるから大丈夫。まだ1個分の機能がある」と考えるでしょう。それが誤解なのです。「機能が半分」は、両方の腎臓を合わせて半分しか機能していないということです。腎臓に

はさらに、機能を失った分をまだ正常に働いている部分が肩代わりしようと過剰に働く性質がありますから、残った部分は普段の倍以上がんばっているわけです。この状態は、医学的には腎臓全体の四分の一以下の部分しか機能していないことになるそうです。それだけ酷使されているのですから、残った部分が健康でなくなるのは時間の問題です。

では、その状況を改善し、正常な状態まで戻すにはどうすればいいのでしょう。

まずは、**十分に汗をかける体になること**です。しかし、むやみにサウナや長時間入浴して汗を出したのでは、内臓を疲れさせるだけで逆効果です。軽い運動から始め、少しずつ体を動かしていくのがベターでしょう。それに合わせて汗を呼ぶ「呼び水」的な位置づけとして、二章「あたためる」で紹介した入浴法を実践するとよいでしょう。

また、肝臓の項で紹介した体操を行うことで内臓の緊張を解きほぐし、疲れを取れやすくし、できるだけ活動しやすくしてあげることが大切です。

「腎臓を改善すれば美肌になる!?」

「腎臓を強くするには汗をかく」「汗によって余分な老廃物が取り除かれ〜」と本文で触れましたが、じつはほかにも隠された効果があるのです。それは美肌効果です。

毛穴や汗腺に詰まった老廃物を汗で洗い流すことで、肌本来の活力をよみがえらせ、また潤いを持たせるのです。もちろん、これも一朝一夕では不可能です。体の内側から改善していき、汗をかける理想的な体になったとき、いつの間にか肌がスベスベ、ツヤツヤになっているのです。

汗をかくというじつにシンプルなことが、これほどいろいろな働きをしていたのです。ですから意識して汗をかきましょう。健康な体とともに、本来の美しい肌を取り戻せるのですから、一石二鳥ではありませんか。

腎臓を強くする①

朝・晩 各5回

腰椎5番の体操

腰椎5番は、泌尿器系に関係のあるポイントです。ここを刺激することで排尿に関係する障害を改善し、膀胱の負担を軽くして腎臓を休ませます。

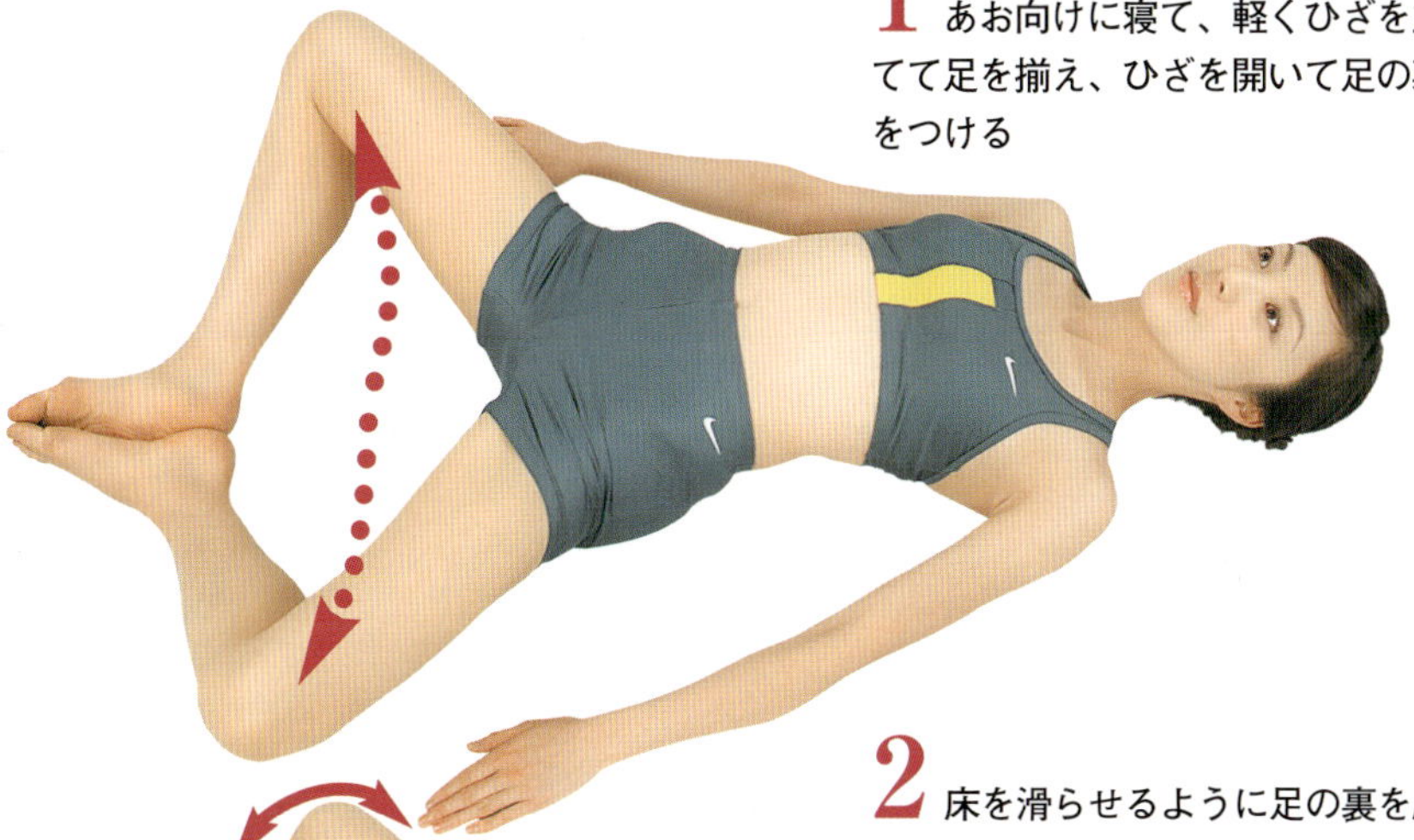

1 あお向けに寝て、軽くひざを立てて足を揃え、ひざを開いて足の裏をつける

2 床を滑らせるように足の裏を腰側に引き、できるだけかかとをお尻に近づける。そのままヒップアップさせる感じで腰に力を入れる

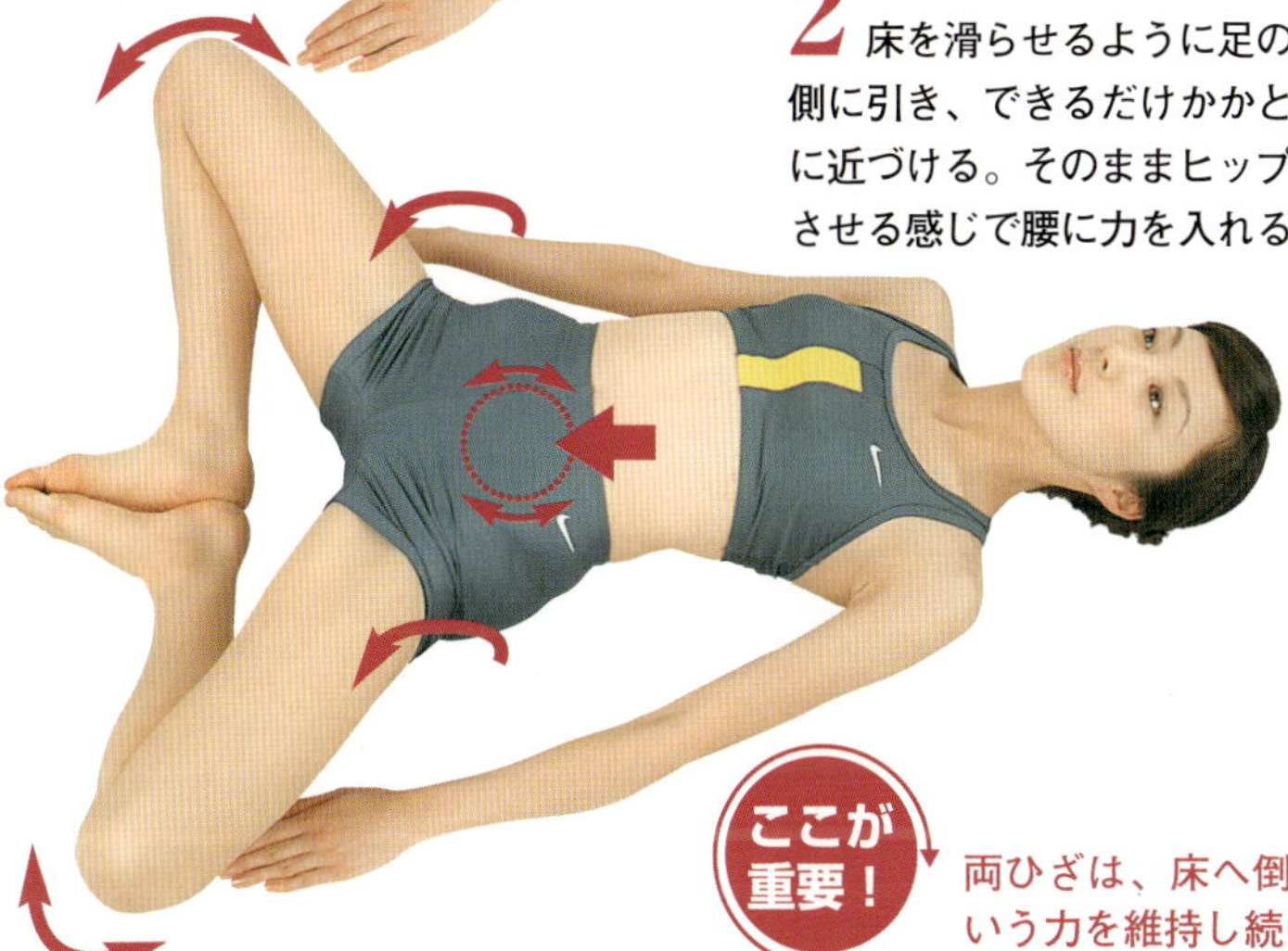

ここが重要！ 両ひざは、床へ倒そうという力を維持し続けます

3 腰のつけ根にある腰椎5番に力が集まってくるような感覚があったら、それを保持するようにしながら、腰椎5番を軸にひざを左右交互に床と水平方向に動かす。ゆっくりと、ごく小さく4〜5回動かす

腎臓を強くする②

朝・晩
各2回

胸椎5番の体操

胸椎5番は、胃の噴門部と肝臓の発汗・体温調節機能に関係の深い箇所です。この体操は、胸椎5番に一度力を集めたあと、ゆっくりとゆるめることで、胸椎の硬直をほぐし、腎臓への負荷を軽くする効果があります。

ここが重要！

背筋はまっすぐでなく、少し反らせるようにしてください。この姿勢で腕を広げると肩甲骨が背骨側に動き、力の焦点が胸椎へ向かいやすくなります

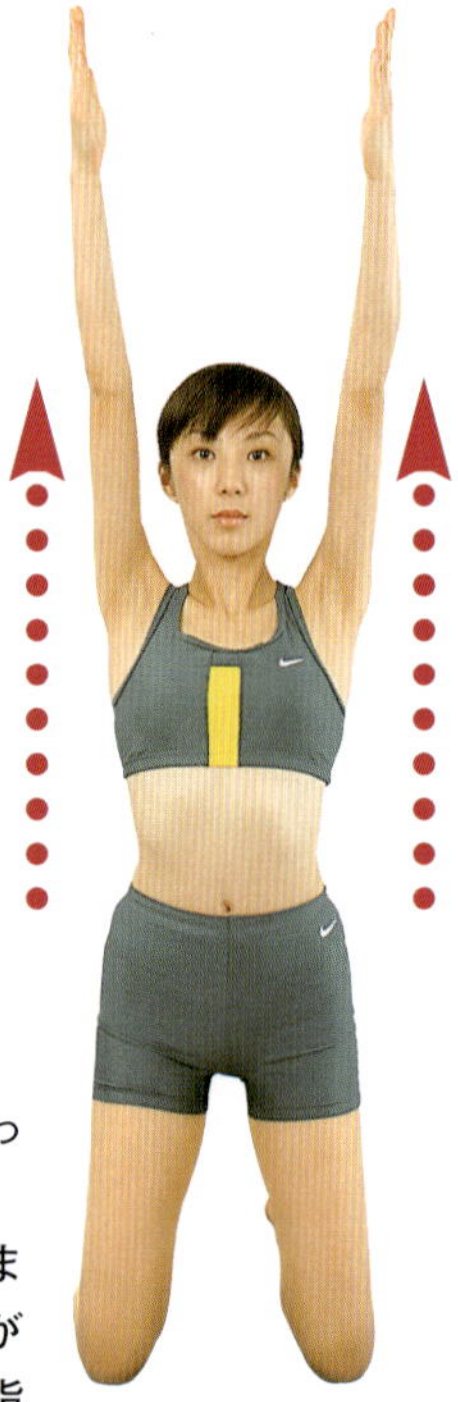

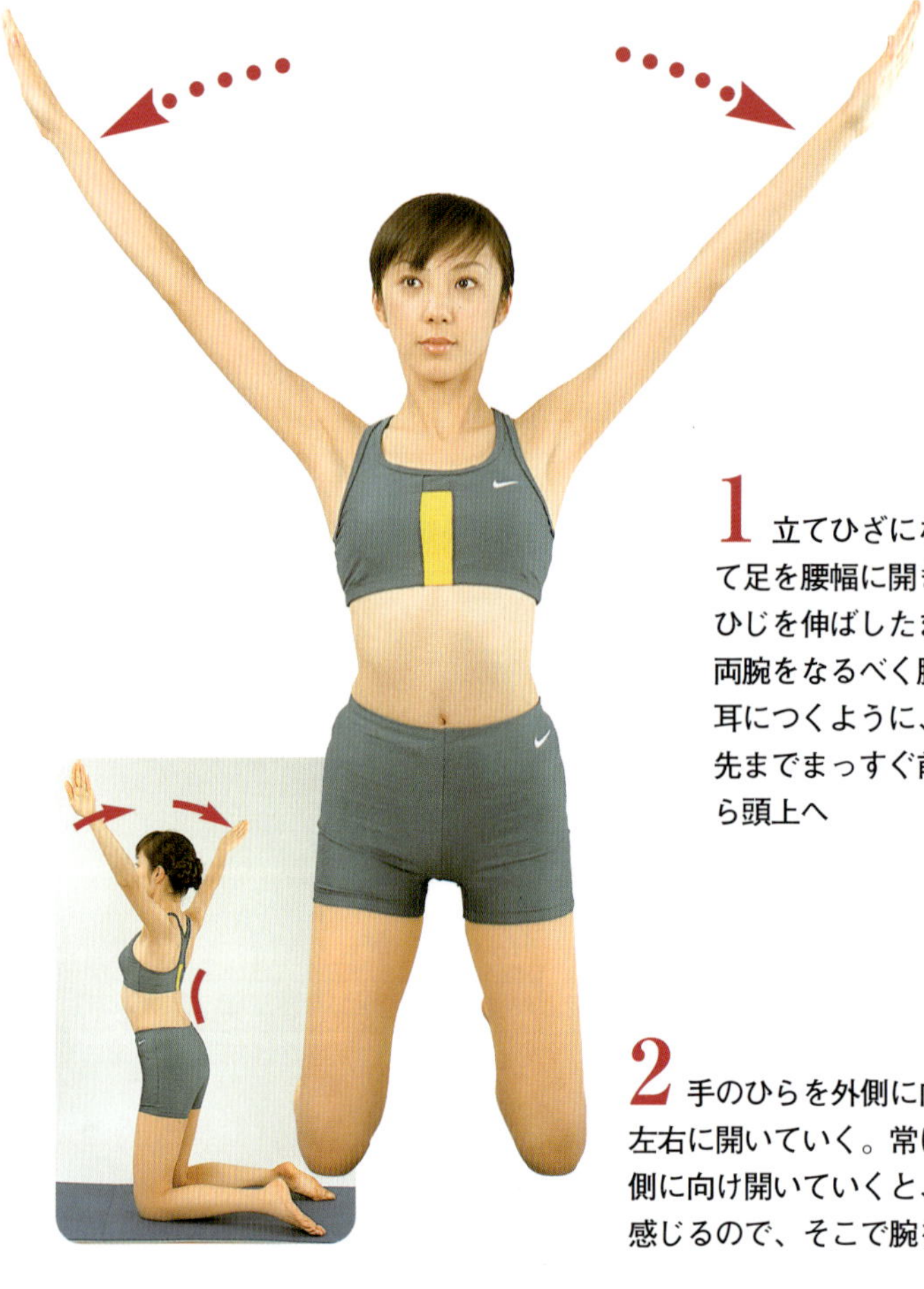

1 立てひざになって足を腰幅に開き、ひじを伸ばしたまま両腕をなるべく腕が耳につくように、指先までまっすぐ前から頭上へ

2 手のひらを外側に向け、ゆっくり左右に開いていく。常に手のひらを外側に向け開いていくと、引っかかりを感じるので、そこで腕を止める

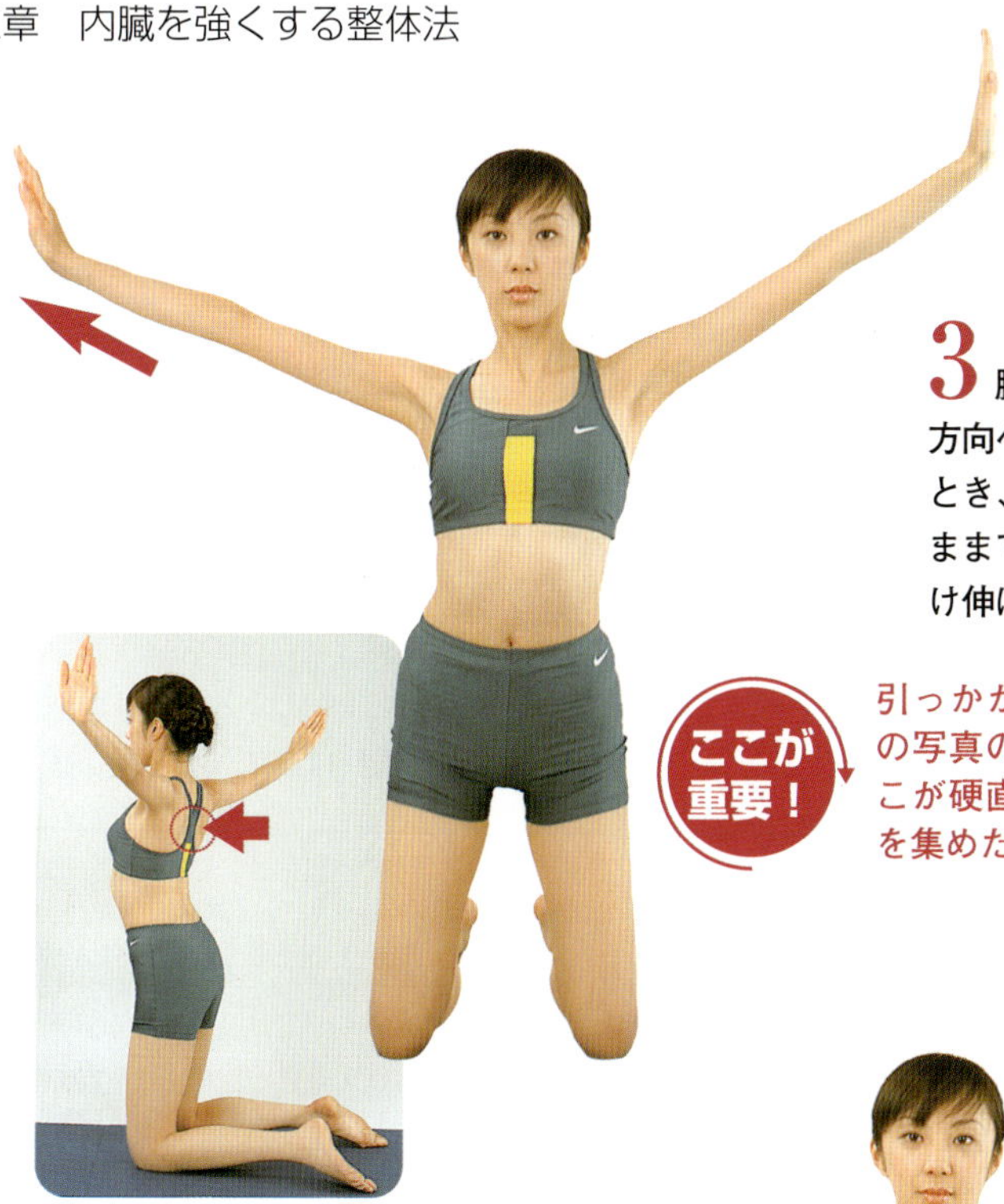

3 腕の延長線上、右手首の方向へ腕を数回伸ばす。このとき、手首の形と体勢はそのままで、肩から腕にかけてだけ伸ばす。左腕も同様に行う

ここが重要！

引っかかりが感じられるのは左の写真の○マークのあたり。ここが硬直しているので、一度力を集めたあとでゆるめましょう

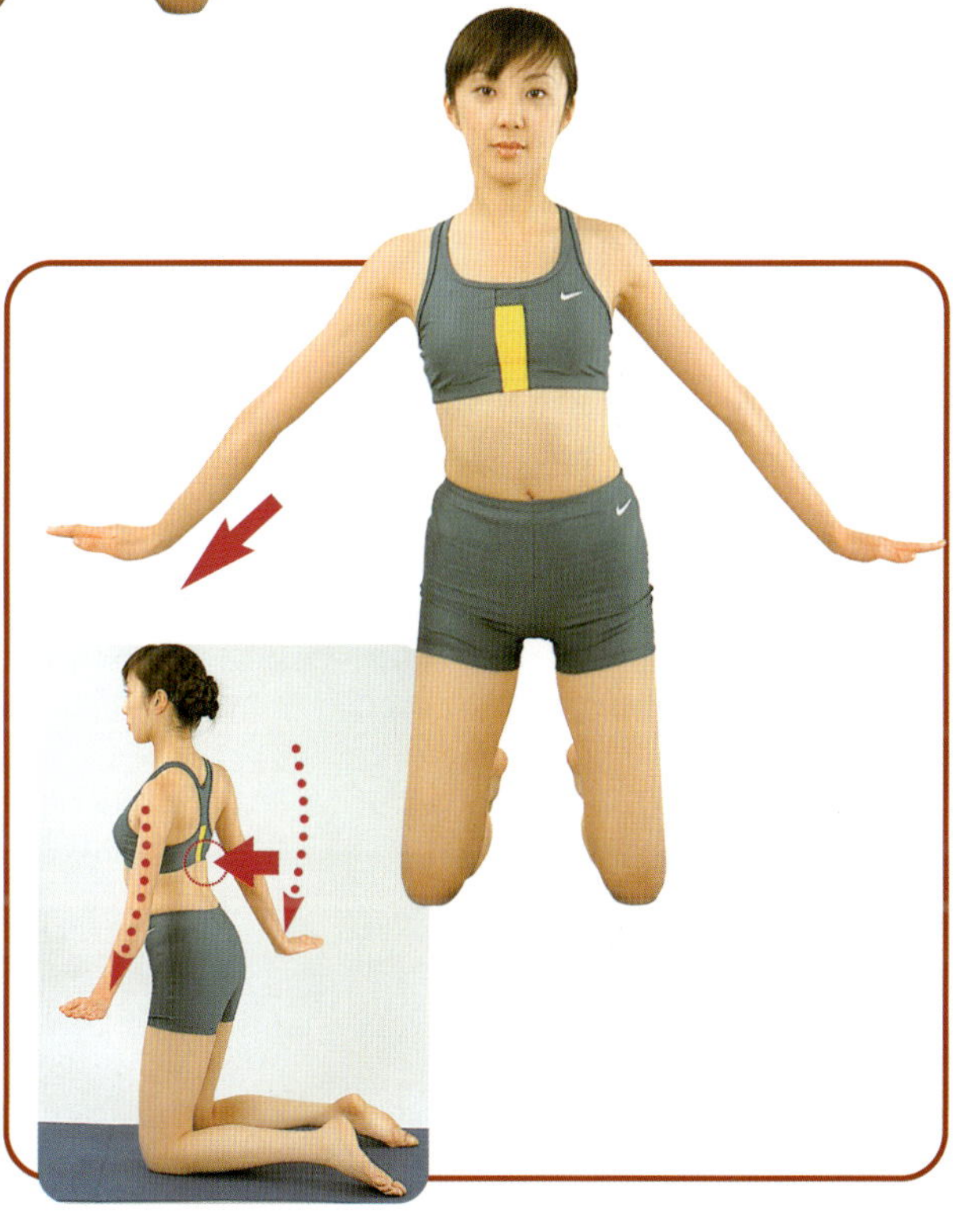

4 再び腕を左右に開き始め、途中で引っかかりを感じたら、3と同様に左右の腕を伸ばす。両腕を徐々に下ろしていき、腰の近くまできたら、一呼吸置いて力を抜く

腎臓を強くする③

朝・晩
各2回

こうもり様《よう》体操

太ももの裏にある大腿二頭筋を一度緊張させ、それをゆるめたときの反動を利用して大腿二頭筋と連動する腸骨をゆるめ、腎臓の働きを活発にします。

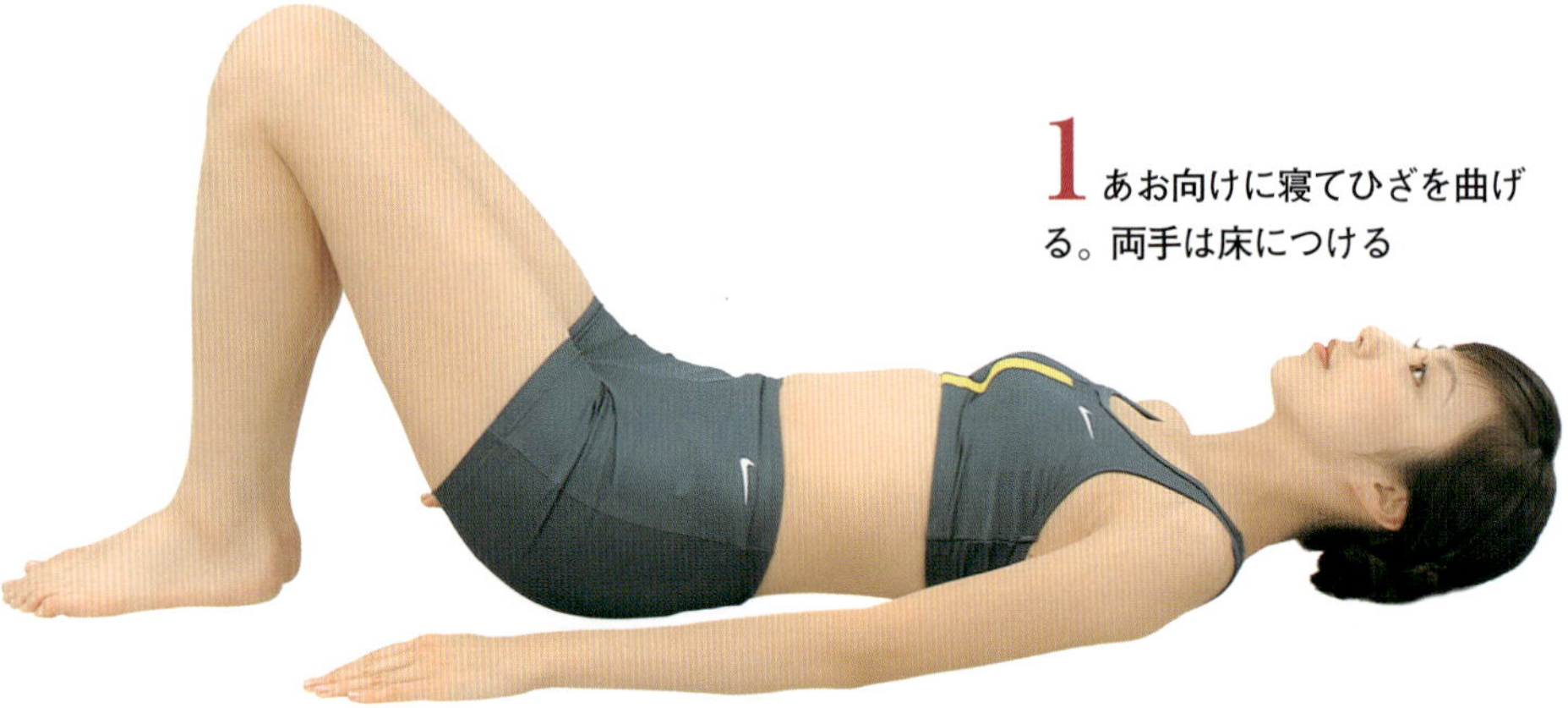

1 あお向けに寝てひざを曲げる。両手は床につける

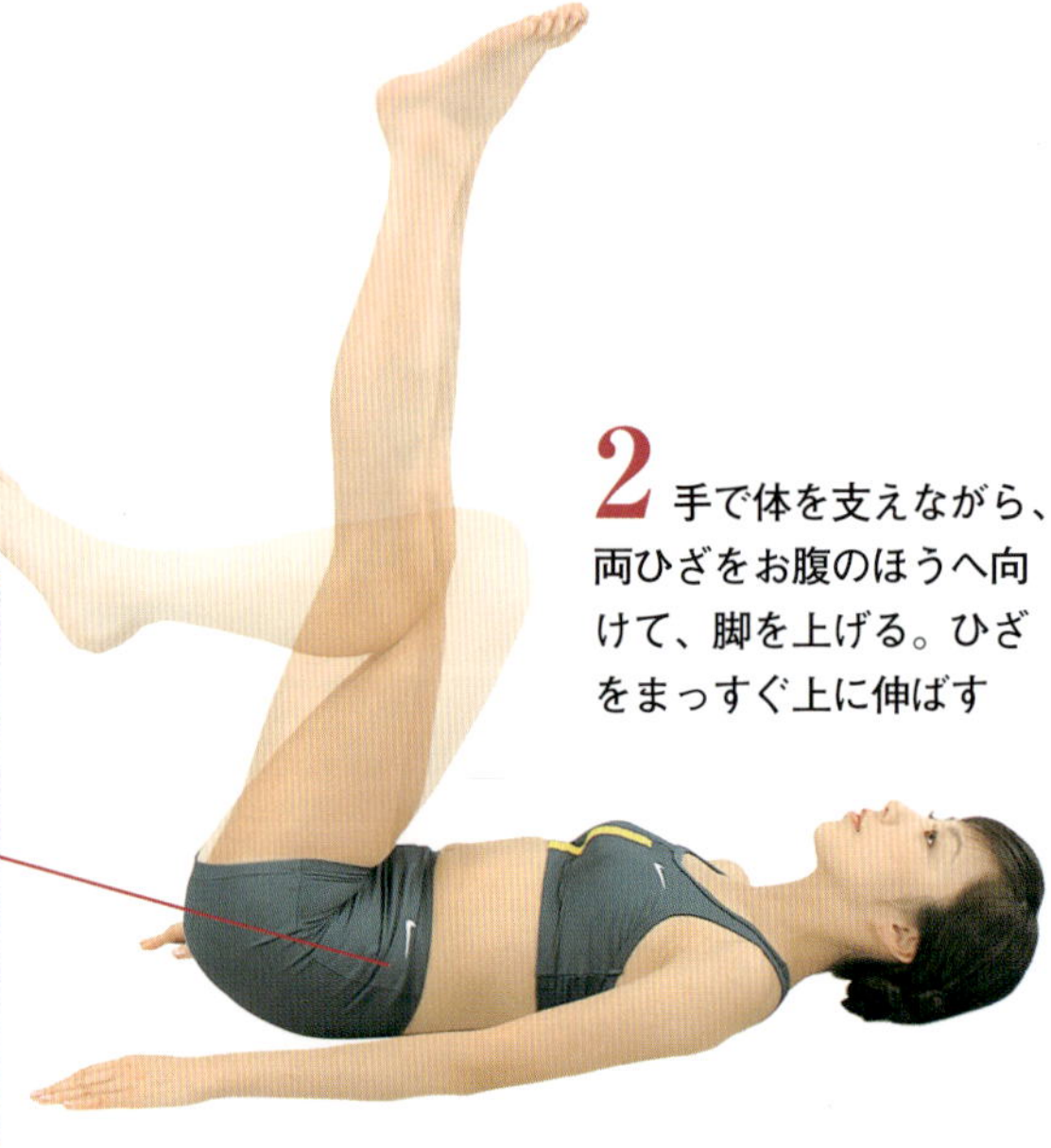

2 手で体を支えながら、両ひざをお腹のほうへ向けて、脚を上げる。ひざをまっすぐ上に伸ばす

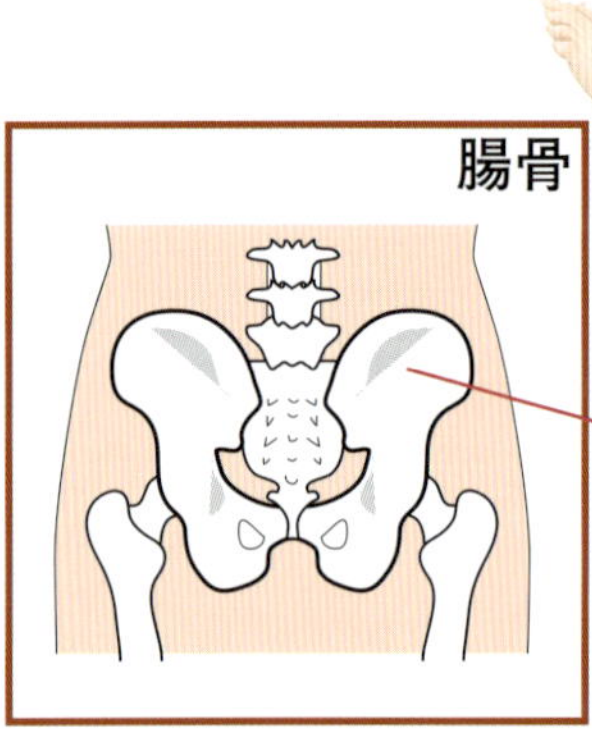

ここが重要！

かかとを上に押し出すように伸ばします

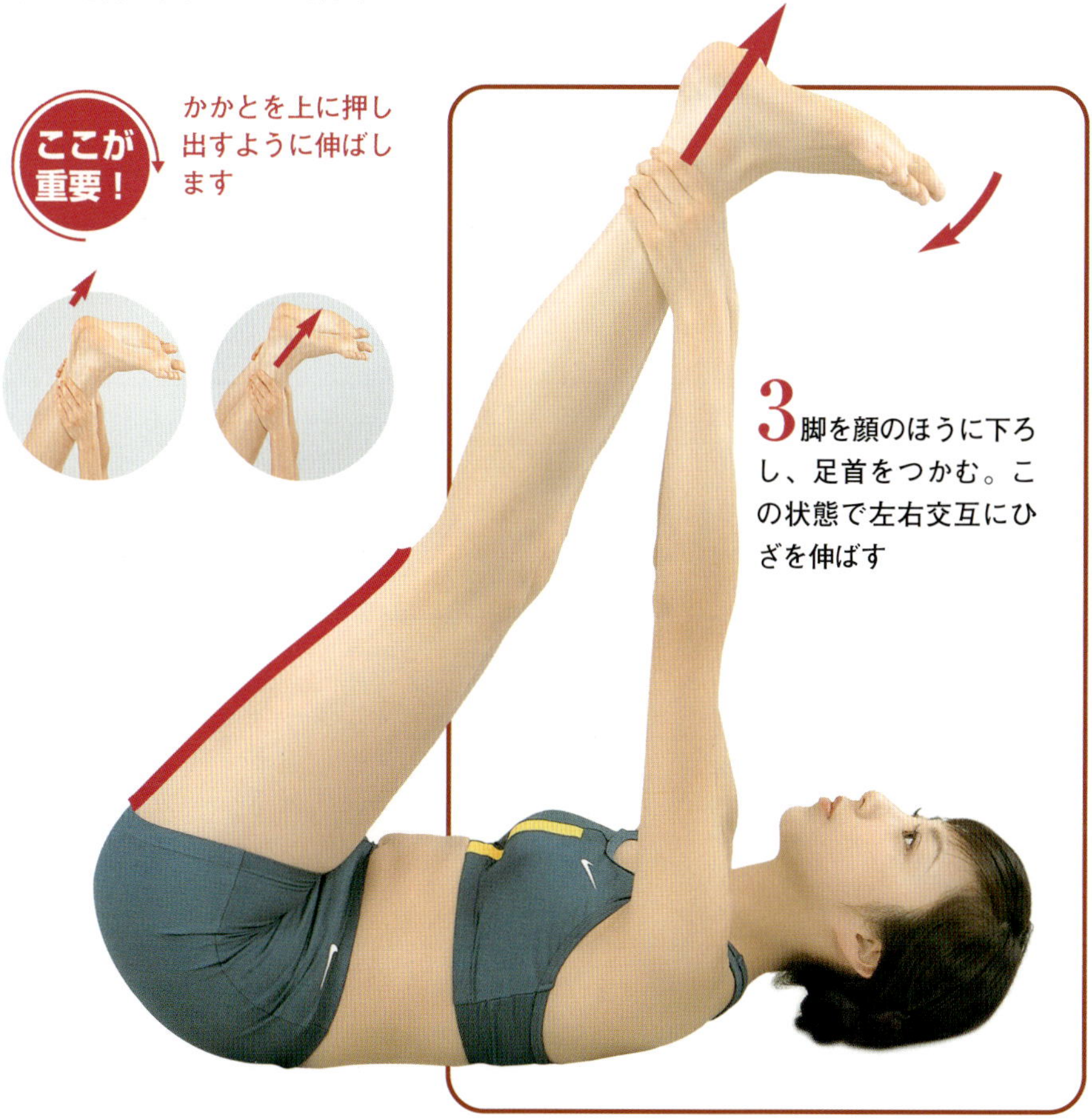

3 脚を顔のほうに下ろし、足首をつかむ。この状態で左右交互にひざを伸ばす

できない場合は

足首をつかめない人はふくらはぎ、または太ももをつかみます

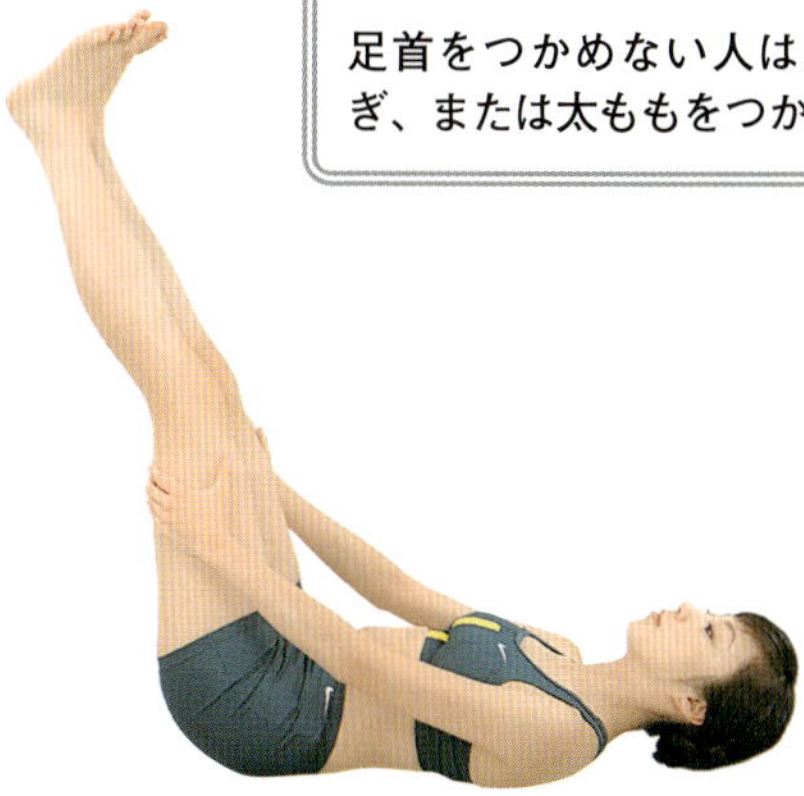

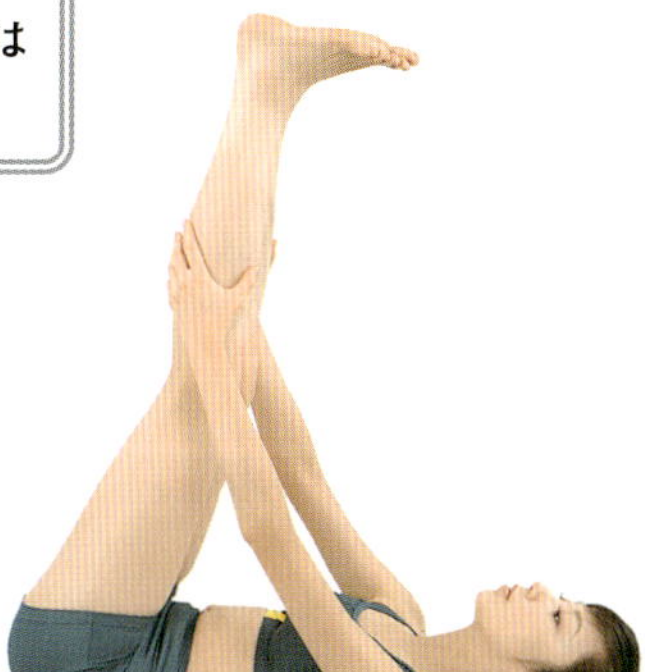

胃

stomach

心のゆらぎが大きく影響し腸の助けを借りがち

ナイーブだけど要領良く振る舞う

胃に出る症状は、胃けいれんや胃潰瘍《かいよう》など、ストレスに起因するものが多くあります。また、疲労の蓄積も胃に負担をかけることになります。そう考えると、非常にナイーブな器官といえるでしょう。

本来であれば、睡眠によって体の緊張がほぐれ筋肉や内臓の疲れが取れるのですが、いくら眠っても疲れが取れないときがあります。そこで、たくさん食べてスタミナをつけようと思ったり、あまり食欲がないけれど食事の時間だから食べなくては、と無理に食事をとろうとする人は、要注意です。

本当に胃が疲れていたら「食欲がない」という信号を発し、胃は休養を取ろうとします。そんな状態なのに「時間だから」「スタミナをつけなければ」と食事をとっても、**疲れた胃袋では正常な消化活動ができません。少し消化しただけで食べ物は放置されてしまい、いわゆる胃もたれの状態になってしまいます。**ひどいときには、数日間も胃の中に食べ物が残ったままの状態になり、発酵し始めてしまうこともあります。これが口臭の原因の一つです。

逆に、胃には要領の良さも備わっています。食べ物を十分に消化しない状態で、腸に送り出してしまうケースがあるのです。消化活動をなまけて休んでいる間、腸に肩代わりしてもらおうというわけです。これも疲労が原因で起きるのですが、腸そのものの消化作

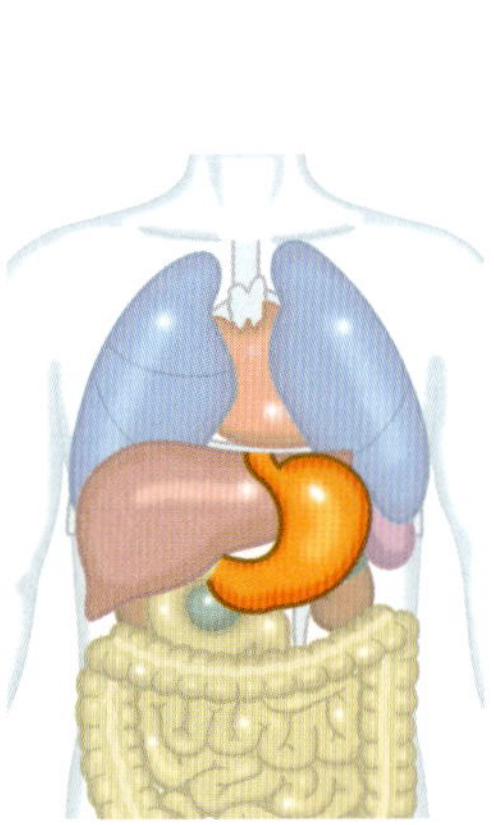

用は胃ほど強力ではないので、消化不十分のまま食べ物は小腸から大腸へと移動していきます。それが下痢となって排泄されたりするわけです。

ストレスは大敵

胃が弱っている人は、胸椎の6番、7番、8番に硬直がみられます。ここは消化器系のポイントであると同時に、心理的なものにも関係の深い部分です。

以前「胃が痛い」という人を診た一例ですが、この場合も胸椎の8番に硬直がみられました。病院で胃潰瘍と診断され、薬を処方されて飲んでいたのですが、一向に良くなる気配がない。それで私のところに来たのです。よくよく話を聞いてみると、仕事が忙しく、毎日ストレスの高い生活をしていました。そこで仕事を減らし、自分の趣味の時間が持てるようになると、ガチガチに硬直していた部分がゆるみ、潰瘍がほとんどなくなってしまったのです。

また、できる限り欲求、食欲に忠実であろうとすることも大切です。「肉が食べたい」「刺身が食べたい」という欲求は、体がその成分を欲しているからこそ起こる衝動です。それを健康のためだからと無理やり抑えつけたり、嫌いなものまで食べたりすると、それがまたストレスとなってしまいます。そういったストレスを排除するためにも、食べたいときに食べたいものを食べることです。ただし、「もうこれ以上は入らない」というところまで食べる必要はありません。腹八分目、ほどほどに抑えておくことが大切です。**「もう少し欲しいな」という気持ちは、胃が十分に活動している証拠。「次の機会こそ、もっと食べてやろう」という活力がそこから生まれてくる**のです。

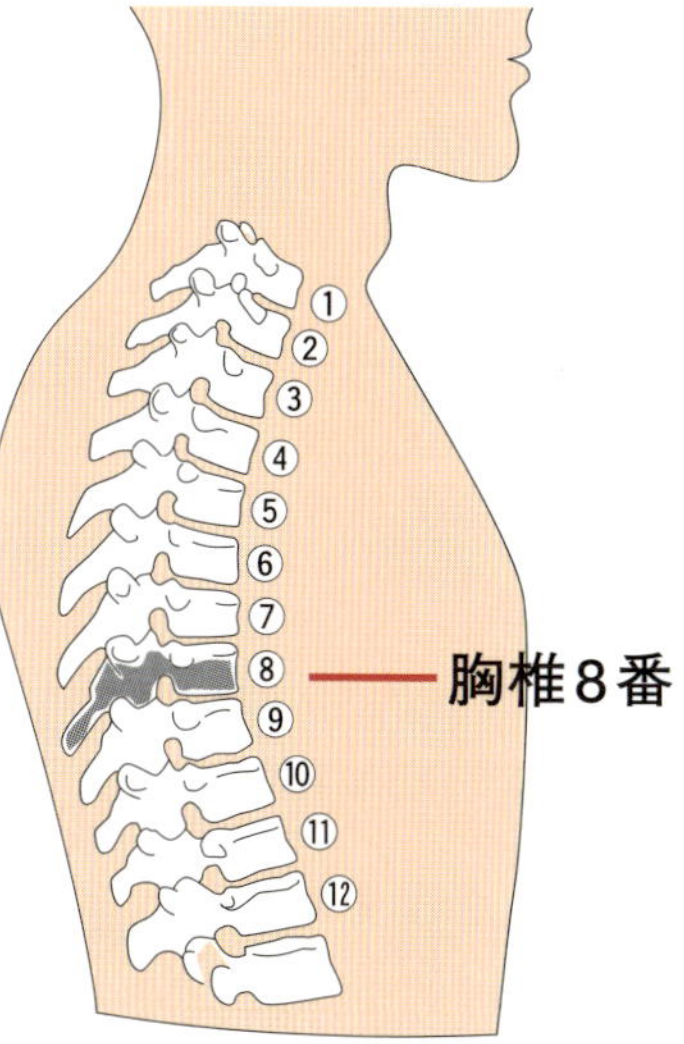

胃を強くする

朝・晩
各2回

複合体操

この体操は、「寝て行うリンパ体操」と食べすぎに効果のある「過食体操」とを組み合わせたものです。食べすぎで硬直する太ももをゆるめ、わきを伸ばすことでリンパ液を流し代謝を促すことで消化器系の改善を図ります。

1 なるべく足の親指を重ねるように正座する

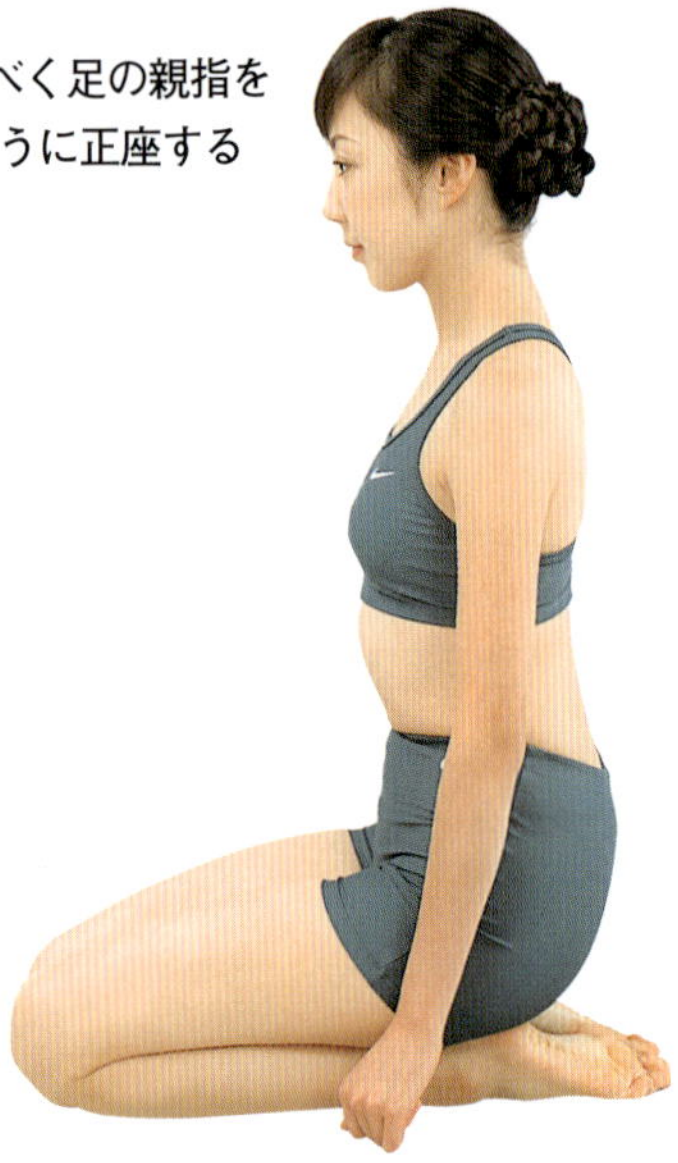

できない場合は

途中でひざが開いたり、床から浮いたりした場合は無理をせず、できる範囲内でひざを閉じたり開いたりしてください

2 両手を後ろの床につき、上半身を少しずつ倒していく

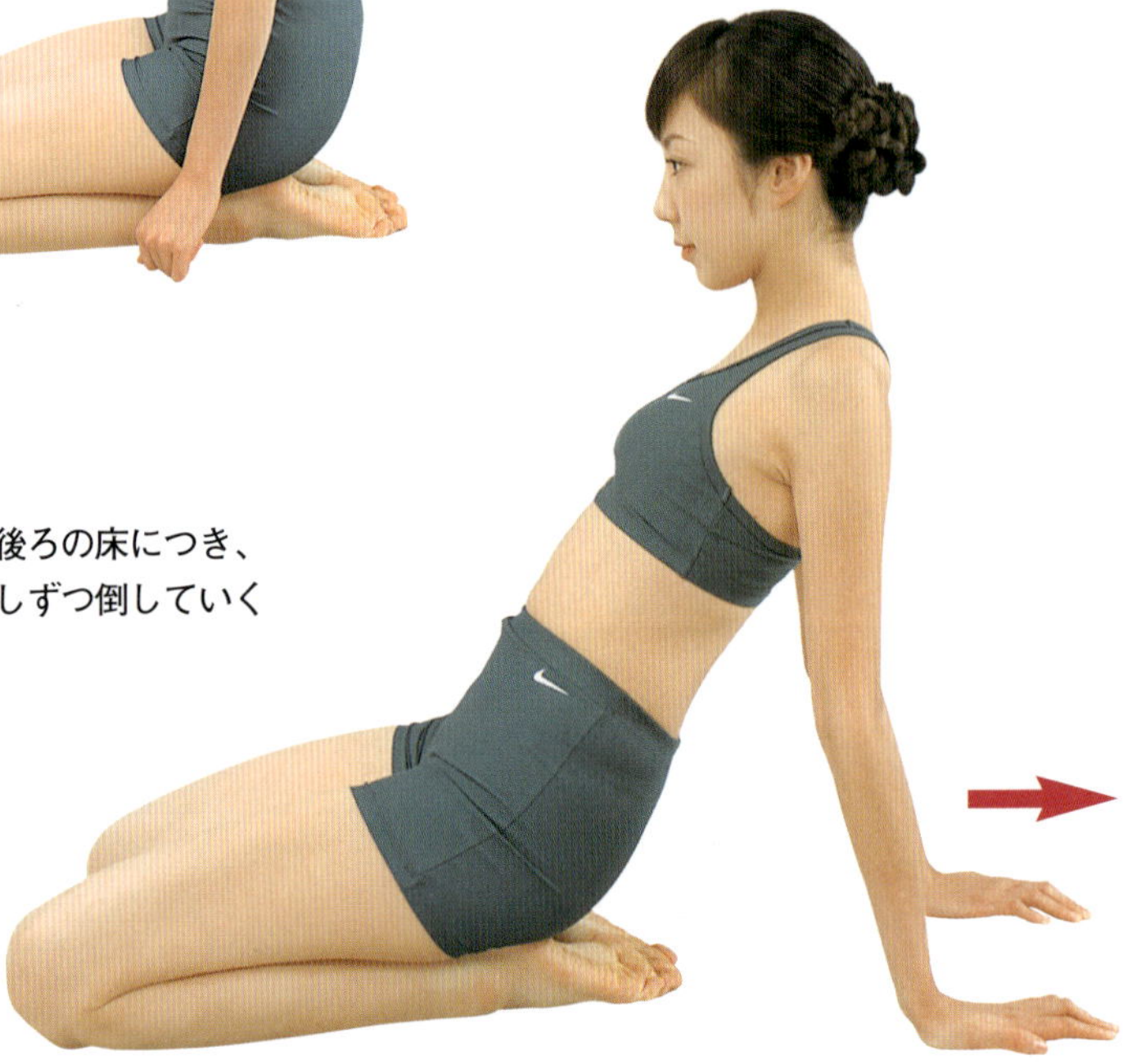

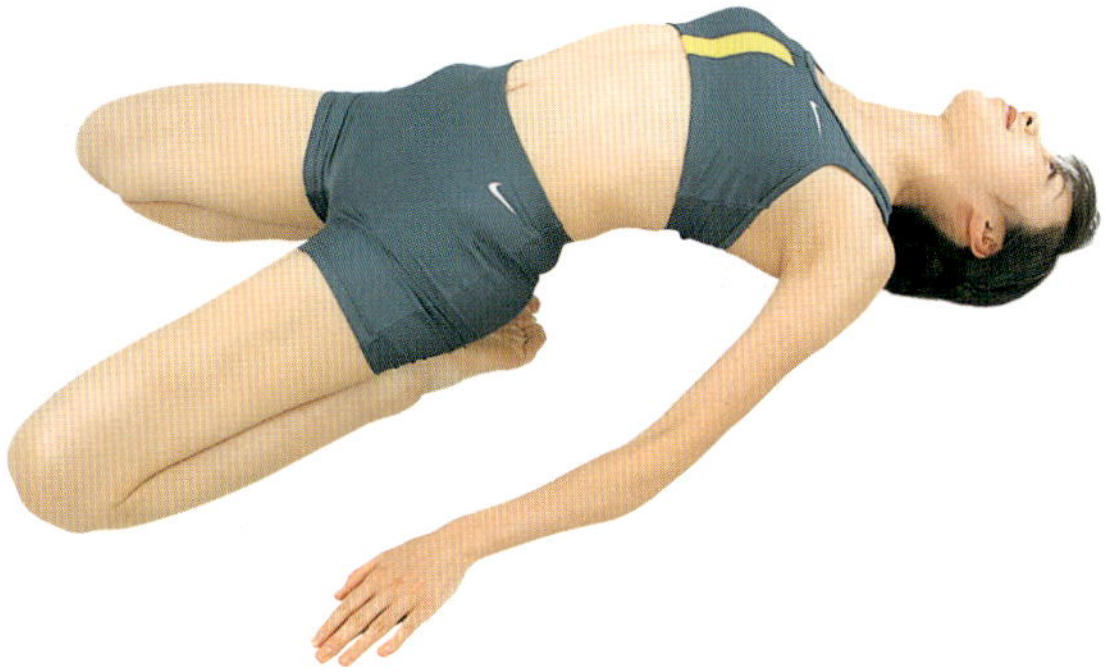

3 上半身が床まで倒れたら、背中とひざが床につくようにする。ひざを開いてもかまわない

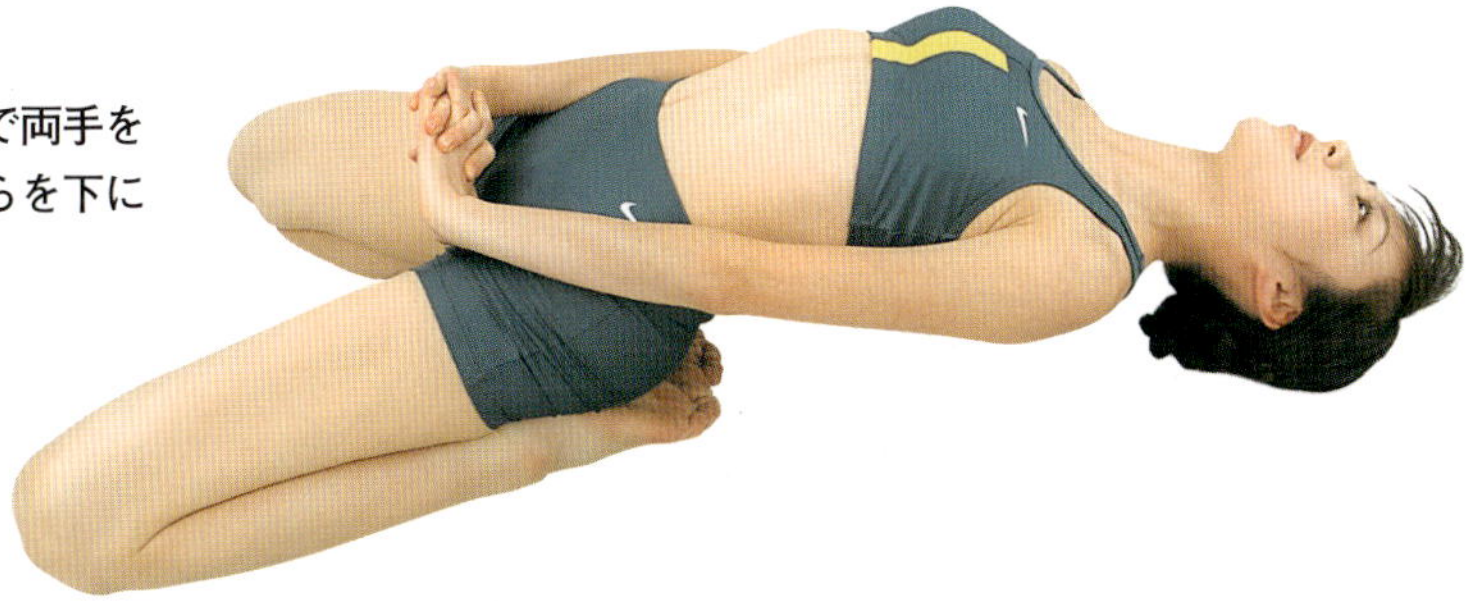

4 お腹の上で両手を組み、手のひらを下に向ける

5 指を組んだまま両手を頭上に上げる。ひじは軽く伸ばす

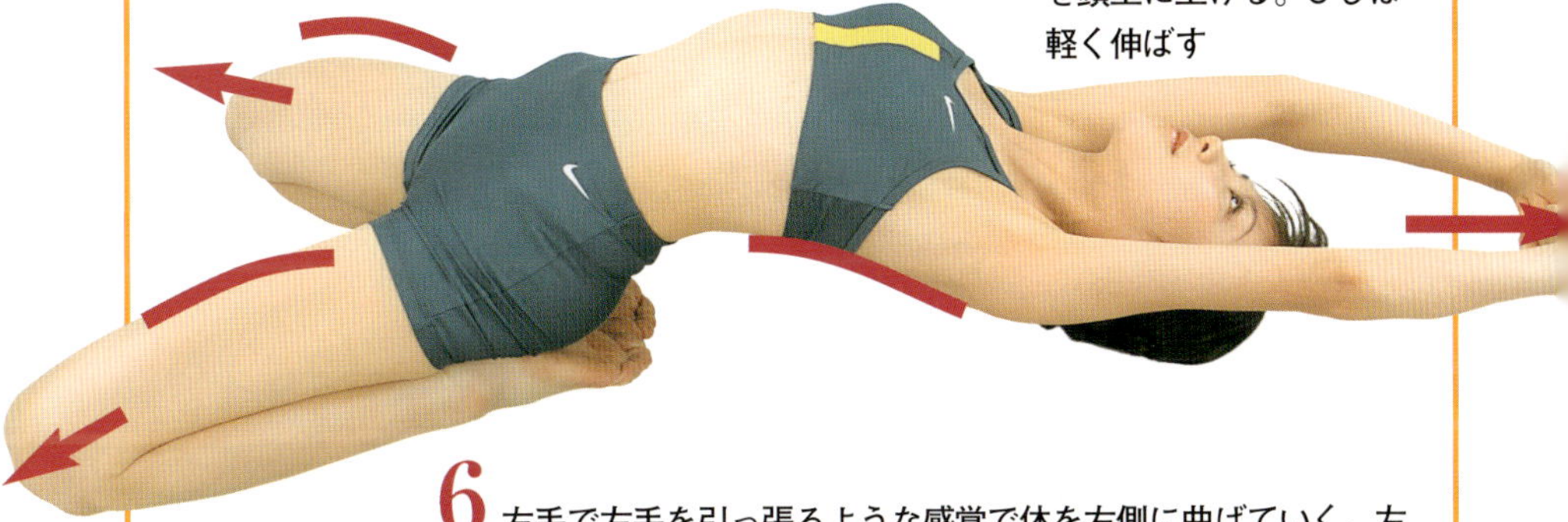

6 右手で左手を引っ張るような感覚で体を右側に曲げていく。左側の肋間が伸びたと感じたら、そのまま2〜3呼吸分こらえる。その後まっすぐな状態に戻し、反対側も同じ要領で行う

内臓 vital organs

腸

intestines

さまざまな臓器の後処理を行う縁の下の力持ち的な存在

下痢は腸の最後の手段

「胃はナイーブで要領の良い臓器」と前述しましたが、そのあおりを受けるのが腸です。

疲れきった胃から送られてきた、ほとんど消化されていない食べ物を一生懸命消化するのですが、胃ほど強力な消化能力を持っていないので、適当なところで終わってしまいます。それが下痢の一因となって排泄されるのです。特に夏の暑い盛りや年末年始は、暴飲暴食になりがちな季節でもあります。この時期に起こる下痢の大半は、胃の疲労からくるものと考えていいでしょう。

腸に影響を及ぼすのは胃だけではありません。心臓が疲労したり、ホルモンバランスが狂ったり、あるいは過剰なストレスがあったりしても下痢になります。また、腎臓・肝臓が十分に機能しない人、汗をかけない人の場合も、水分がたまり下痢として排泄します。このようにあらゆる臓器からのしわ寄せを、一生懸命に処理しようとするのが、腸という器官なのです。

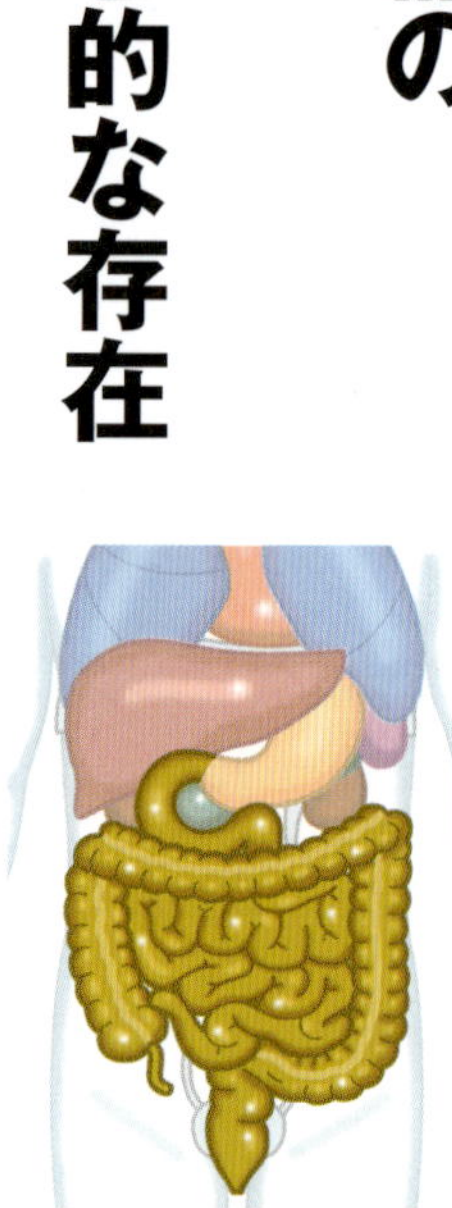

便秘は食べすぎから起こる場合も

一方で便秘をする人もいます。一般的には、腸の蠕《ぜん》動《どう》運動が鈍って便が直腸へと運ばれなくなるからといわれていますが、整体では腸だけでなく胃の衰えも便秘の要因と考えています。胃が疲れると消化器全体の蠕動運動が弱くなるため、食べ物がスムーズに運ばれ

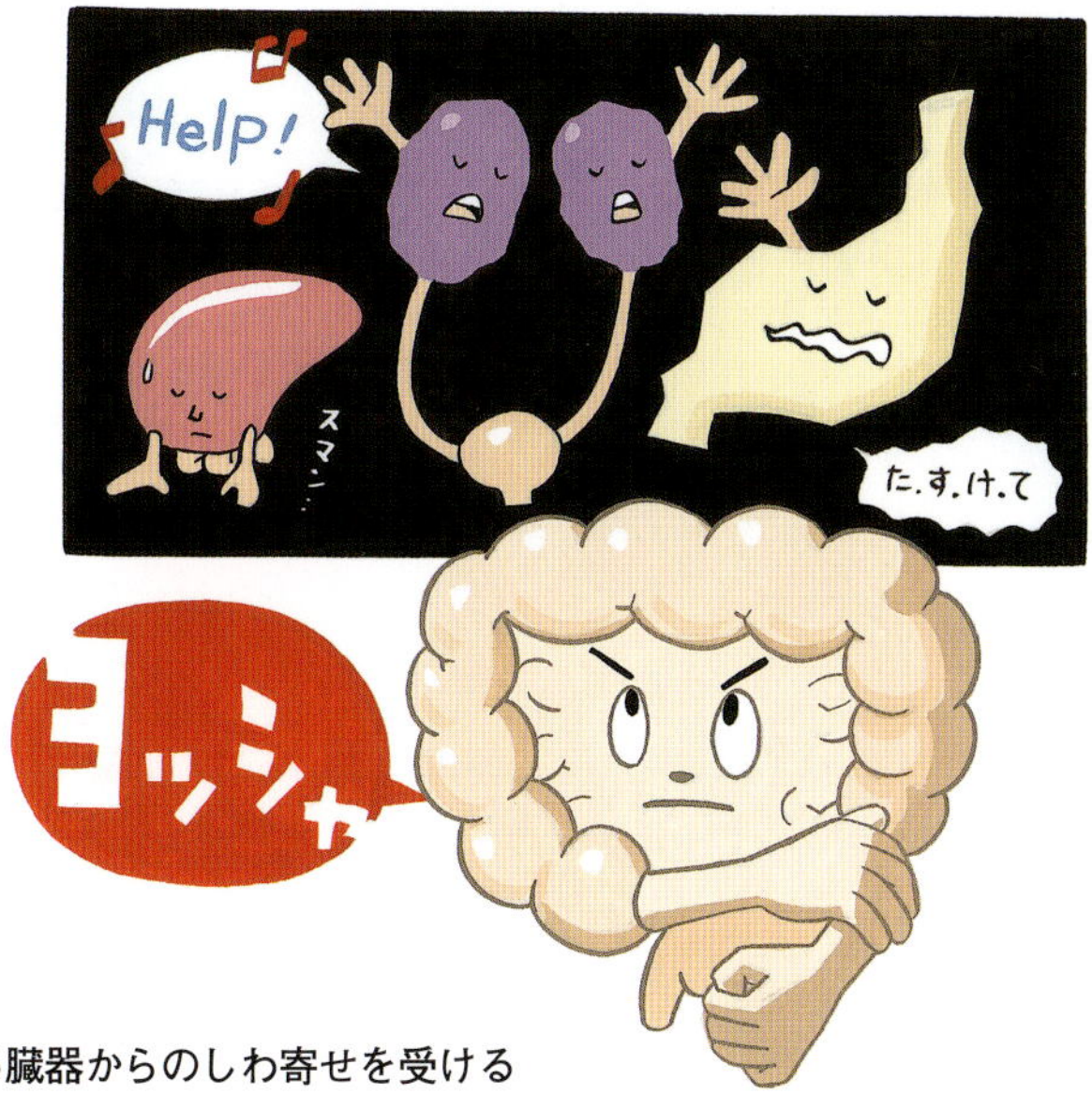

腸は、あらゆる臓器からのしわ寄せを受ける

なくなります。それでも私たちは食事をとりますから、それまで停滞していた食べ物は、仕方なく食べた分だけ腸の奥へ奥へと送られていくようになります。そんな状態が続くとさすがの腸も疲労しきってしまって蠕動運動が鈍り、便秘になるのです。

食欲に忠実であること

日頃から消化器が弱いと感じている人は、できるだけ食欲に忠実になるといいでしょう。「食べたいとき」に「食べたいもの」を食べるのです。胃が疲れているときには食欲を感じませんから、そんなときには「少し休みたいと胃が考えているのだ」と思って、無理に食事をとらず胃を休ませてあげましょう。

下痢になってしまったら、よほどひどくなければ下痢止めを飲まず、しっかりと出しきってしまうことが大切です。また、便秘の場合には腹部6番、7番あたりに蒸しタオルを当ててください。そのほか、下痢であれば脚湯、便秘であれば「左脚を曲げて伸ばす体操（80ページ参照）」を行うと効果的です。

腸を強くする

朝・晩
各2回

左脚を曲げて伸ばす体操

特に便秘に効果のある体操です。左脚を曲げることで左下腹部、腹部十二調律点の6番、7番周辺を圧迫し、直腸を刺激する体操です。体操終了後、同じ場所に蒸しタオルを当てるとより効果的です。

1 あお向けに寝て、左ひざを曲げる。ひざ頭を体の中央に向け、へその真上にくるように、両手で抱え込む

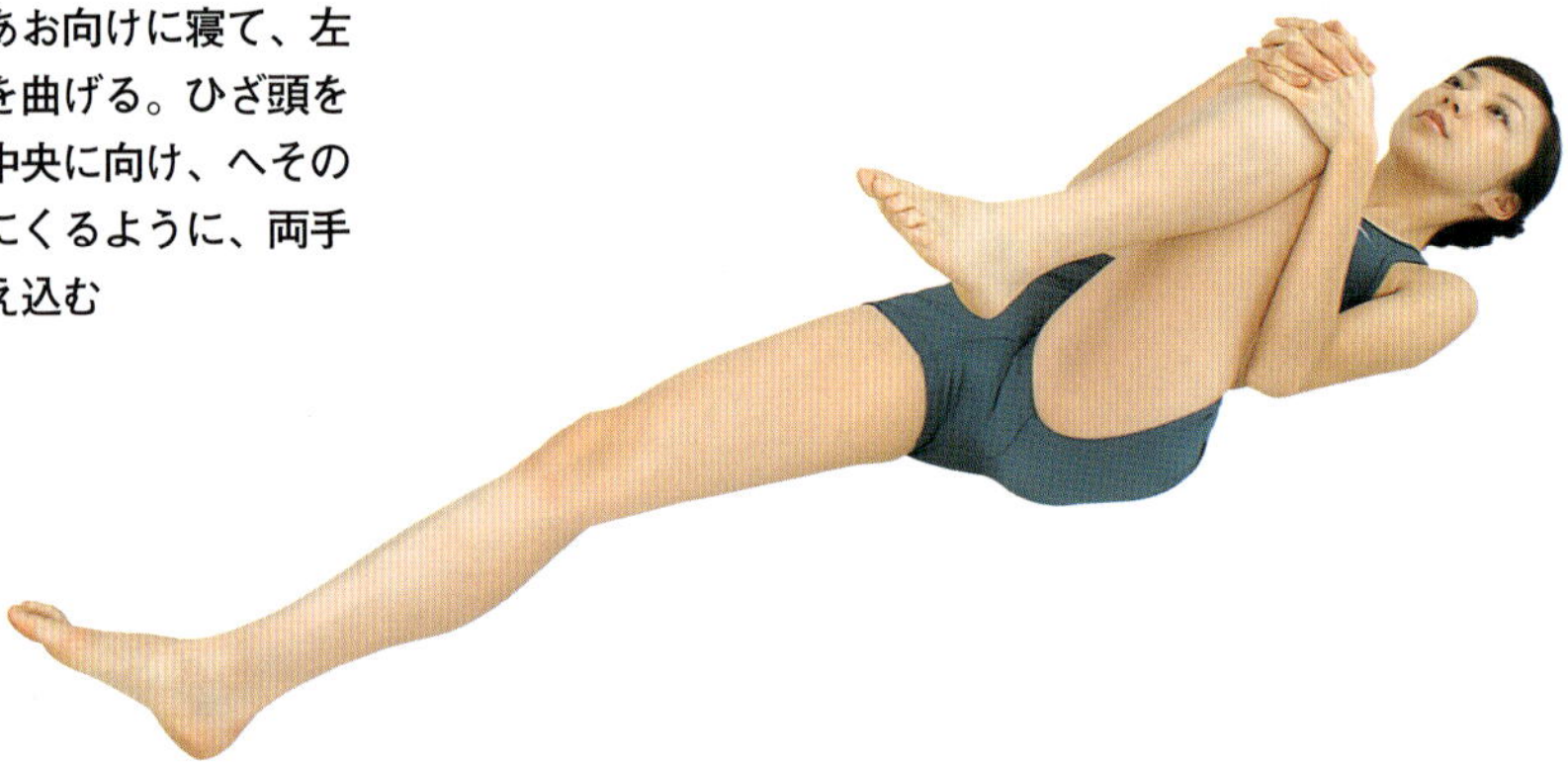

「話しかければ便秘も解消！」

上で紹介している体操を試しても、「なかなか効果が……」という人は、もう一工夫してみるとよいでしょう。トイレでしゃがんでいる最中に、お腹に向かって声をかけるのです。「ごめんね。昨日は無理しすぎたね」「今日は無理せずに出てもいいんだよ」という具合です。おかしな話かもしれませんが、便というのは本人がリラックスしていなければ、いくら力んだところで出ないのです。ですから、声をかけることで自己暗示のように自分自身を安心させていくのです。

そして、うまく出たときには「がんばったね」と褒めてあげます。最初は無理かもしれませんが、便秘がちの人はこれを習慣にすると条件反射のようになって解消されると思いますよ。

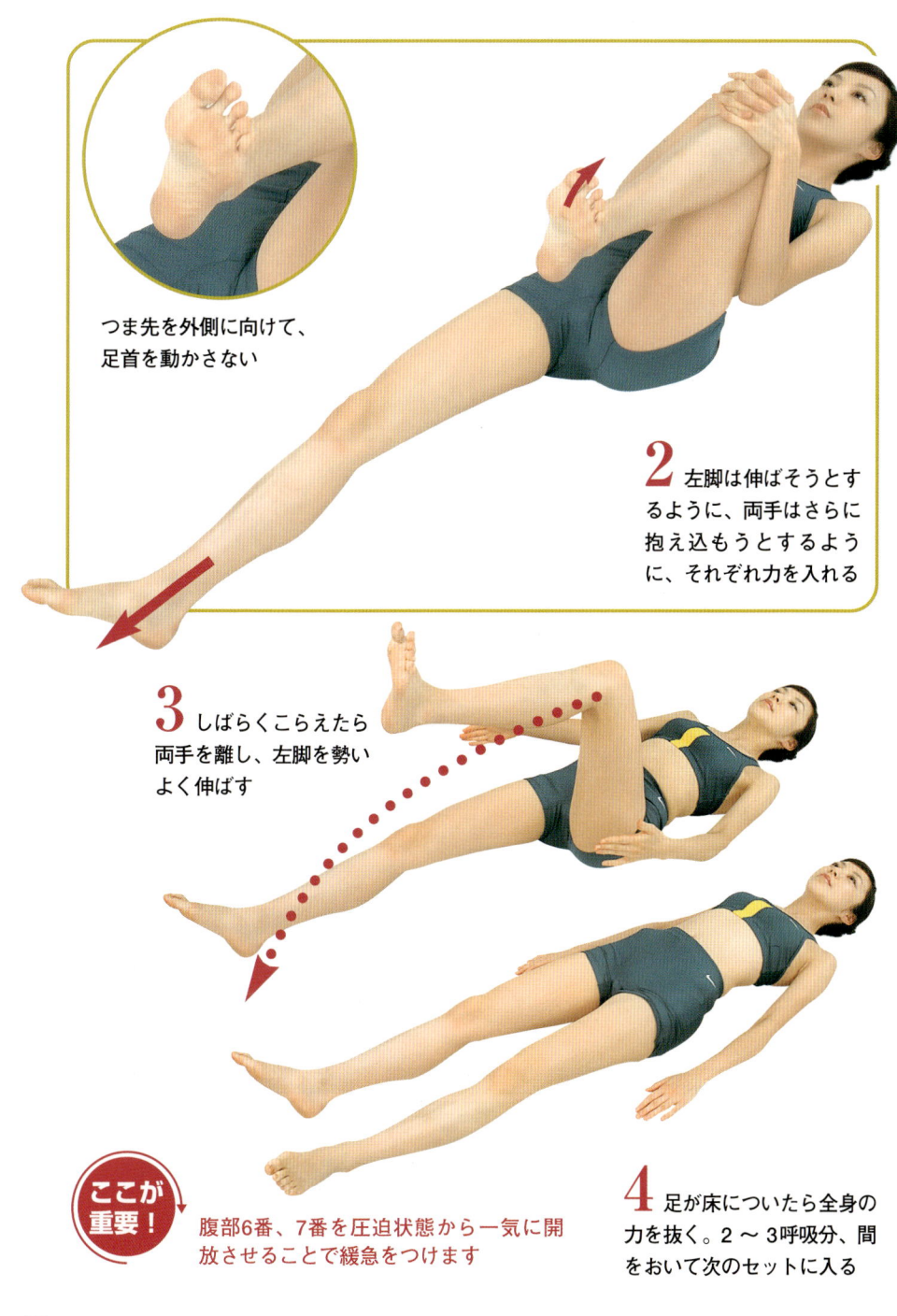

つま先を外側に向けて、
足首を動かさない

2 左脚は伸ばそうとするように、両手はさらに抱え込もうとするように、それぞれ力を入れる

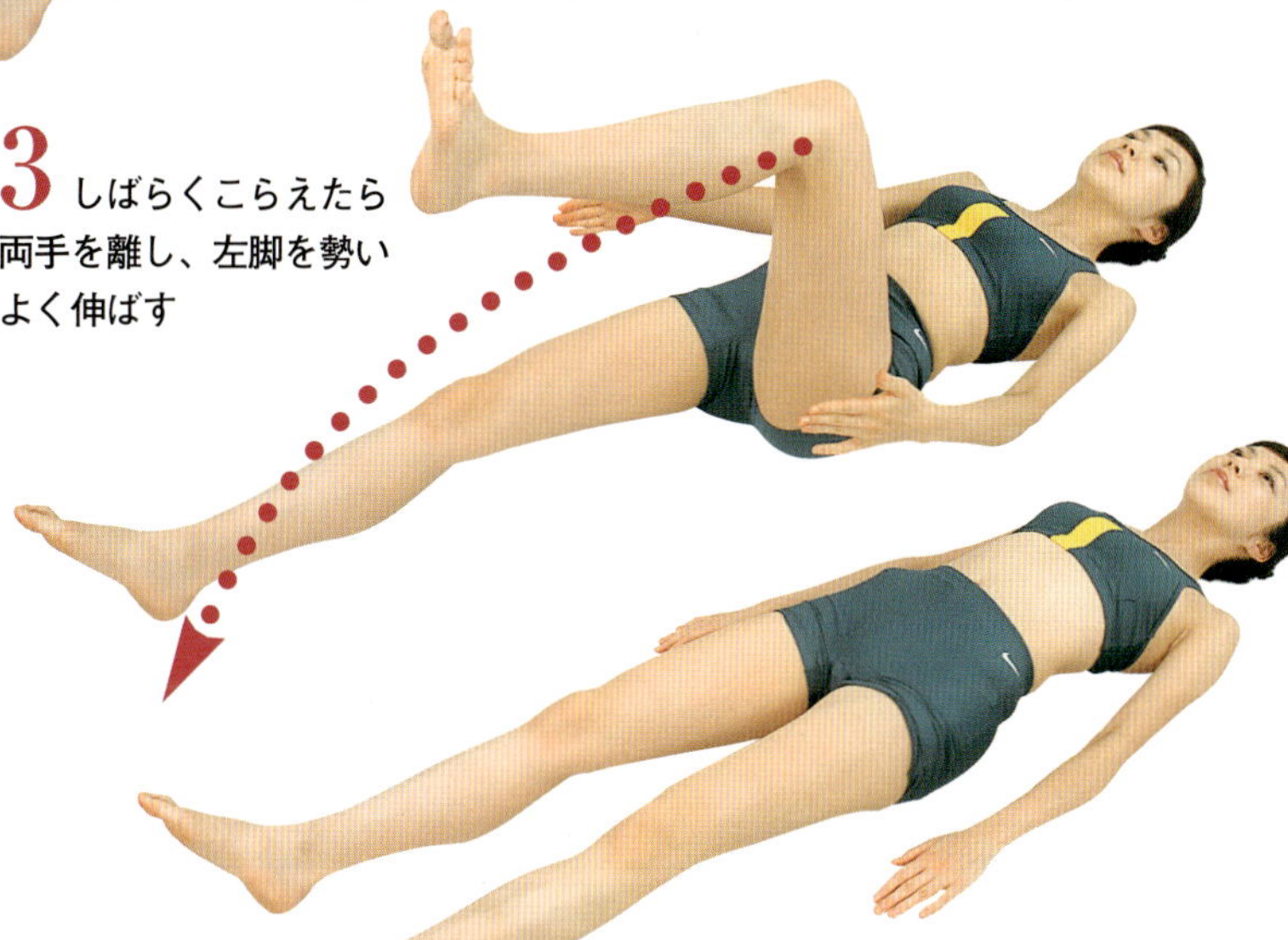

3 しばらくこらえたら両手を離し、左脚を勢いよく伸ばす

4 足が床についたら全身の力を抜く。2 ～ 3呼吸分、間をおいて次のセットに入る

ここが重要！

腹部6番、7番を圧迫状態から一気に開放させることで緩急をつけます

内臓 vital organs

膵《すい》臓 pancreas

意識されないゆえ糖尿病などの大病にかかりやすい

厄介な病気になる前に調整したい

すい臓は胃の裏側にある15センチほどの臓器です。脂肪やでんぷん、たんぱく質などの分解・吸収を助けるすい液を1日に1リットルも分泌し、ホルモンの一種で血糖値調節役となるインスリンを分泌します。

レントゲンでも見えにくい位置にあるため、異常があっても発見されにくい臓器でもあります。たとえば、すい臓ガンはかなり進行してから発見されるケースが多い病気として知られています。そのほかにも、すい液ですい臓自体が溶け始めるすい炎、インスリンの分泌量が低下して起こる糖尿病などがすい臓の代表的な病気ですが、いずれも厄介な病気ばかりです。

糖尿病では、ほとんどが背骨の中の胸椎8番と9番、そして生理、甲状腺などに関係の深い頸椎4番とその周辺に異常が診られます。いずれの箇所も硬直を起こしたり、椎骨の可動性が悪くなったりしているのです。この原因を整体法で背骨なり腹部なりを診てひも解いていくと、これまでの症例では食べすぎによるものが多いようです。

人間には、過剰摂取した栄養を、余分なものとして尿や便などに混ぜて排泄する、栄養バランスの調整機能が備わっています。この調整機能は、サプリメントが普及したことで、ビタミン類については知られるようになりましたが、糖でも起こります。**食べすぎ、飲みすぎのあとの尿には、糖尿病でない人でも糖が含**

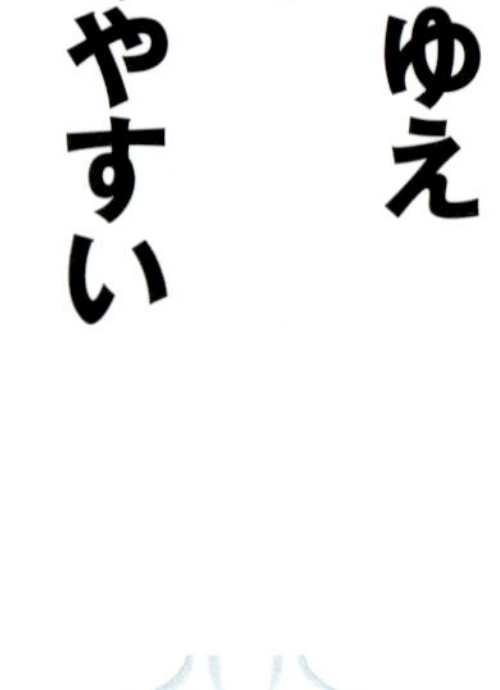

まれるケースがあるのです。

たまたま検査で尿に糖が出たからと言って、イコール糖尿病というわけではありません。前述の胸椎8番、9番がゆるんでいれば体が正常に機能している証拠です。余分な糖分を排泄しただけですので、心配いりません。しかし、そこに硬直がみられるのであれば、病院で正確な診断を求めたほうがいいでしょう。

積み重ねで効果が得られる

糖尿病の改善に整体を取り入れるのでしたら、椎骨をゆるめて可動性を高める「すい臓の体操（下段参照）」を朝晩行うといいでしょう。最初は体が硬直しているため、まっすぐに背骨が伸びず大変かと思います。そういう方は多少ひざが曲がってもかまわないので、体操の形だけでもまねてみてください。回数を重ねるうちに徐々にひざの硬直が取れ始め、しだいにきちんとした体操ができるようになるはずです。

また、体操だけに頼らず、常に腹八分目くらいに食欲をセーブしておくことも忘れないでください。

すい臓を強くする　朝・晩 各2回

すい臓の体操

下部胸椎を刺激して、その奥にあるすい臓付近に力を集める体操です。以下の手順で行っても力が集まりにくい場合は、2の最中に片方ずつ腕を上げていき、引っかかりのある場所を探すといいでしょう。

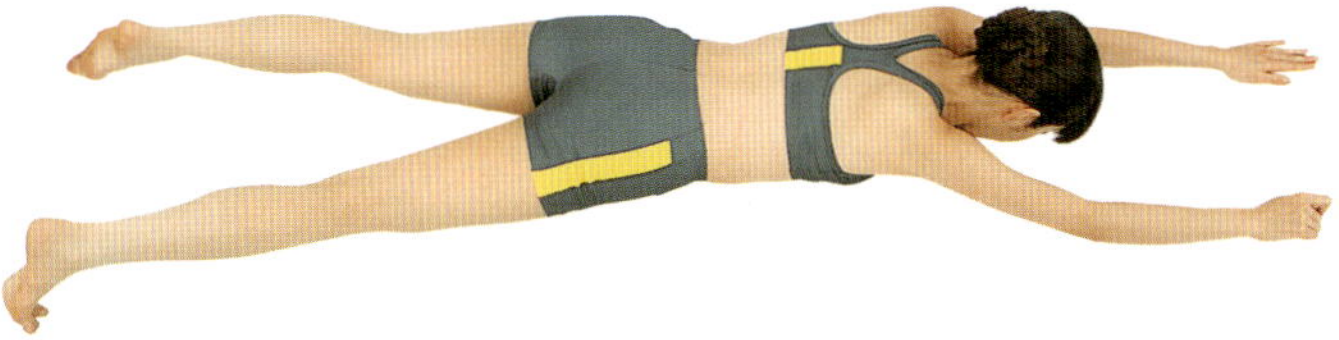

1 うつ伏せで左手と右足を伸ばす。力を集めるときは少し頭を上げるとより集まる

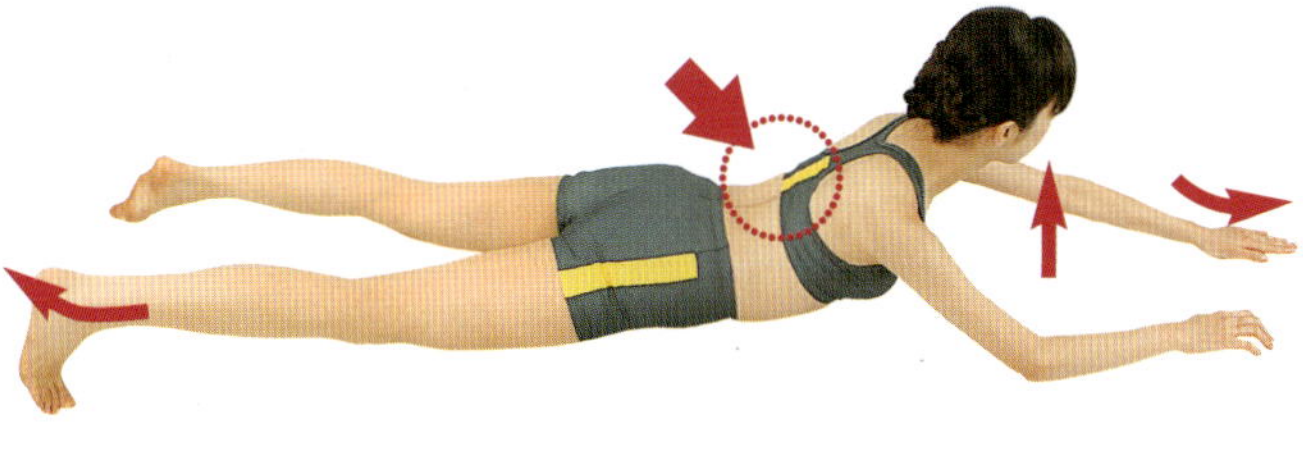

2 上半身を起こし、すい臓に力を集める

肺
lung

姿勢が悪いと圧迫され汗をかけないと負担が増える

腎臓との連係プレーで丈夫になる

心臓と同様、肋骨の内側にあり、いくつもの枝分かれした気管支の先にある「肺胞《はいほう》」によって構成されています。肺胞そのものはごく小さな袋状のもので、その中に非常に細かな毛細血管が張りめぐらされています。そこで血液中に酸素を取り入れる代わりに、不要な二酸化炭素を取り出し、体外へと排出する作業が行われています。この肺胞の数は、大人で6～8億個とされており、すべての肺胞を広げると、テニスコート1面とほぼ同じ大きさになるそうです。

整体では、この肺がとても重要な役割を担っていると考えています。肺は肋骨に取り囲まれていますが、その背後には肩甲骨があり、下には横隔膜《おうかくまく》があります。健康な肺、強い肺であれば、そういった周囲の骨や組織をきちんと押して支え、自然と背筋の伸びた姿勢になるのです。しかし、**肺が弱ってくると、だんだん前かがみになって肋間が狭まり、肩が落ちてきます。その状態が長く続くと、筋肉がそのまま硬直し、肺と心臓を圧迫した状態が続くことになってしまう**のです。しかし多少の圧迫であれば、肺は自ら元に戻ろうとします。その動きがせきやくしゃみという現象です。

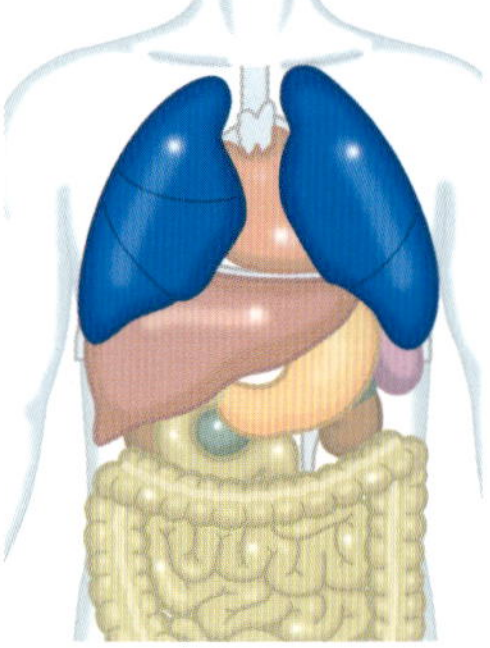

汗を軸にした肺と腎臓の関係

また肺は、腎臓と密接な関係にあると考えられています。腎臓は血液をろ過し、不要な成分を尿や汗として排出する器官ですが、それと同時に体温調節をつかさどる働きもあります。肺の働きが弱くなると、酸素と二酸化炭素の交換が十分に行われなくなり、いつまでも新鮮な血液になりきれない状態になってしまいます。それが、ろ過器官である腎臓に大きな負担を強いることにもなるのです。

では、具体的に肺を強くするには、どんな方法があるかというと、なによりも「汗をかく体になること」が大切です。夏場、暑いときにきちんと汗をかける体、運動したときにスッキリとした汗をかける体にするのです。

皮膚呼吸を促すことで肺は活性化する

汗には、気化熱による体温調整という働きとともに、毛穴や汗腺に詰まった代謝物を外部に洗い出してくれる効果があります。毛穴や汗腺がきれいな状態になれば、汗がより出やすくなります。同時に皮膚呼吸が十分にできる環境が整い、肺への負担が軽減されて、肺に本来の力が戻ってくるのです。もちろん、上手な体温調整も可能となり、腎臓の負担も軽減されます。

皮膚には、肺のように大量の酸素や二酸化炭素を交換する働きがあるわけではありませんが、呼吸していることは確かです。皆さんもその証拠を体験しているはずです。お風呂に入ると、体毛に小さな空気の泡が付きますが、あれがそうです。お湯のあたたかさで毛穴が開き、中にたまった空気が出てきているのです。体の状態が良ければ、たとえ体毛についた気泡を一度ぬぐっても、少し時間をおけばまた気泡が出て体毛にくっついてきます。一つひとつはごく微量の泡ですが、しっかり空気は出ていて、皮膚は確かに呼吸しているのです。

十分に汗をかける体になって、皮膚呼吸ができるようになれば、当然肺の負担も軽減されてきます。あとは、これから紹介する体操を行うことで上半身の硬直を取り除き、肺の活動できる空間をしっかり保持してあげるのが、肺を整体に保つ一番の方法でしょう。

また体操終了後、胸骨の上に蒸しタオルを載せると、より効果的です。

肺を強くする①

朝・晩
各3～5回

脊柱《せきちゅう》をゆるめる体操

背骨には脳から通じる太い神経束が走っています。そこに一日の疲れや緊張が残っていると、体のさまざまな場所に不具合をもたらす原因となります。非常に簡単な体操なので、背骨の緊張や疲労を解消させ、心地よく眠るために、あるいは朝起きたあとさわやかに一日をスタートさせるためにも、毎日習慣的に行うことをおすすめします。肺を保護する肋間もゆるみ、バランスのよい状態を維持しやすくなります。

1 あお向けに寝て両腕を伸ばしたまま頭の上まで上げ、床に着いたら手のひらを上に向ける

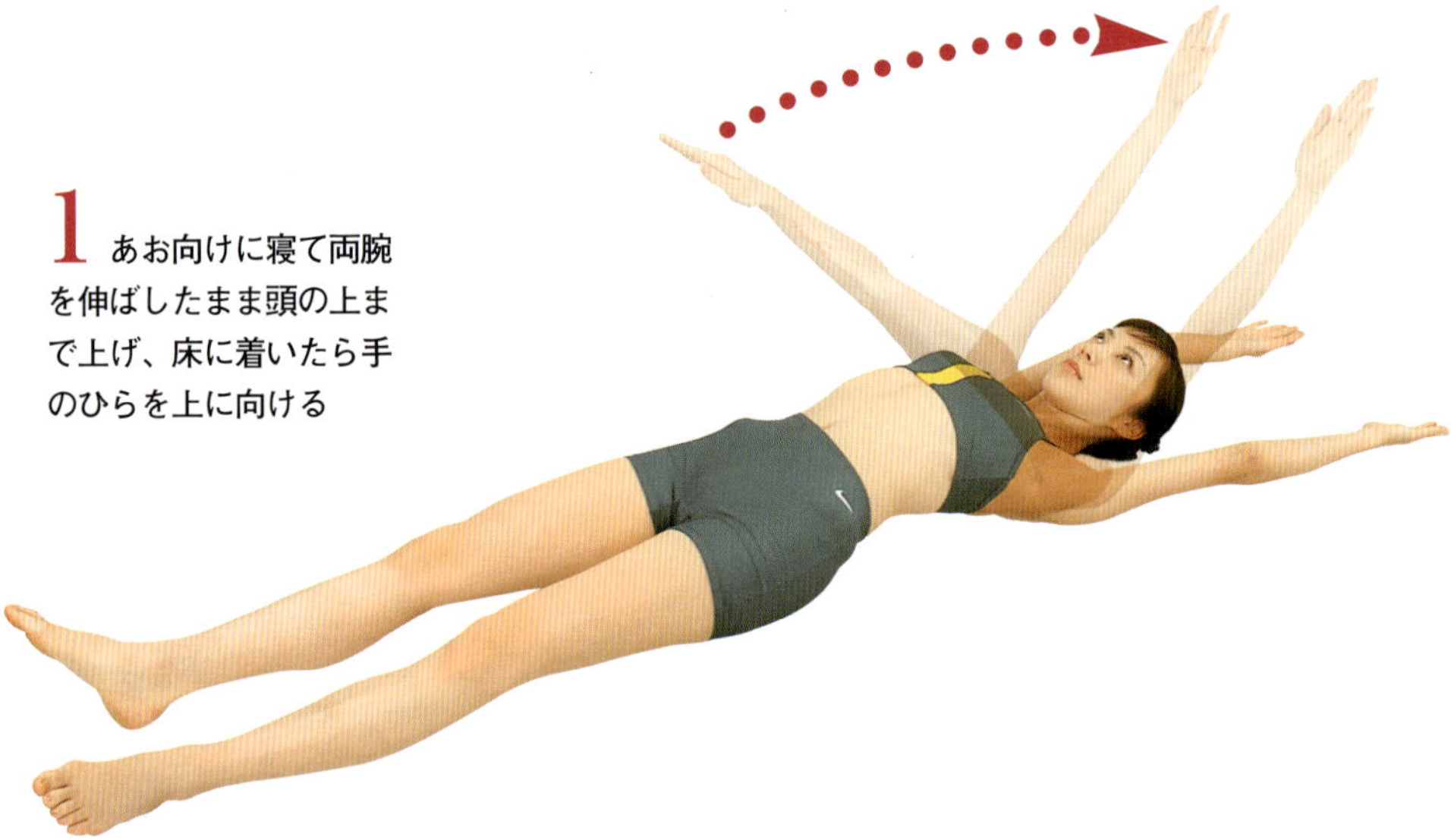

「うつ病にも効果あり！」

脊柱をゆるめる体操は、焦点を当てるポイントを変えるだけで、さまざまな神経が集まった胸椎の各所をゆるめます。したがってその効果の範囲も広く、アレルギーや各種過敏症、呼吸器の弱い人、適齢期でエネルギーの余っている人、イライラしがちな人、うつ状態の人などにも効果が期待できます。簡単な体操なので、習慣的に行うことで心身ともに健康な状態の維持に役立ててください。

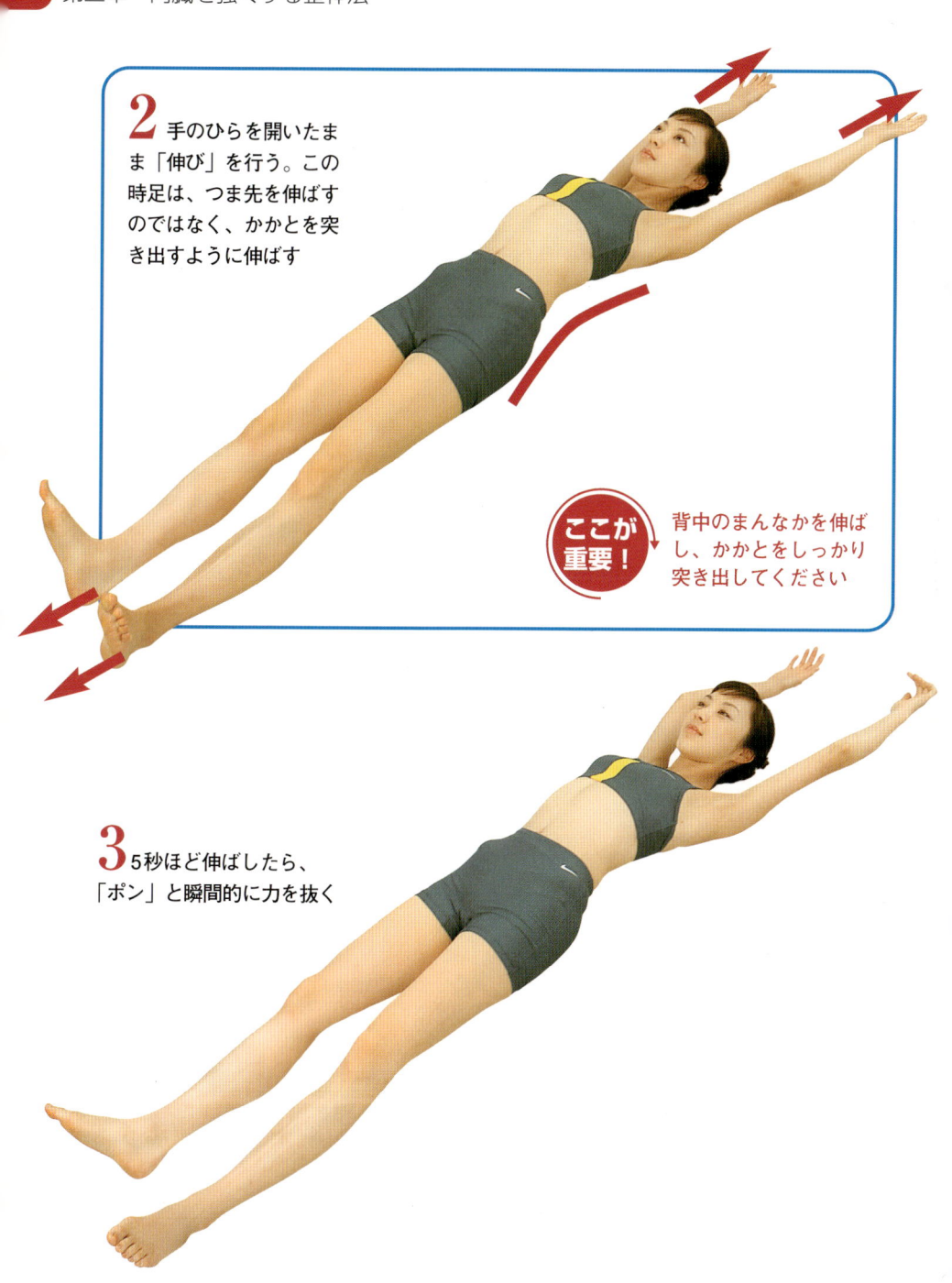

2 手のひらを開いたまま「伸び」を行う。この時足は、つま先を伸ばすのではなく、かかとを突き出すように伸ばす

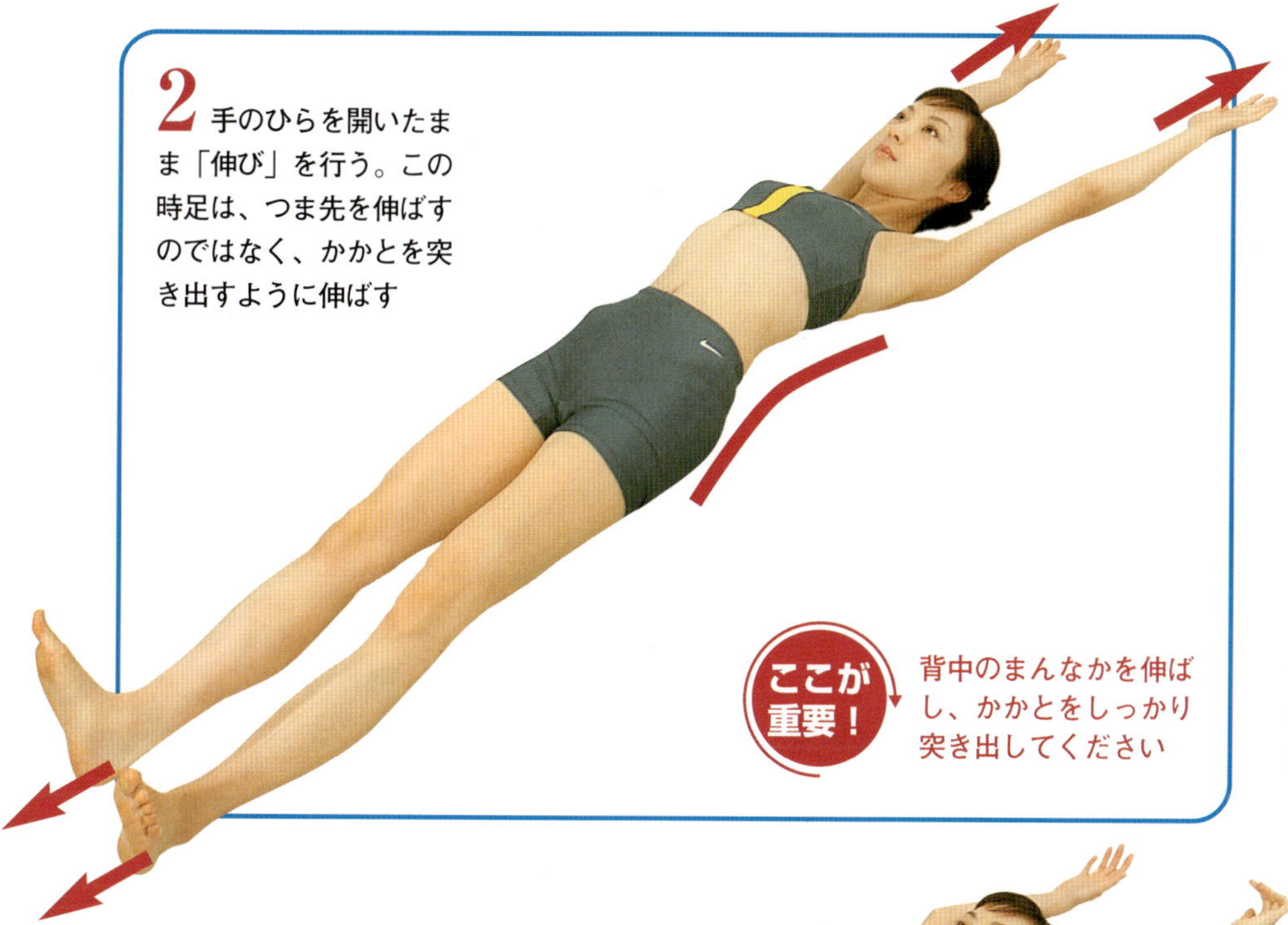

ここが重要！

背中のまんなかを伸ばし、かかとをしっかり突き出してください

3 5秒ほど伸ばしたら、「ポン」と瞬間的に力を抜く

肺を強くする②

朝・晩
各2回

上下体操

腕が疲れている人に最適な体操です。腕の疲労によって外側へ引っ張られている肩甲骨を元の位置に戻し、胸郭を開くことで肺にかかっていた負担を減らします。

ここが重要！ 体を後ろへ反らせすぎたり、前に傾けすぎたりしないように気をつけます

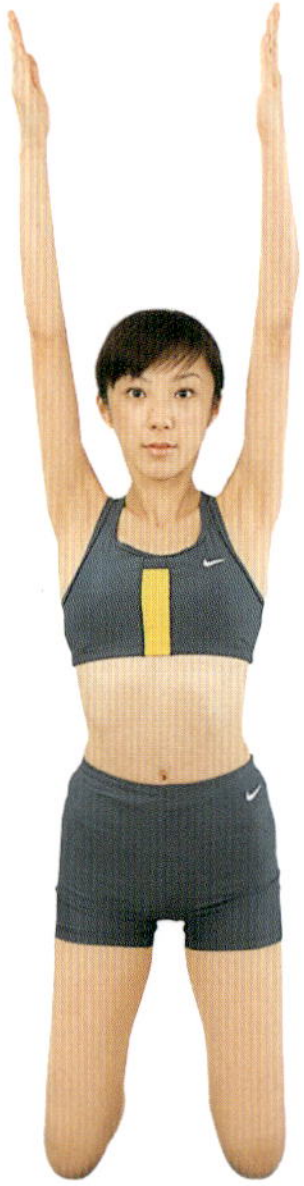

1 ひざ立ちになり、脚を腰幅に開く。腕をまっすぐ伸ばしたまま、両腕を頭上に上げる

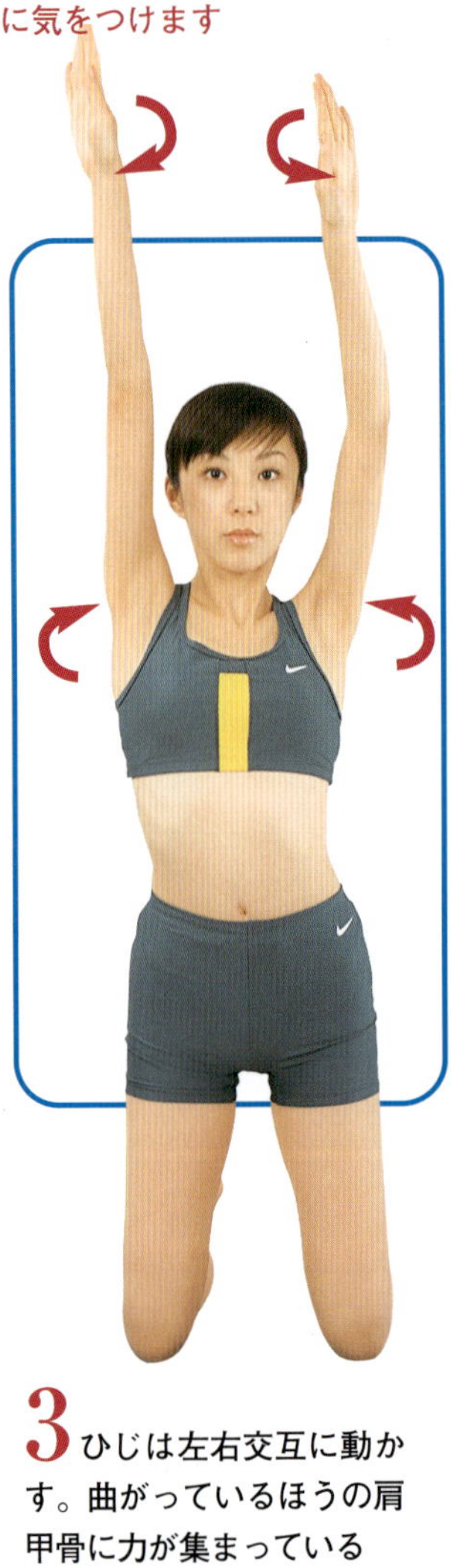

2 そのまま肩甲骨を背中の中心に寄せるようにしながら手のひらを外側に返す

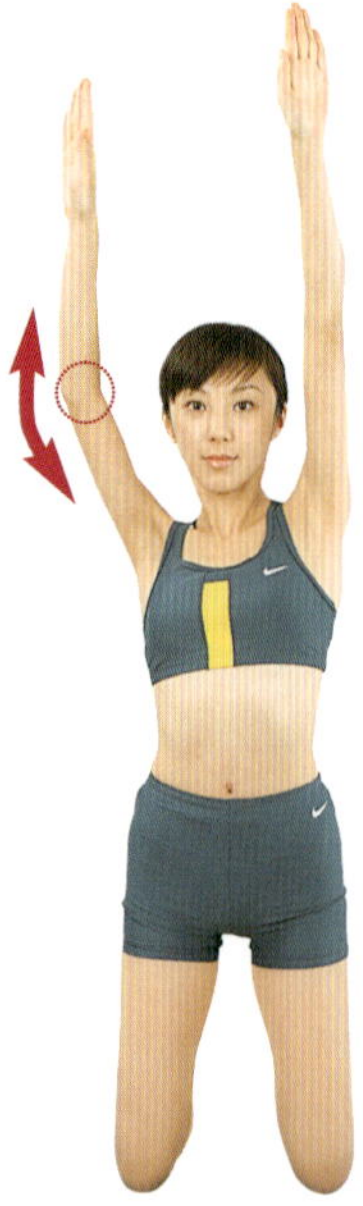

3 ひじは左右交互に動かす。曲がっているほうの肩甲骨に力が集まっている

できない場合は

肩甲骨が背中の中心に寄りにくい、あるいは引っかかる感じがあった人は、腕を止めひじを上下に小さく動かすことで、肩甲骨まわりがゆるみます

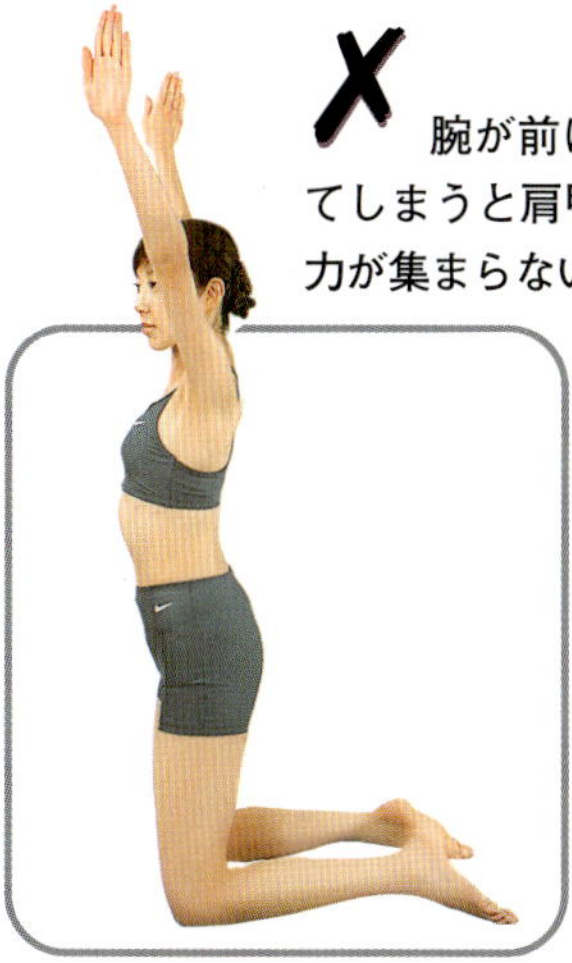

✗ 腕が前に倒れてしまうと肩甲骨に力が集まらない

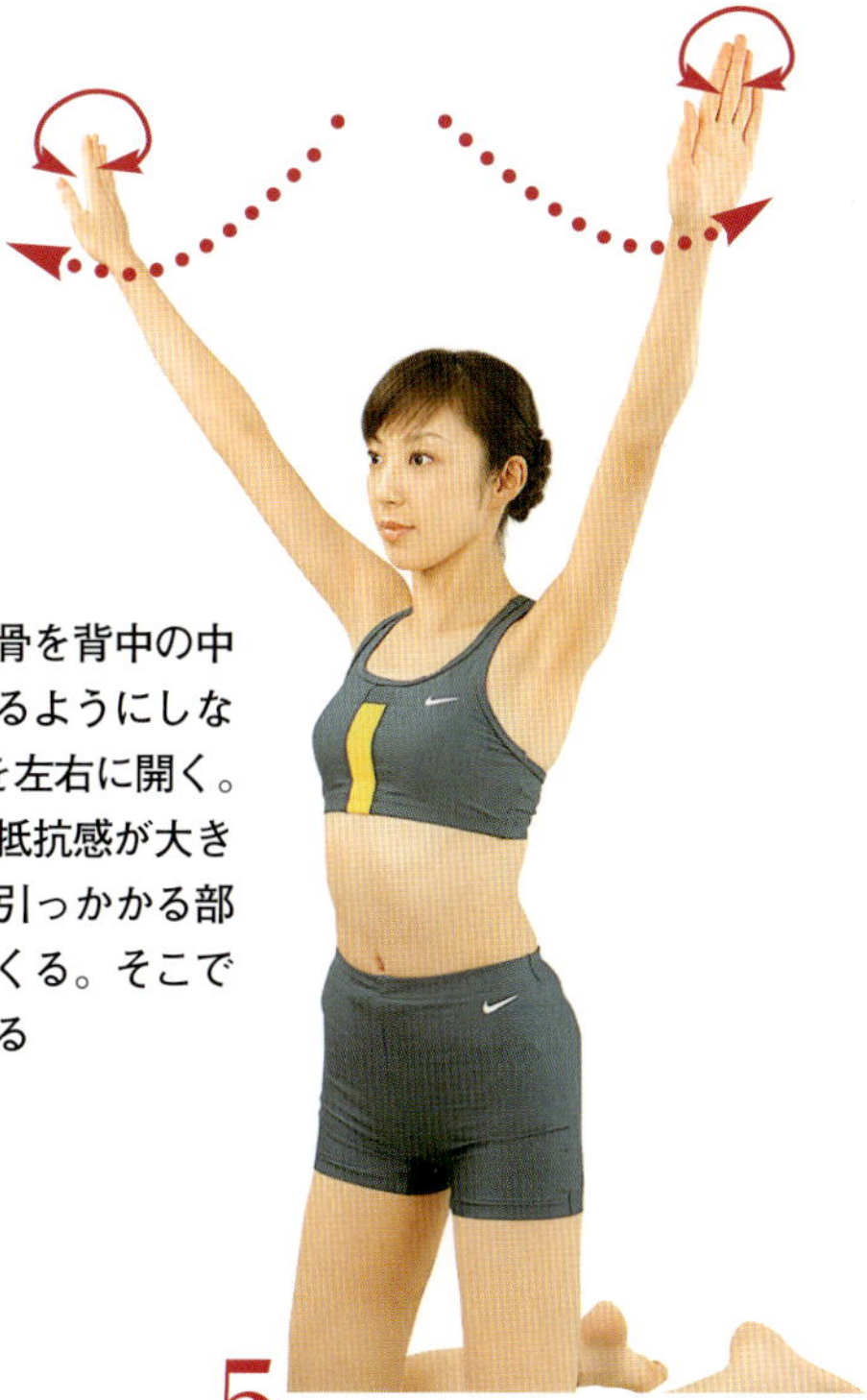

4 肩甲骨を背中の中心に寄せるようにしながら、腕を左右に開く。どこかで抵抗感が大きくなり、引っかかる部分が出てくる。そこで腕を止める

ここが重要！ 胸を少し張るようにすると目的の箇所に力が集まりやすくなります

5 高さを保ったまま、指先で小さな円を描くように、ゆっくり数回腕を回転させると、さらに腕が下ろせるようになる

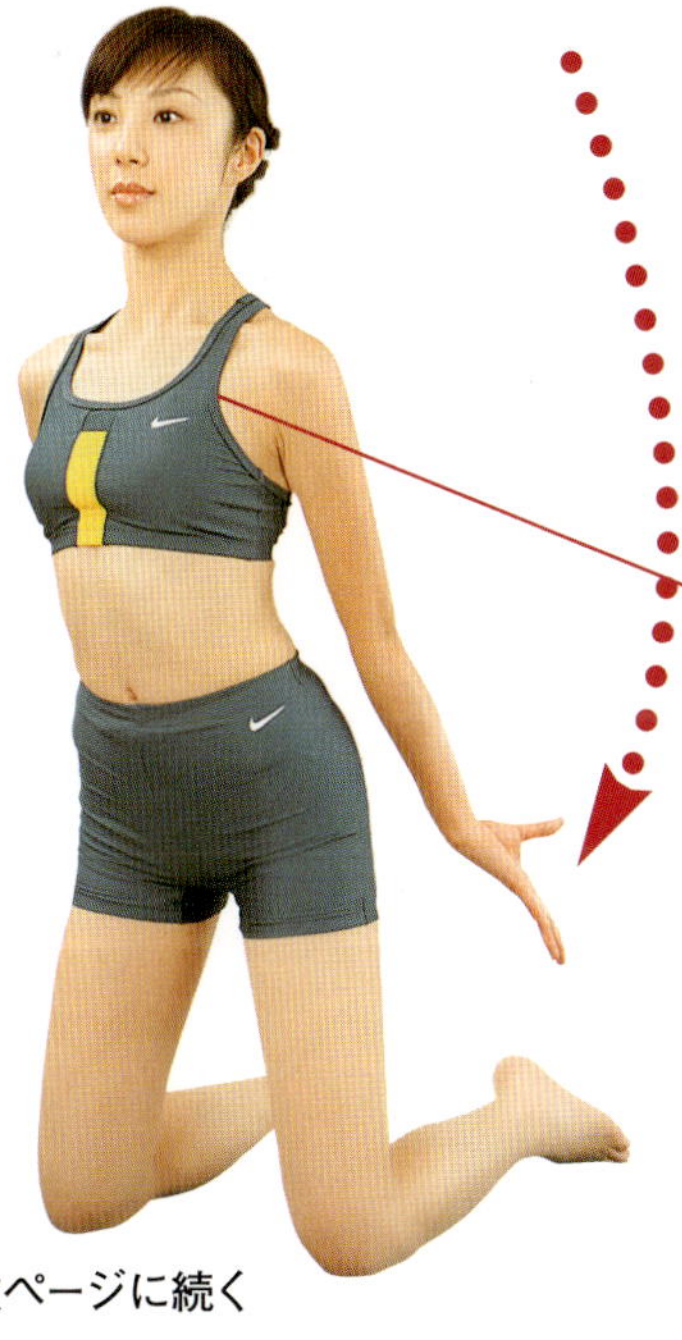

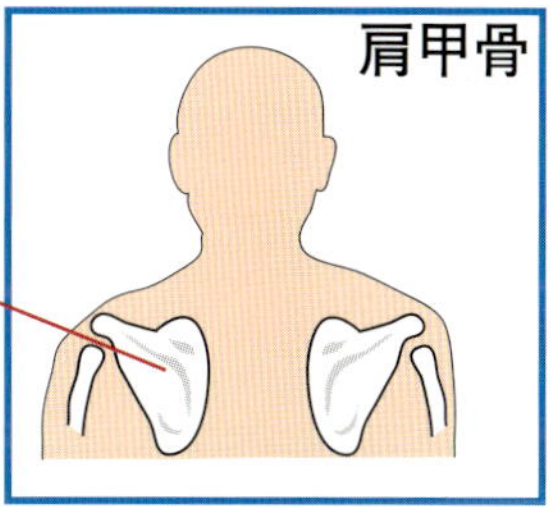

6 胸を張って腕を伸ばしたまま、後ろから腕を下ろす。背後に楕円を描くような軌道になる。そのまま2〜3呼吸こらえてから力を抜く。最後まで肩甲骨どうしの間を意識する

次ページに続く

上下体操がうまくできない場合は

上下体操では腕を伸ばしたまま下ろしていくと、目的の箇所に力が集まらなかったり、下ろしにくい場合があります。その場合は、前ページ5以降はひじを曲げるといいでしょう

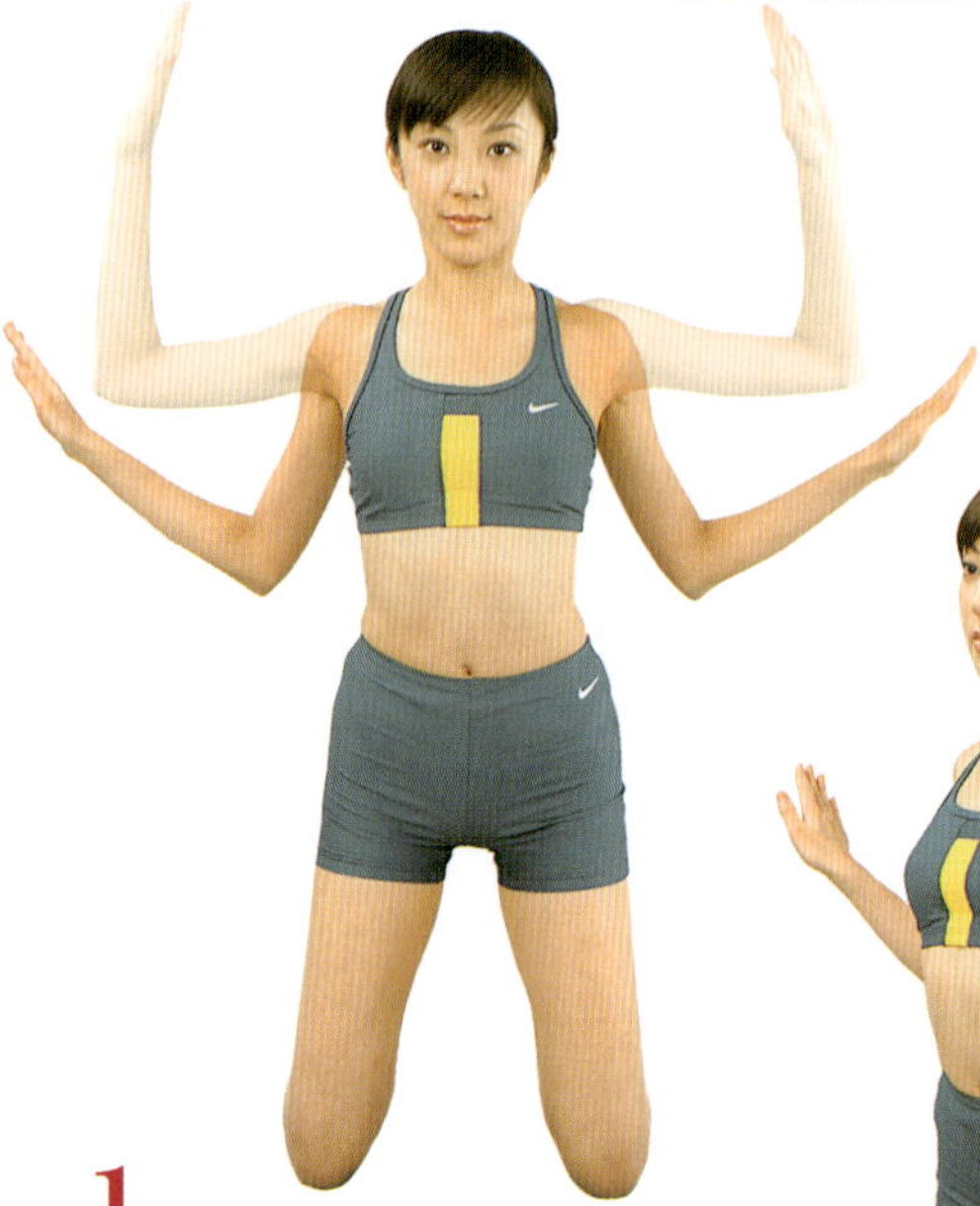

1 ひじを曲げ、肩甲骨を背中の中心に寄せるようにしながら、腕を左右に開く。抵抗感が大きくなり、引っかかる部分が出てきたら腕を止める

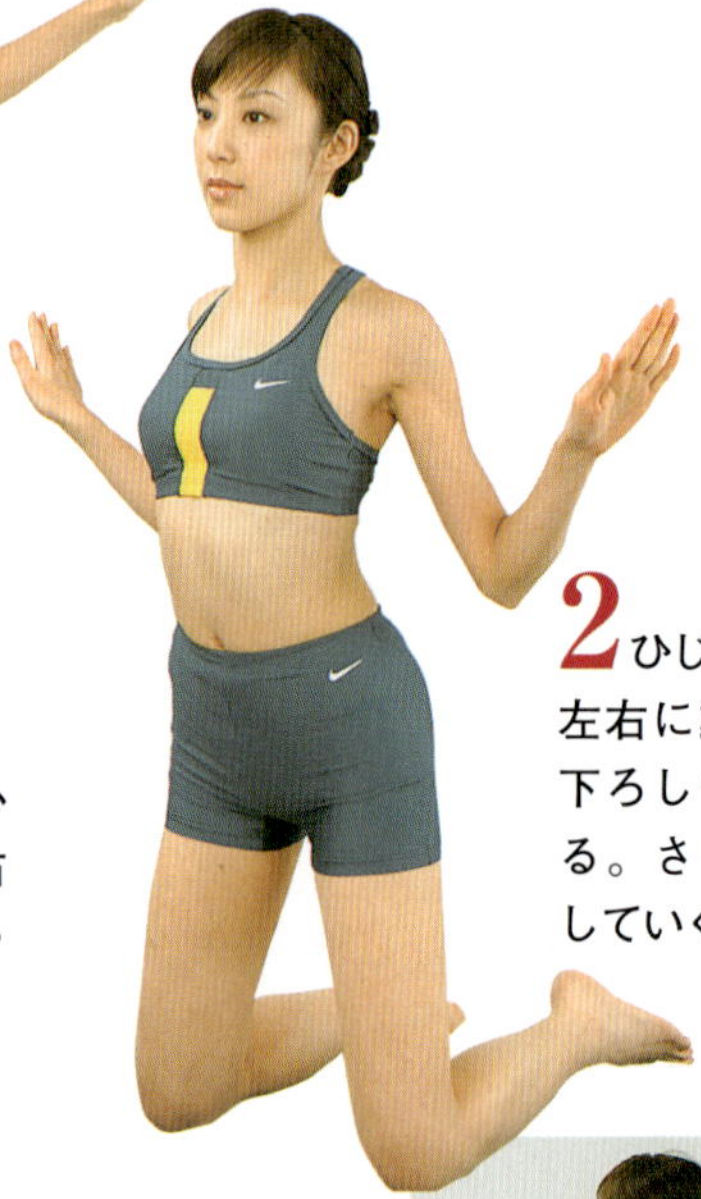

2 ひじを小さく左右に動かすと下ろしやすくなる。さらに下ろしていく

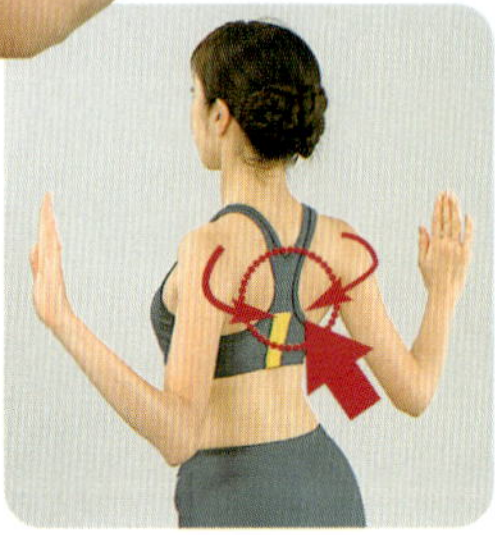

背中の中心に寄せた肩甲骨に力が集まる

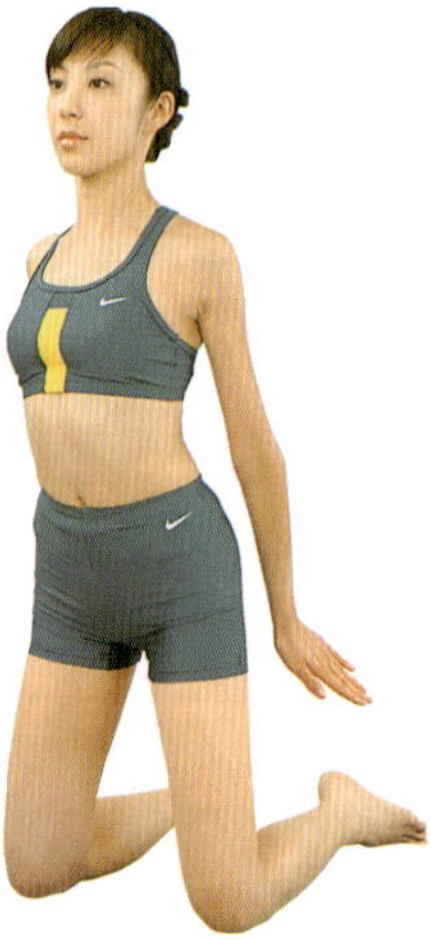

3 腕が下りたらひじを伸ばし、そのままの姿勢で2～3呼吸こらえてから力を抜く。最後まで肩甲骨どうしの間を意識する

肺を強くする③

朝・晩
各2回

大の字体操

肩甲骨の可動性を高めたあとで2〜3分かけて行う体操で、胸骨体操や上下体操と組み合わせると効果的です。背骨や肋間がゆるむので、せきやくしゃみが出やすい人は必ず取り入れましょう。

ここが重要！
体操中、手首と足首は、ずっとこの状態を維持します。合わせて蒸しタオルを行うとよいでしょう

1 あお向けに寝て両足を腰幅に開き、両手のひらを向かい合わせる。ひじを伸ばしたまま両腕を、正面から頭上までゆっくり上げていく

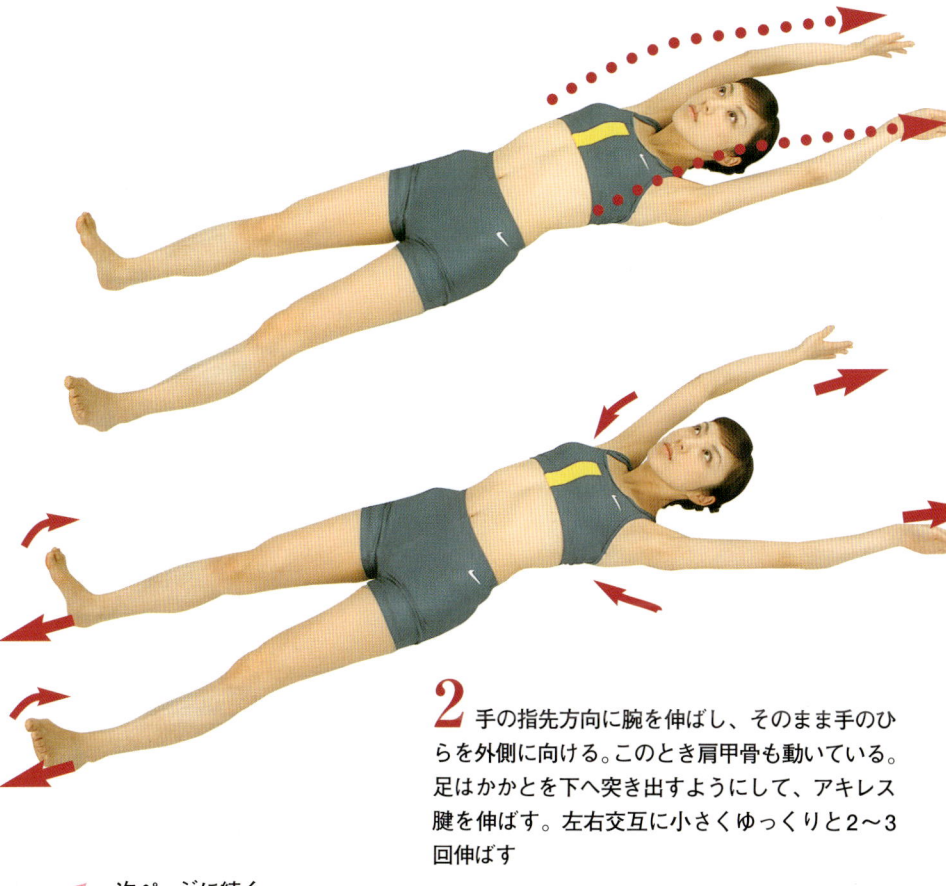

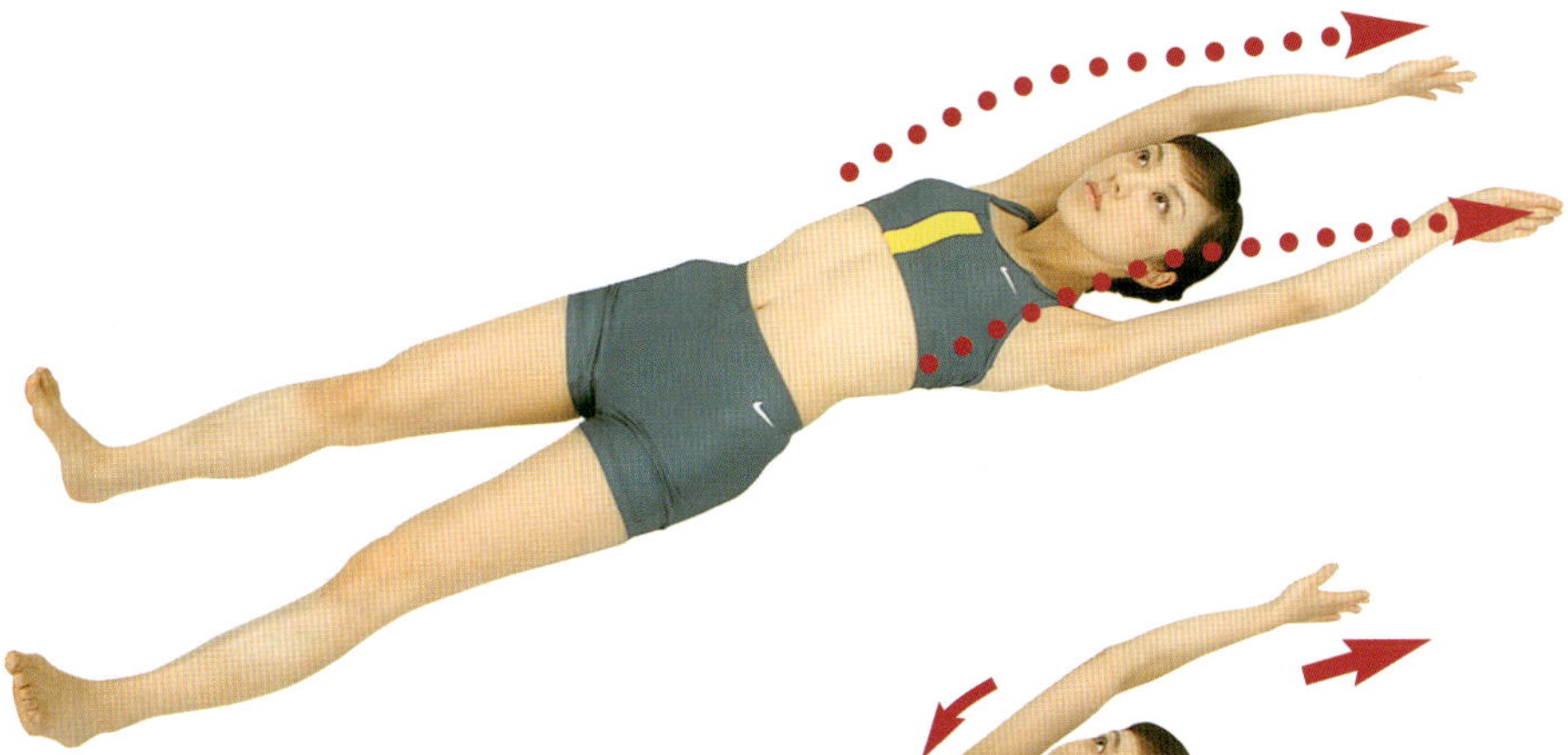

2 手の指先方向に腕を伸ばし、そのまま手のひらを外側に向ける。このとき肩甲骨も動いている。足はかかとを下へ突き出すようにして、アキレス腱を伸ばす。左右交互に小さくゆっくりと2〜3回伸ばす

次ページに続く

大の字体操（続き）

3 肩甲骨を背中の中心に寄せるように意識しながら、両腕を扇を開くように左右に開いていく。どこかで引っかかりを感じたらそこで止め、指先方向への伸びを左右交互に行う

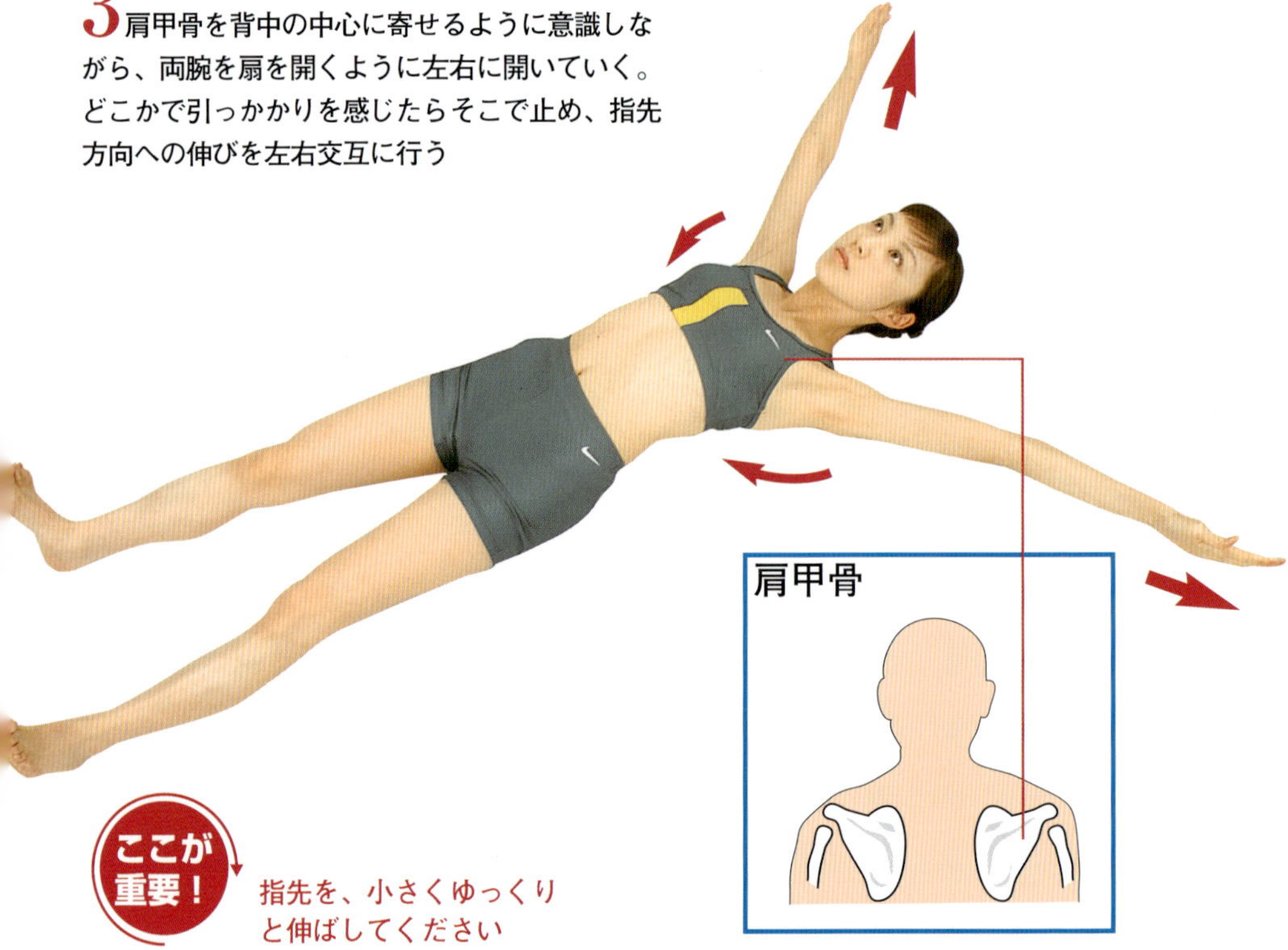

ここが重要！ 指先を、小さくゆっくりと伸ばしてください

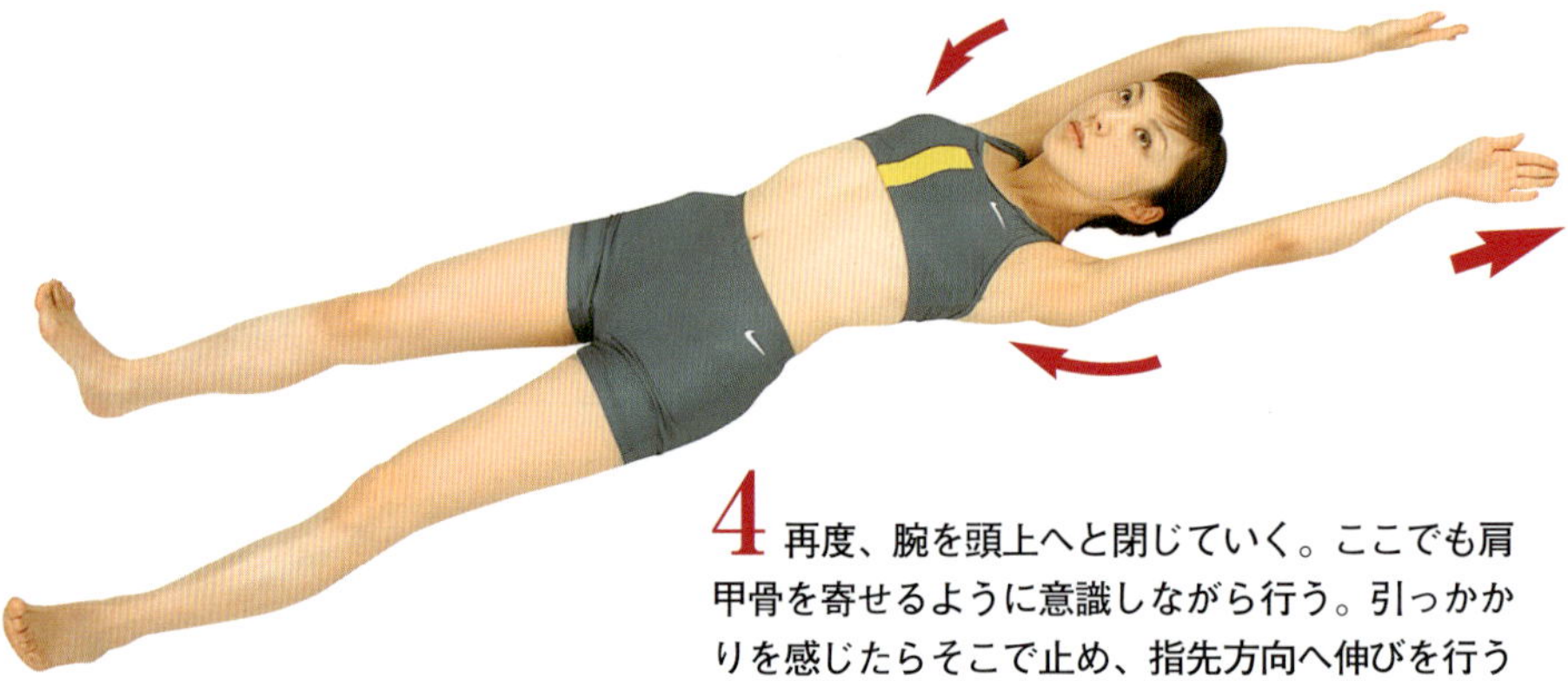

4 再度、腕を頭上へと閉じていく。ここでも肩甲骨を寄せるように意識しながら行う。引っかかりを感じたらそこで止め、指先方向へ伸びを行う

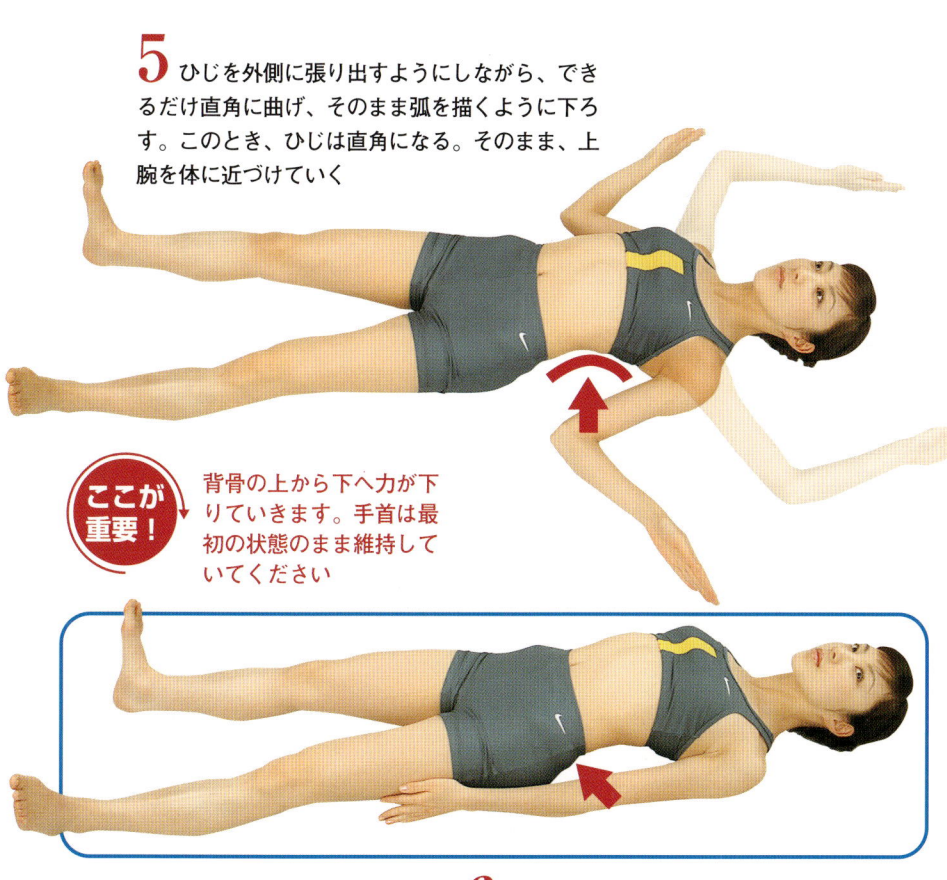

5 ひじを外側に張り出すようにしながら、できるだけ直角に曲げ、そのまま弧を描くように下ろす。このとき、ひじは直角になる。そのまま、上腕を体に近づけていく

ここが重要！

背骨の上から下へ力が下りていきます。手首は最初の状態のまま維持していてください

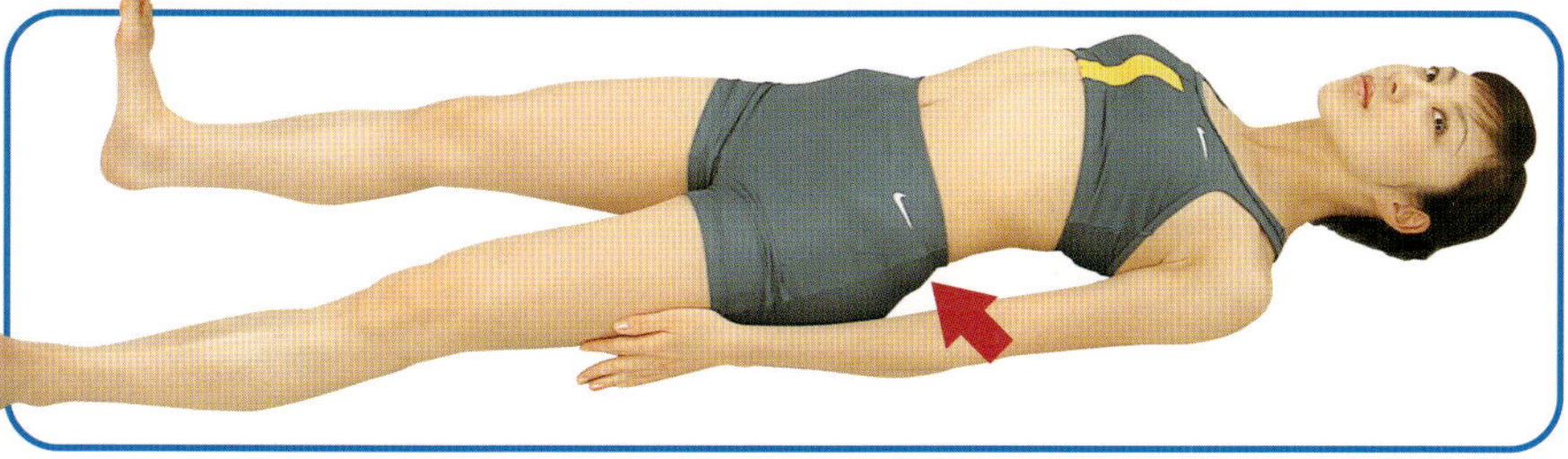

6 手首、足首に力が入ったまま完全に腕が体についたらひじを伸ばし、「気をつけ」の姿勢に。そのまま2〜3回呼吸する

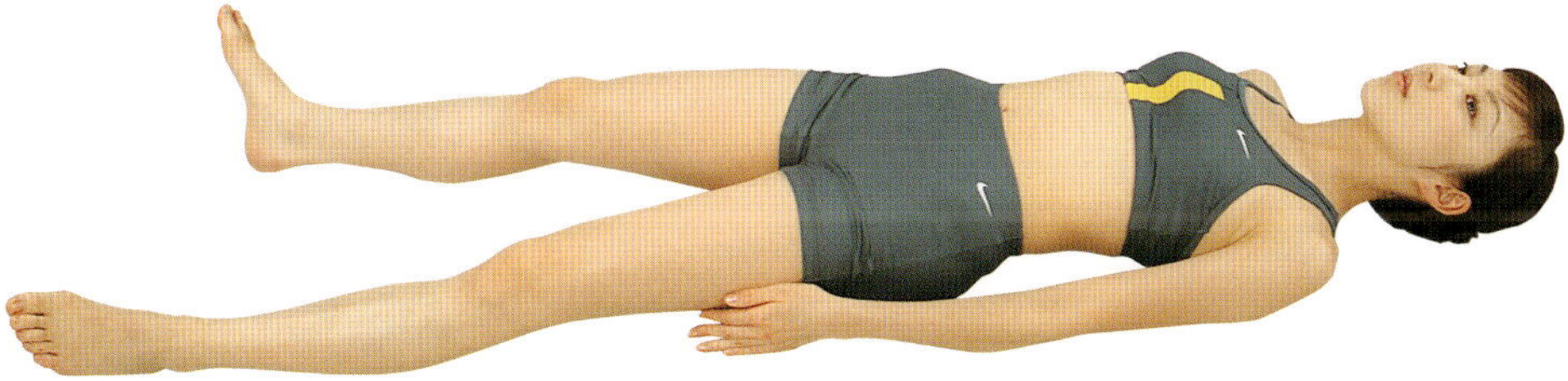

7 全身の力を抜く。手首、足首もこのときに脱力する

肺を強くする④

朝・晩
各2回

胸骨体操

肩甲骨、上腕骨、鎖骨の3点を使って、上半身の筋肉をほぐす体操です。肩周辺の筋肉に力を集めるとともに、胸郭が広がるため肺や心臓にかかる負担を軽減させる効果があります。

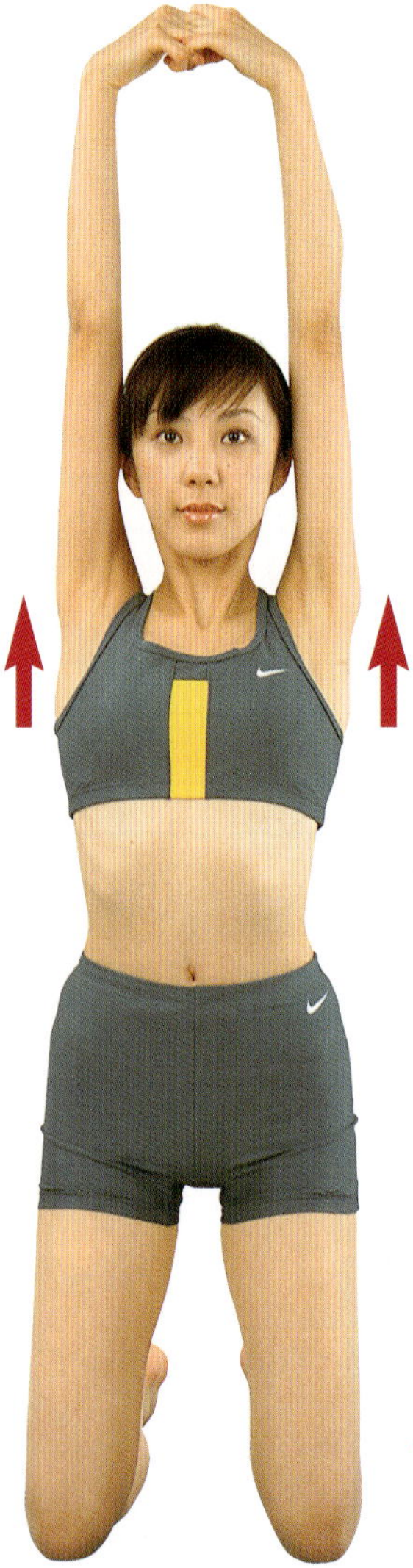

1 ひざ立ちになって、お腹の前で手のひらを上に向けて指を組む

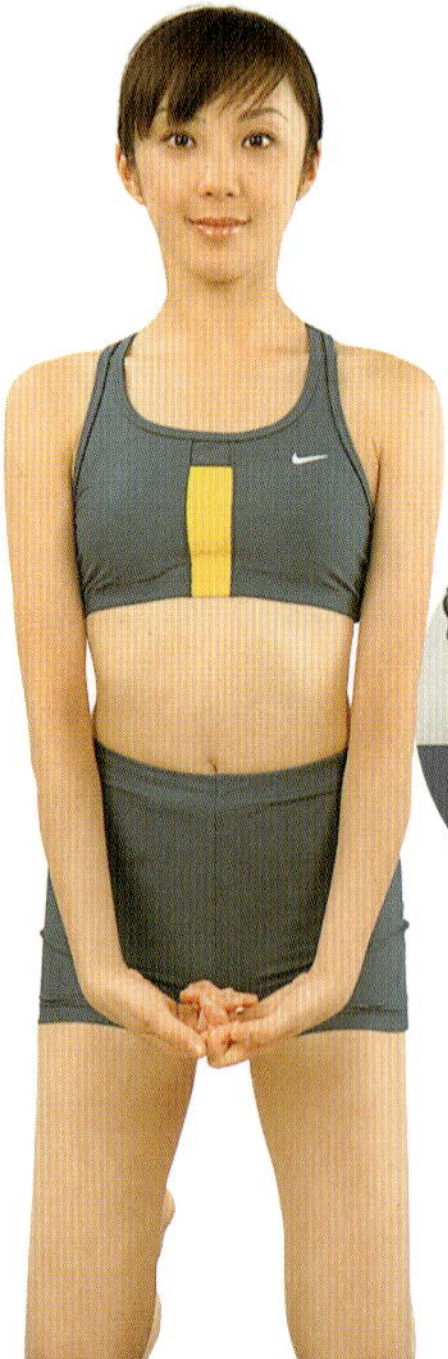

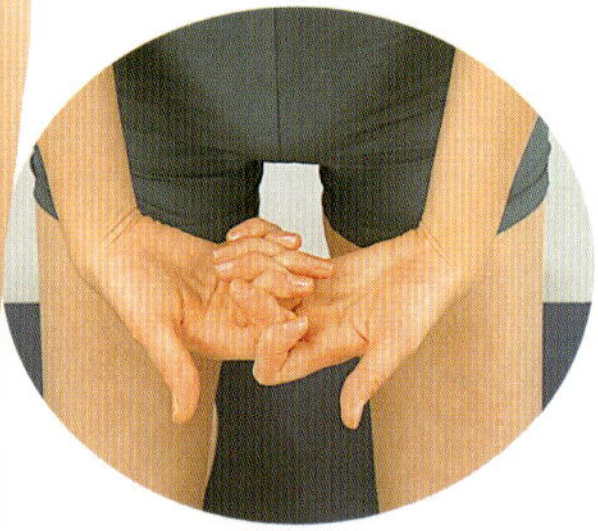

親指以外の4指を組み、組んだ指をもう一方の手のひらに乗せる。そのまま指を曲げ、指の関節がお互いを挟むようにする

ここが重要！

腕を上げる際、肋骨も一緒に上がっていきます

2 ひじを伸ばしたまま、腕を頭上へと上げていく。両耳に沿うように上げ腕が真上まできたら、伸びをするように腕を上に引っ張る

3 後頭部のくぼみのところまでゆっくり下ろす。前かがみにならないようにあごを引いて胸を張り、ひじを両側にぐっと開く。組んだ指が離れないように注意し両ひじをゆっくり後ろに引っ張る

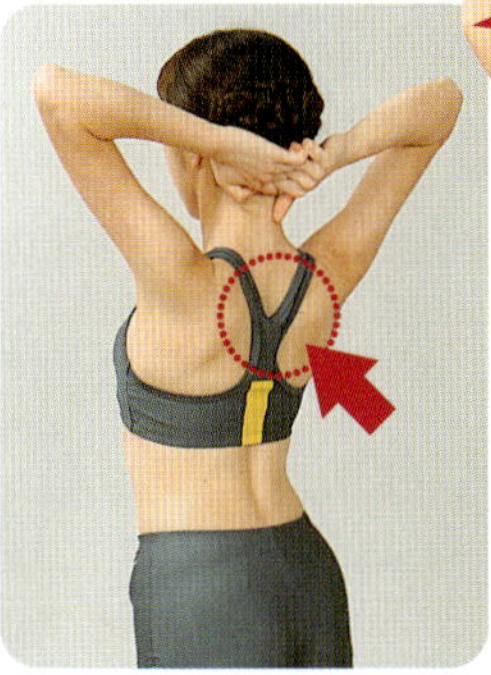

ひじを張ることで、肩甲骨が引き締まり、縮んでいた胸骨が開いていく

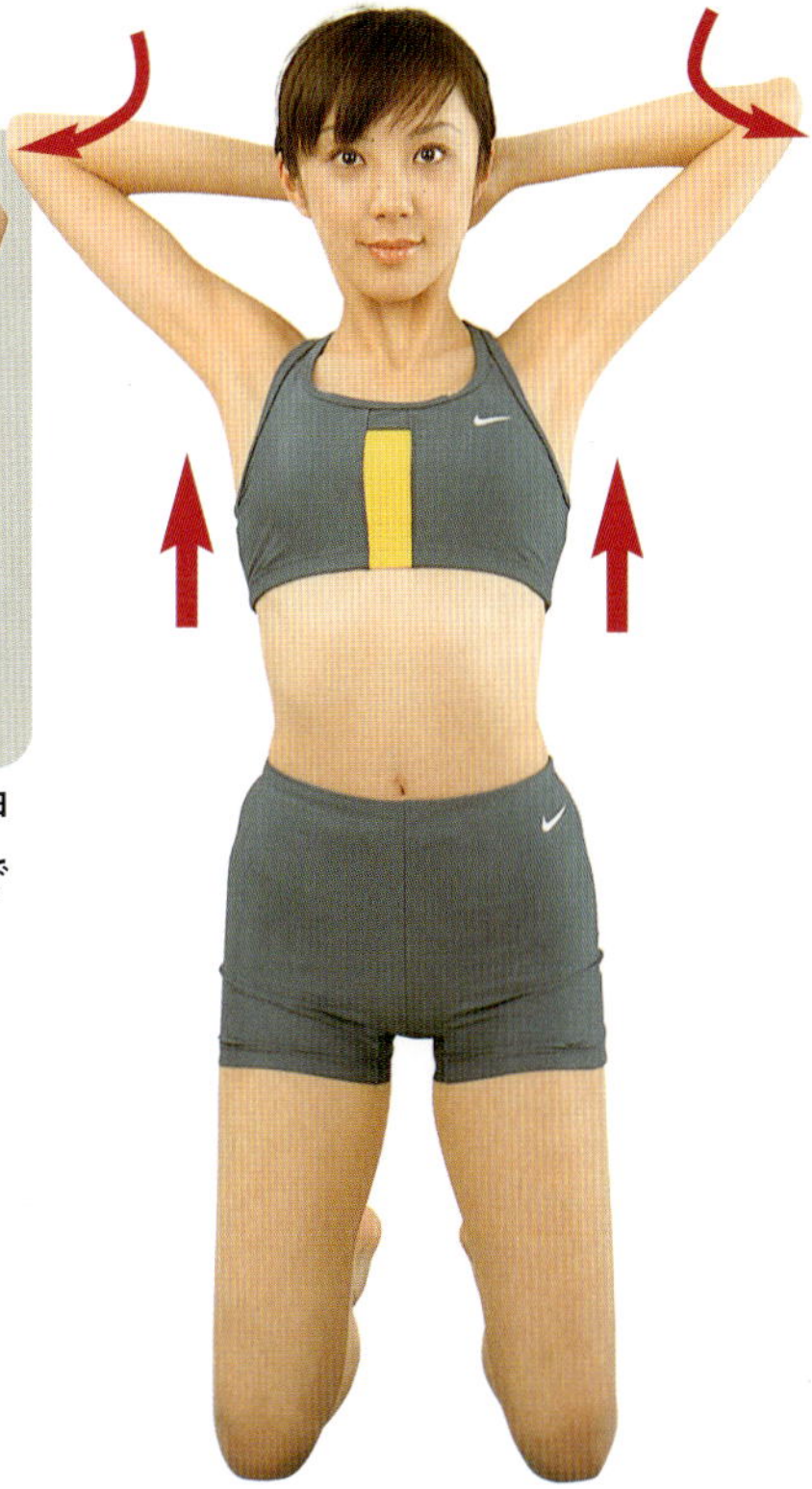

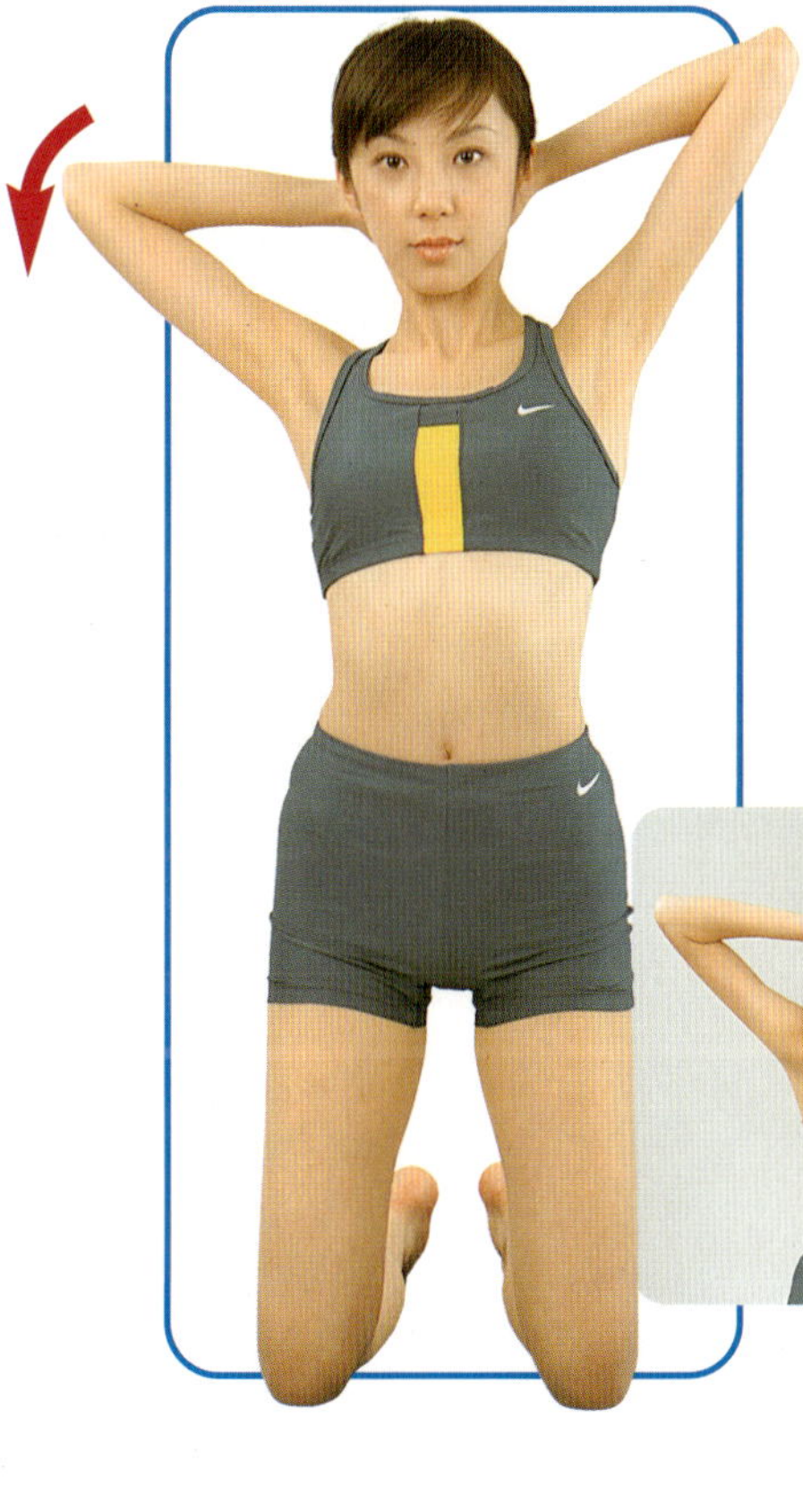

ここが重要！ スピードが速いと力が分散して効果が得られなくなります

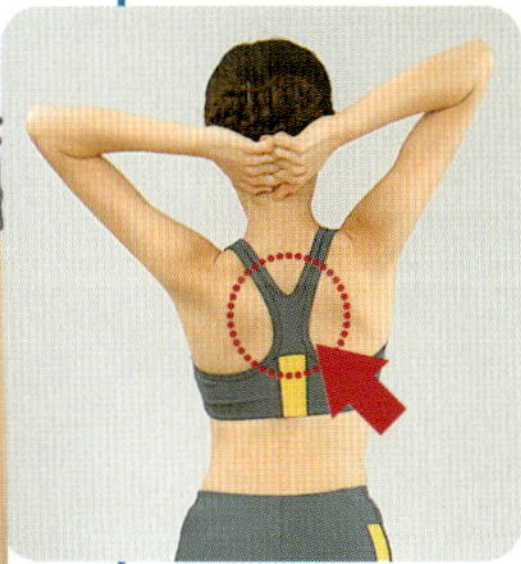

4 姿勢を維持したまま、右ひじをゆっくり下へ傾ける。同様に左ひじも下へ傾ける。これをゆっくり左右交互に繰り返す

肺を強くする⑤

朝・晩
各2回

腸骨体操

可動性の悪くなった骨盤周辺の骨に働きかけて硬直を緩和し、正常な状態に戻すものです。ステップ①から③まであり、少しずつ強度が増していくので、ステップ①から始めて負担がないようでしたら②、③へと進むようにしてください。ただし、うつ伏せになって腹部に力を入れる必要があるため、妊娠中の方、妊娠の可能性がある方は、絶対にやらないでください。

ステップ①

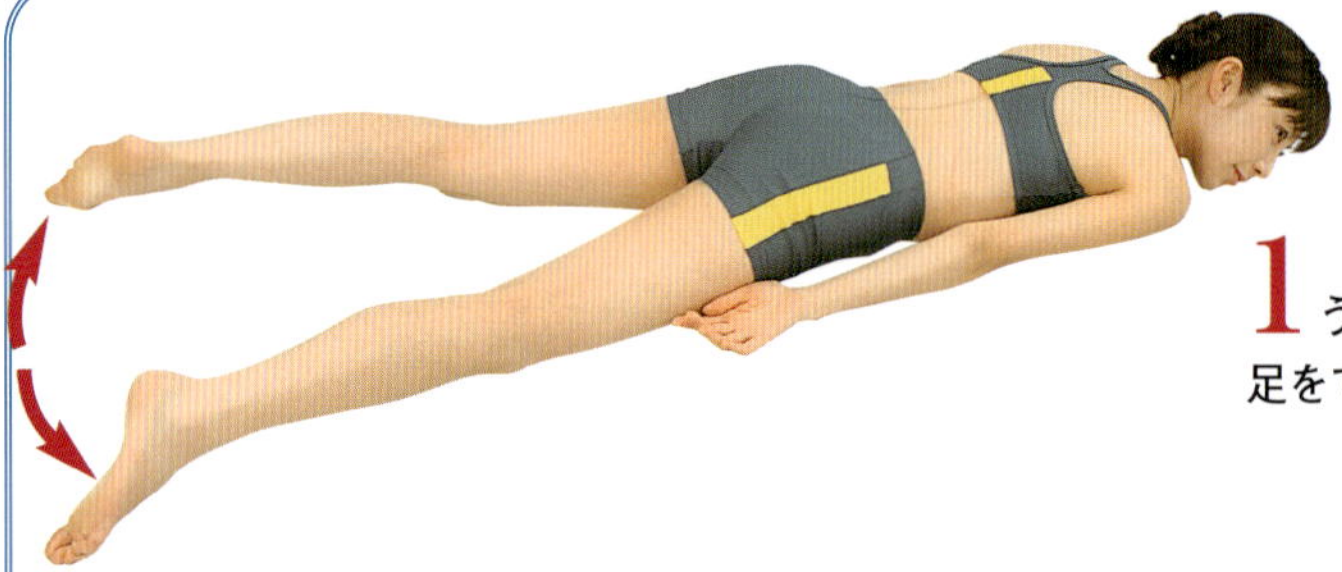

1 うつ伏せに寝て、両足をできるだけ開く

2 ひざを曲げ、両足の裏どうしをつける。そのまま、かかとをお尻へ近づけていく

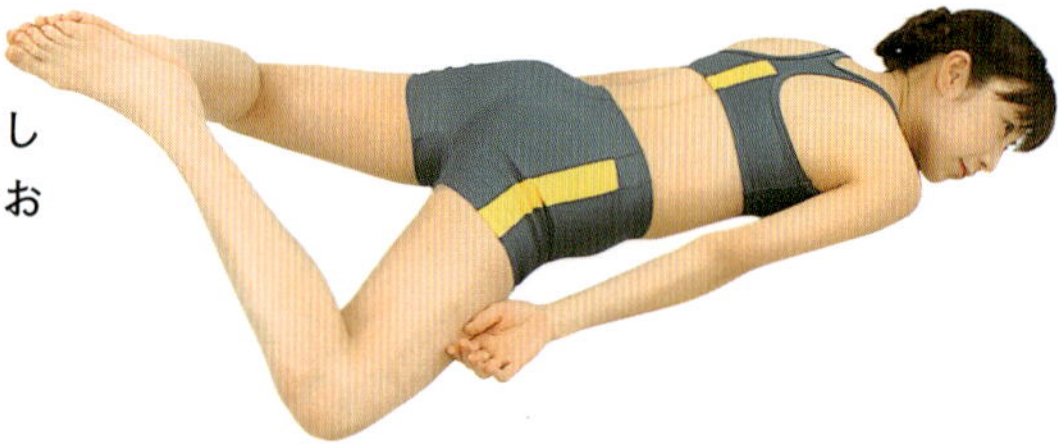

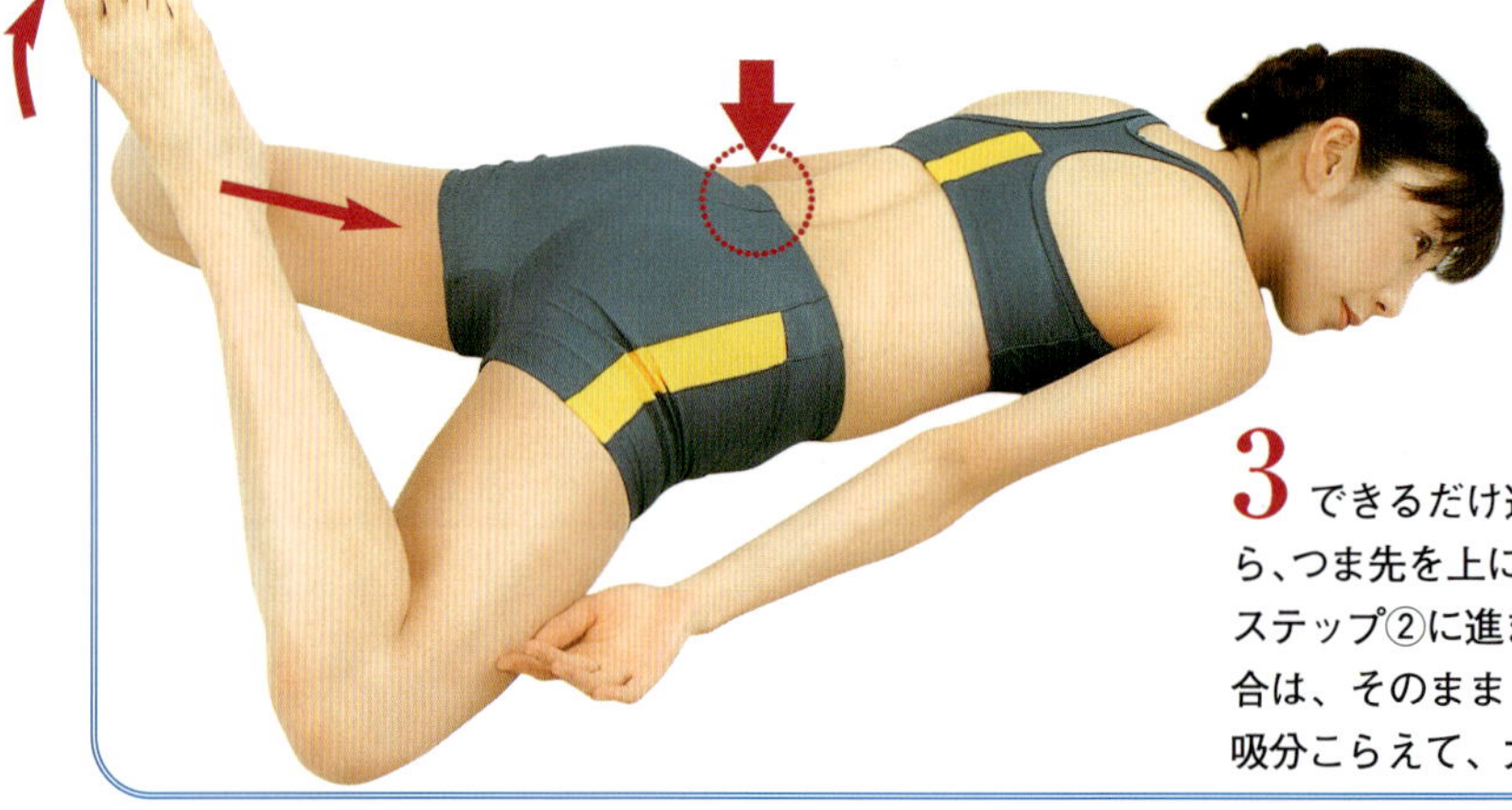

3 できるだけ近づけたら、つま先を上に向ける。ステップ②に進まない場合は、そのまま2～3呼吸分こらえて、力を抜く

ステップ②

1 手のひらを下に向けて床につけ、顔は前を向く

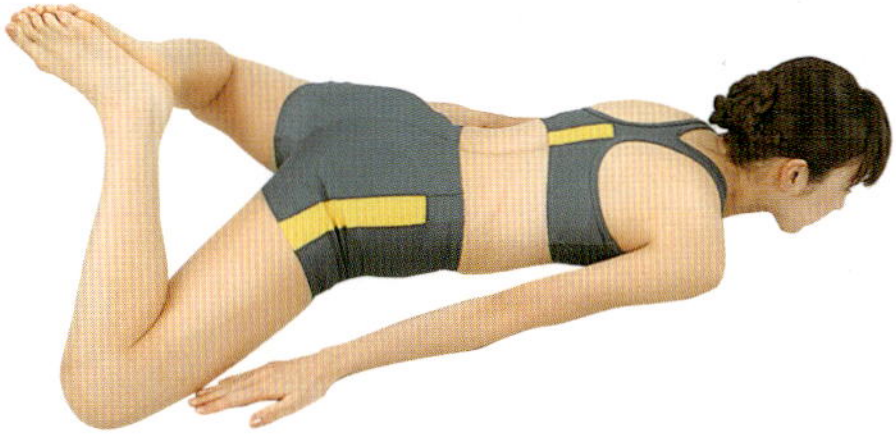

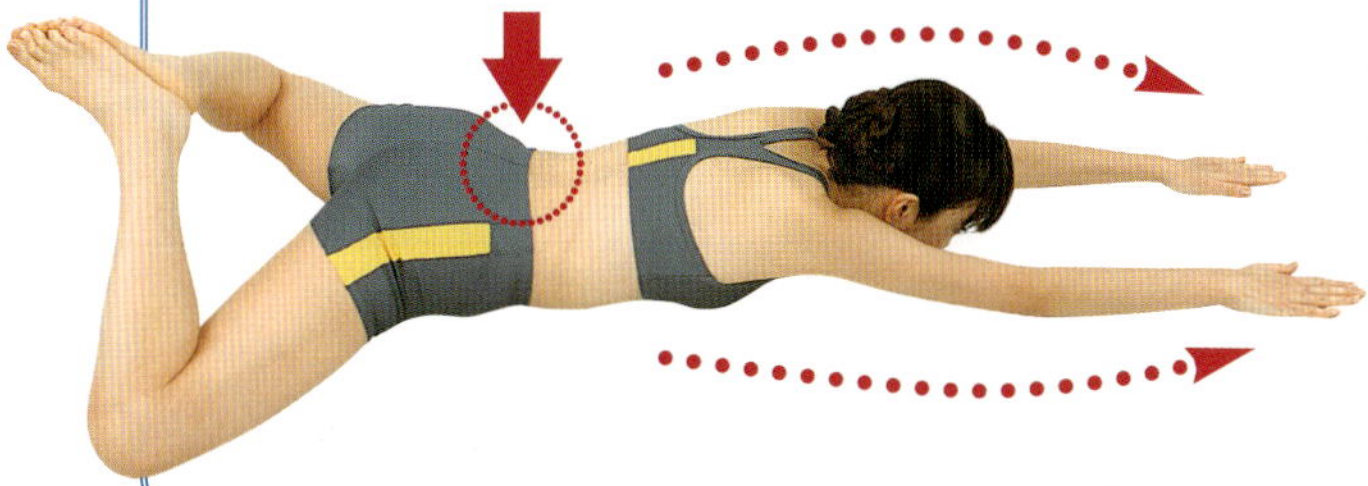

2 床から両手を離さずにまっすぐ頭上に伸ばす。ステップ③に進まない場合は、しばらくその状態のまま維持し、力を抜く

ステップ③

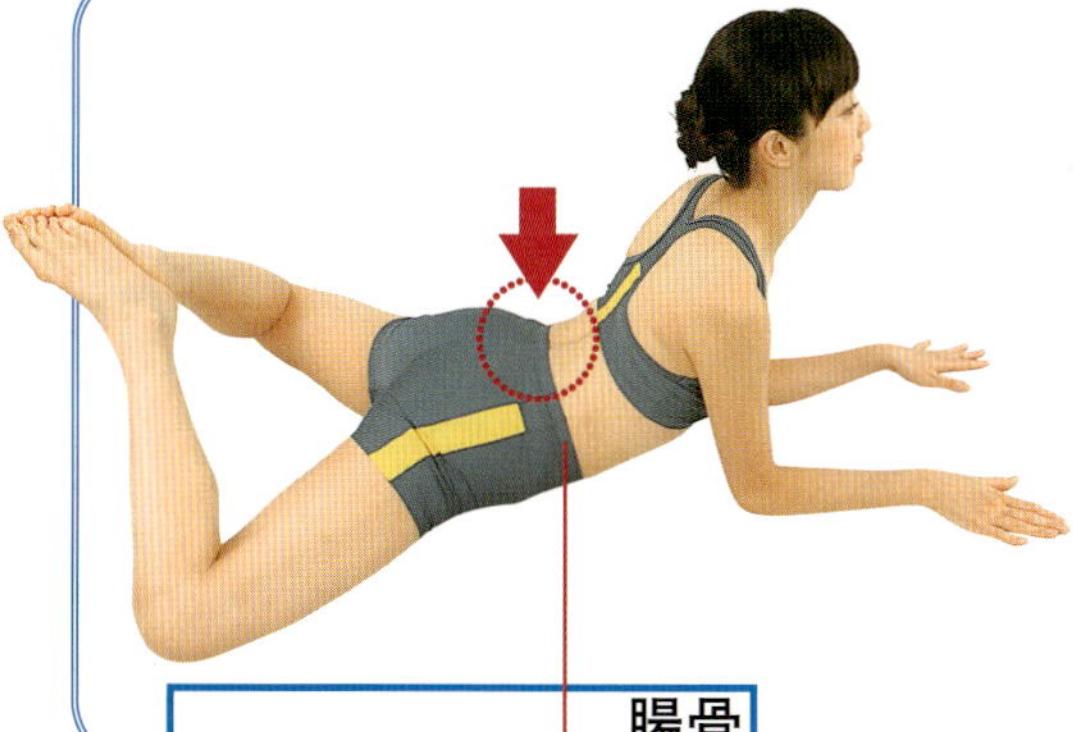

両手を床から離さず手前に引き、ひじから指先までを支えにして上半身を起こす。背筋を伸ばし、上半身の力を腰の部分に集中させる。同時に、足の裏どうしをつけたかかともそのままの状態で、腰の部分に近づけるように力を入れる。この状態をしばらく維持し、力を抜く

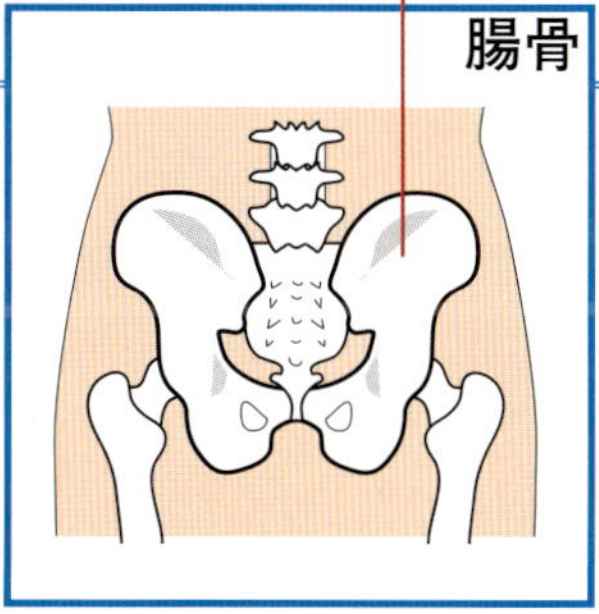

ここが重要！

腸骨は骨盤の上部にあり、呼吸器や泌尿器系と密接な関係にあります。腰椎、および骨盤の可動性が悪くなると、通常の位置より骨盤が下がり固まってしまいます。すると、腰椎への負担がさらに増し、同時に内臓も圧迫されて影響が出てくるのです

心臓
heart

意外と疲れやすいがあまり意識できず夜中に突然苦しくなる

脈と呼吸の乱れがポイント

心臓は、肺とともに肋骨と胸骨に保護されている臓器で、毎日24時間間断なく働いています。通常この働きは、心筋細胞が自動的に収縮・拡張していると考えられており、特に意識することはありません。

しかし整体法では、他の臓器と同様、背骨にある神経束を経由して脳からの命令が伝わり、逆に心臓からの情報も同じルートで脳へと伝わっていると考えています。たとえば緊張したとき、激しい運動をしたとき、恋をしているとき、さまざまな場面で心臓は鼓動を速めます。これはまぎれもなく「酸素が足りないから、血液をどんどん流せ」「養分がもっと必要だから血液を流せ」という脳からの命令によって、心臓が働いている証拠です。

この心臓の鼓動について、**整体法では「一息四脈」という言葉を用います。これは吸って吐いての一呼吸の間に4回脈を打つという意味で、心臓が正常に機能しているかどうかの目安としています。**たとえば、熱が高めに出てハアハアと息が荒くなっていても、それに合わせて脈が速くなっていれば心臓はきちんと機能していると考えるのです。

逆にいくら平熱でも、この脈が乱れているときは要注意です。何らかの原因で心臓が疲労しているか、これから衰弱し始めるといった兆候と考え、十分な休息と正確な診断を受けたほうがいいと判断するのです。

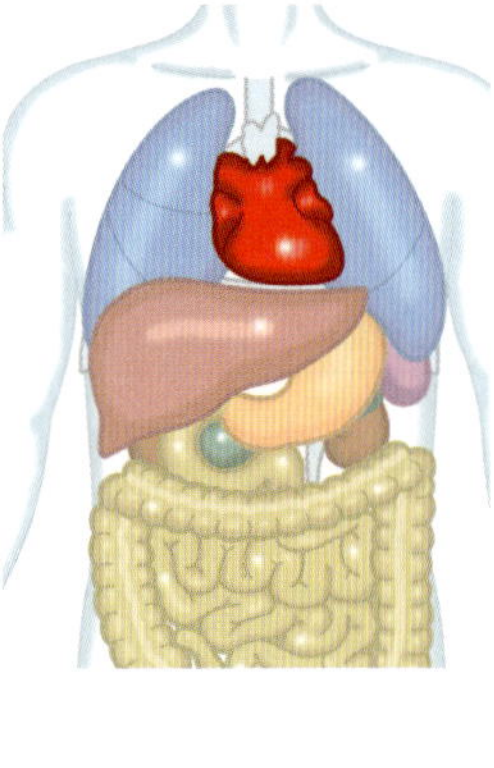

極端な腕の疲れで弱まる

心臓の不調に関してどういう原因が考えられるかというと、これはじつにさまざまです。もともと心臓がそれほど強くない人もいるでしょうし、ストレスを原因としている人もいます。なかでももっとも多いのが、腕の極度の疲労からくるケースです。これはパソコンのオペレーターや美容師、農業など、手先・指先を酷使する職業の方によく見られます。

体には部分疲労を起こした箇所を、他の部位でカバーしようとするバランス調整機能があります。たとえば、長時間にわたるパソコンの入力や草むしりなど、指先を長時間酷使していると、そこをカバーするように腕や肩を使って作業します。すると当然姿勢が崩れ、肩が落ち、前かがみになって肋骨が圧迫されます。その圧迫が心臓や肺への負荷となるのです。

そういった知らないうちに進む心臓への負担は就寝中、おもに夜中から明け方にかけて実感する人が多いようです。たとえば急に苦しくなる、極端に脈が速

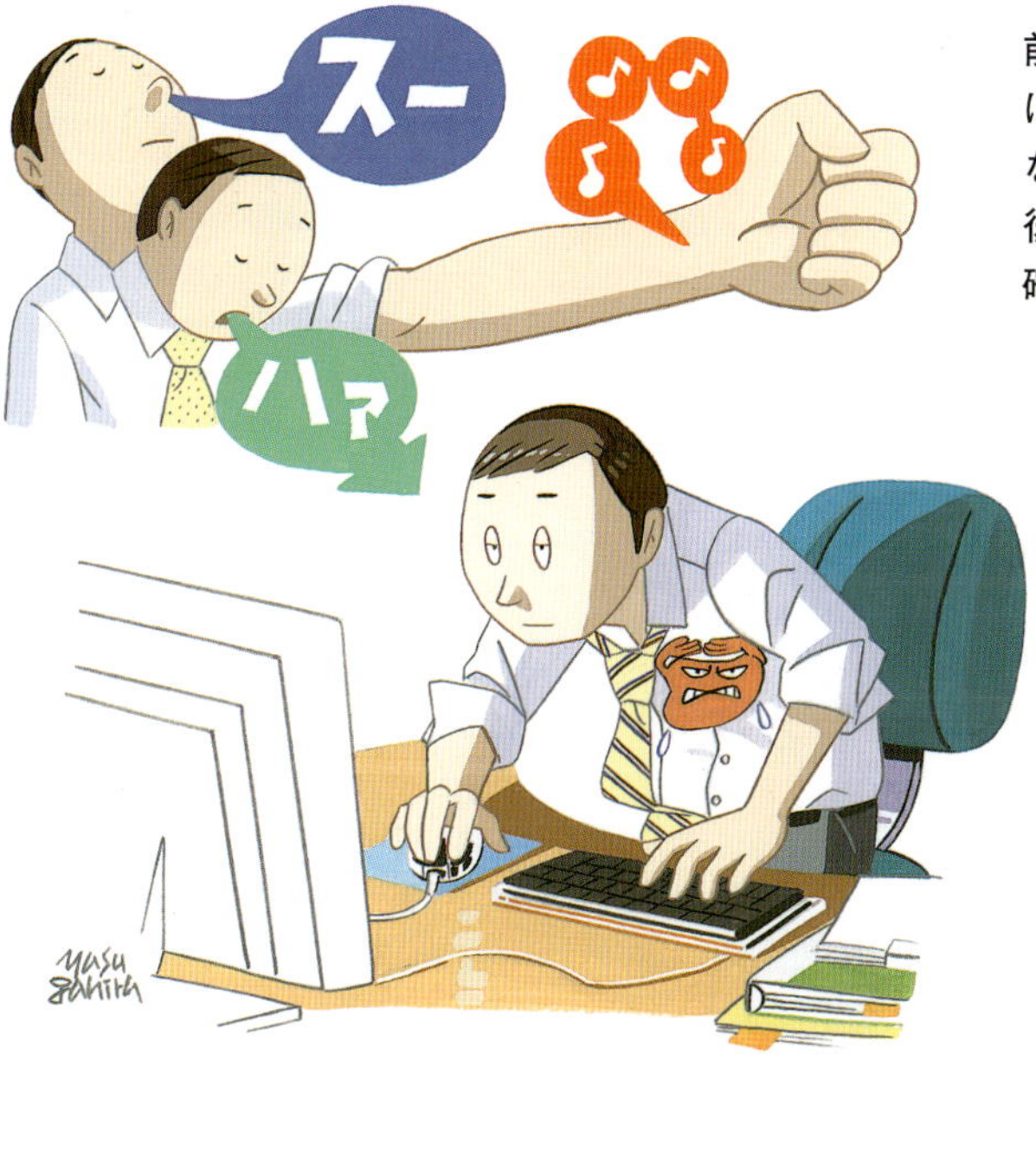

前かがみの姿勢での仕事は心臓を圧迫する。正常な心臓は一息で4回前後、脈を打っているので、確認するといい

くなる、あるいは手でつかまれたようにキュッと締めつけられる、といった症状を訴える人がいます。

本来は症状に適した操法を行いたいのですが、痛みや苦しさで体操ができない場合もあるでしょう。そこで、まずは二章の「あたためる」を参考に蒸しタオル法を試みてください。当てる場所は、心臓の上です。症状が現れているときの心臓は、極度に緊張し硬直しています。それを蒸しタオル法でほぐしていくのです。冷たくなったら新しいタオルに替え、4～5回ほど繰り返すと症状がかなり緩和するはずです。

また、夜中や明け方に症状が出る人は、必ず就寝前に体操を行い、その後、蒸しタオルを数回心臓の上に当てて寝るといいでしょう。心筋周辺、および部分的に硬直していた部分がほぐれ、ぐっすり休めるようになります。さらに起床時にも体操を行うと、睡眠で取りきれなかった緊張が解消され、部分疲労の蓄積が格段に軽減されます。

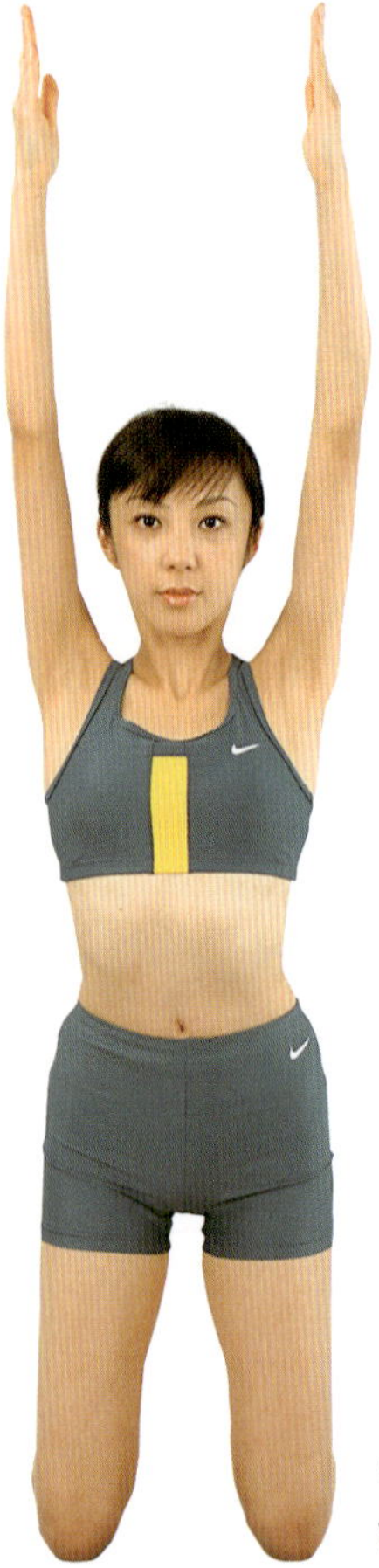

心臓を強くする

朝・晩
各2回

胸椎3、4番の体操

心臓に関連する神経の分岐点は、胸椎の4番にあります。これと肺に関連する胸椎3番とに、同時に働きかける体操です。胸椎の硬直をゆるめて可動性を高める効果があります。

1 ひざ立ちで腰幅に足を開く。両手は伸ばして前から頭上に上げる

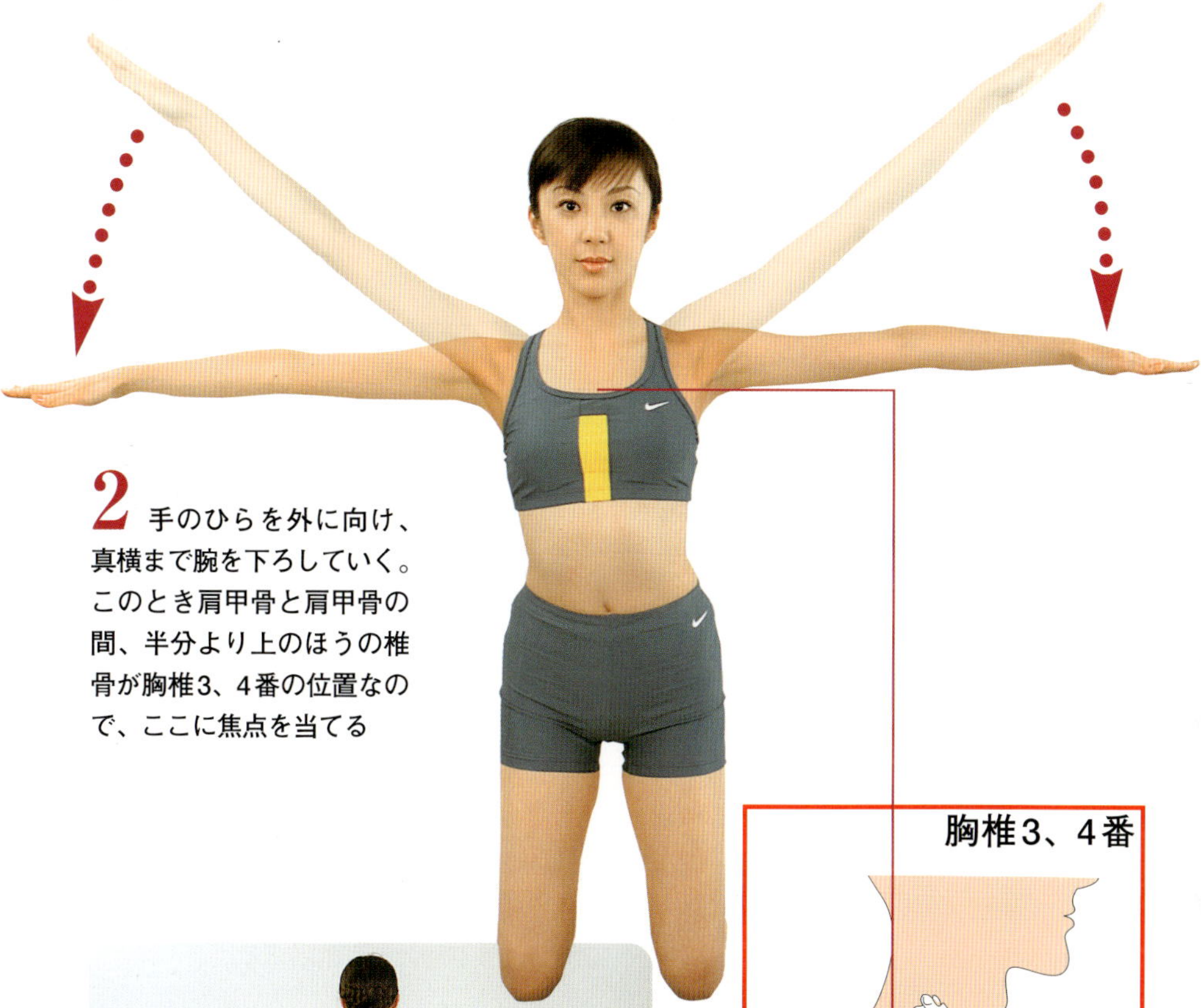

2 手のひらを外に向け、真横まで腕を下ろしていく。このとき肩甲骨と肩甲骨の間、半分より上のほうの椎骨が胸椎3、4番の位置なので、ここに焦点を当てる

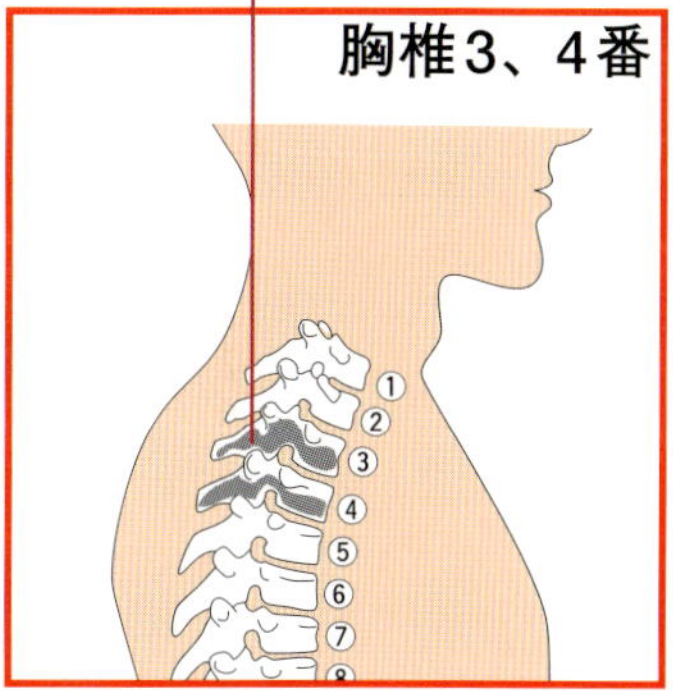

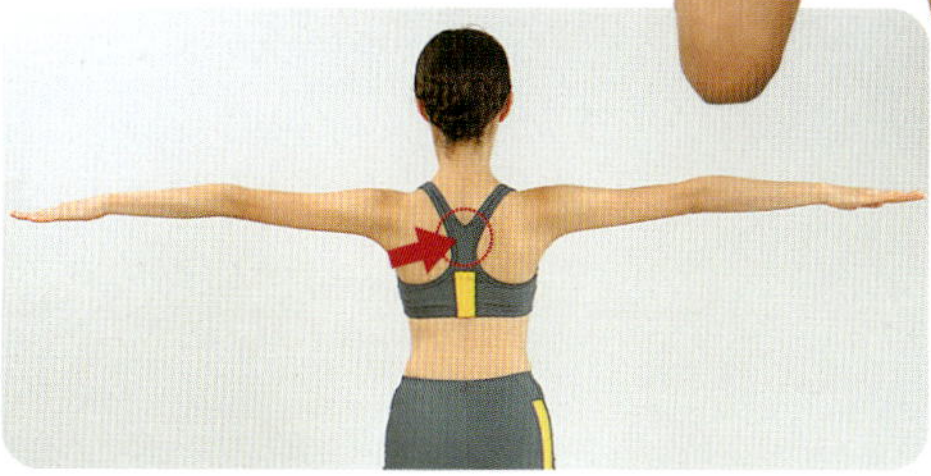

肩甲骨が中心に集まり、胸椎3、4番に力が集まっているのがよくわかる

次ページに続く

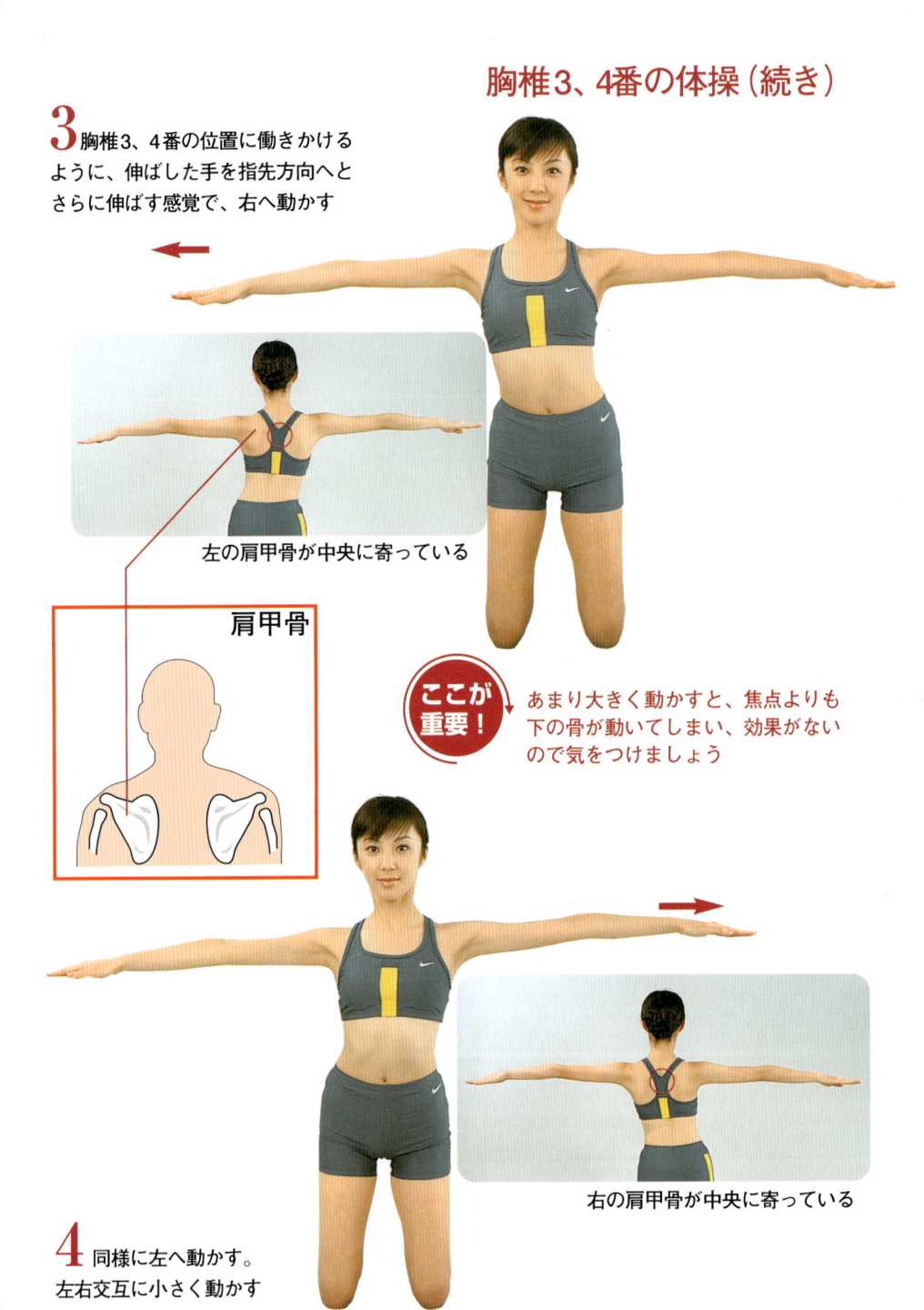

胸椎3、4番の体操（続き）

3 胸椎3、4番の位置に働きかけるように、伸ばした手を指先方向へとさらに伸ばす感覚で、右へ動かす

左の肩甲骨が中央に寄っている

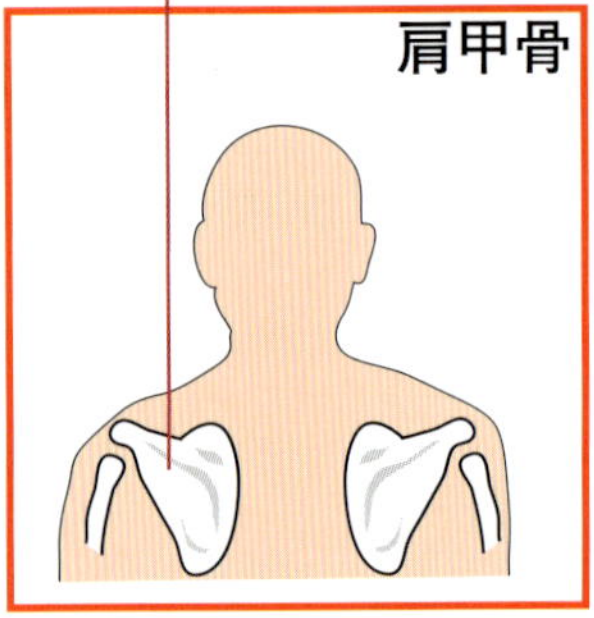

ここが重要！
あまり大きく動かすと、焦点よりも下の骨が動いてしまい、効果がないので気をつけましょう

右の肩甲骨が中央に寄っている

4 同様に左へ動かす。
左右交互に小さく動かす

第四章

体を内側から丈夫にする

免疫力を高めるために

不治の病からも体を守るリンパ液

全身に影響するリンパ液

病原菌やウイルスが体内に入ると、免疫系統が働いて駆除してくれます。その防御機能の主軸となるのが、体中に張りめぐらされたリンパ腺です。

リンパ腺は「リンパ管」ともいい、血しょうとよく似た物質を主成分とするリンパ液が流れています。そのリンパ液の中には、何種類かのリンパ球という物質が含まれているのですが、これが免疫・抗体の元となる細胞なのです。リンパ球は成長していくうちに、さまざまな役割を分担するようになります。あるものは抗体を作り出す工場となって、伝染病などへの抵抗力を生み出し、あるものは異物を見つけ出して攻撃する役割を担うなど、このシステムがバランスよく働いているからこそ、ちょっとやそっとの病気には負けない体を維持できるのです。

私たちの皮膚には、じつにたくさんの細菌がついています。どんなにきれいに洗っても、消毒薬で消毒しても、すべてを除去するのはとうてい不可能です。それだけ**大量の細菌がついていながら私たちが病気にならないのは、すべてこの免疫システムがあるからです**。そんな免疫システムが壊れたらどうなるのでしょう。

リンパのよどみが死を招く

まず、肝炎ウイルスやインフルエンザウイルスなどの強いウイルスはもちろん、それまで感染しなかった弱い細菌に対しても、体は無防備になります。手のひらについている細菌や空気中に浮遊しているウイルスにも感染する危険性が出てくるのです。そればかりか、体内細菌として活躍してくれていた細菌でさえ、病気の原因となるケースが出てくるかもしれません。こうして次々と感染症を起こし、合併症まで引き起こして体が衰弱していく……。エイズ（AIDS：後天性免疫不全症候群）はまさにこうした病気の一つです。

免疫システムの機能低下を発端にしてガンや糖尿病、ぜんそく、アトピー性皮膚炎、リウマチ、膠原《こうげん》病などが誘発されてしまうのです。実際、ガンは日本における死亡原因のワースト3のままですし、糖尿病やぜんそく、アトピー性皮膚炎を発症する人は確実に増加しています。それだけ免疫システム、つまりリンパ系統が十分に働いていない人が増加しているのです。

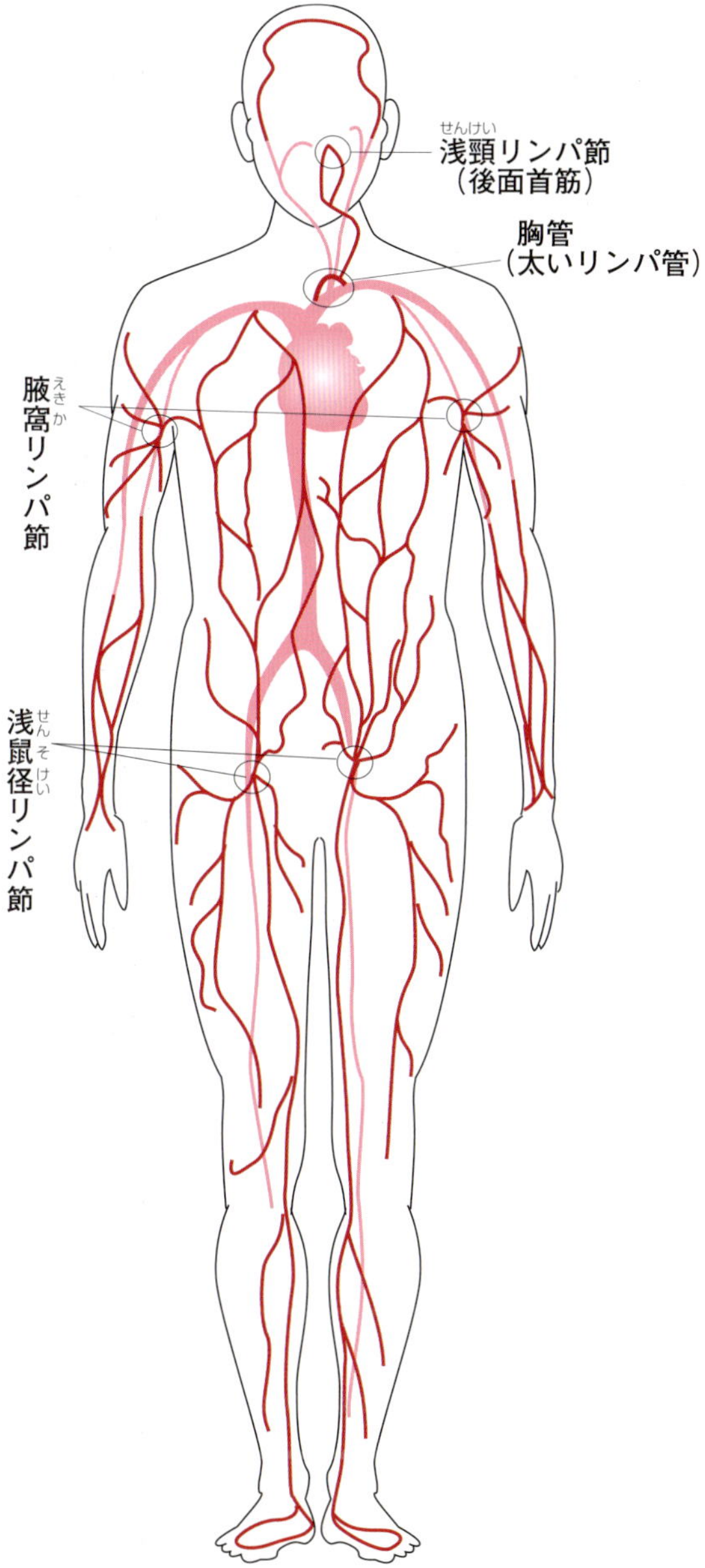
浅頸《せんけい》リンパ節
（後面首筋）
胸管
（太いリンパ管）
腋窩《えきか》リンパ節
浅鼠径《せんそけい》リンパ節

リンパ管はほぼ静脈に沿って全身に分布している。炎症が起こるとその近くのリンパ管から静脈を通ってリンパ液が流される

肋間はリンパ管の密集ポイント

では、なぜリンパ系統が十分に働かなくなったのでしょう。その原因は肋間にあります。

全身に張りめぐらされたリンパ管は少しずつ合流し、最後には一本の大きな流れとなって、鎖骨下の静脈へと流れ込んでいます。肋間には合流直前のリンパ管が密集しているので、何らかの異常があるとすぐにリンパの流れに影響が出てしまいます。それが免疫システムの機能低下につながっているのです。

免疫機能の低下した人は、やはり肋間に硬直が診られます。最近では汗のかけない人が増え、皮膚呼吸できない分、呼吸器の弱っている人が目立ちます。**肺が弱いと二次的な現象として、肩が落ち、リンパ管の集中する肋間が詰まってきてしまいます。これがリンパの流れを妨げ、免疫力を低下させる大きな要素となっている**のです。

リンパの流れを回復させるには、まず肋間の硬直を取りつつ、正常な位置まで引き上げることから始めます。そのためのポイントとなるのがリンパ節です。

リンパ管は、全身のところどころでリンパ節という塊を作っています。抗体の生産、リンパ球の成熟、リンパ液のろ過などの作業が行われている場所で、首のつけ根（頸部）、わきの下周辺（腋《えき》窩《か》部）、足のつけ根から内股にかけたあたり（鼠《そ》蹊《けい》部）の3箇所が特に重要です。後に紹介するリンパ体操では、そのうちの腋窩部に焦点を当てています。実際に体操をするとわかるのですが、腋窩部から肋間にかけて起きていた硬直が徐々にゆるんできます。それによって滞っていたリンパの流れが回復し、活性化していく体操です。

また、この体操は、同時に胸椎7番にも焦点を当てているため、副腎をつかさどる胸椎7番が刺激され、活発な代謝作用を引き出すことができるのです。

リンパの力でガンを防ぐ

もう一つ免疫システムには優れた能力があります。それは「免疫システムが処理するのは、細菌やウイルスといった異物だけではない」ということです。古くなった細胞や死んだ細胞など、健康な細胞とは異なるものを自動的に判別し、処理してくれているのです。その効果は通常の老廃物にとどまらず、ガン細胞さえ標的としてとらえ、処理してくれるのです。

　ガン細胞は通常の細胞に比べて大きく、細胞分裂を起こす回数もケタ外れに多い異常な細胞です。私たちが気づかないだけで、ガンは半日常的に発生しては自然に消滅したり、細菌を殺すマクロファージなどによって退治されたりしています。しかし、だんだんとそれが追いつかなくなり、少しずつガン細胞が増えます。やがて皮下組織へと侵襲し、血管壁を破って血管内部にまで到達すると、そこから血流に乗ってさまざまな箇所に転移してしまうのです。

　しかし、**異常な細胞を退治する働きのあるリンパ系さえ十分に活発なら、その働きによって相応の抑制効果が期待できる**のです。特に乳ガン、肺ガン、喉頭《こうとう》ガン、舌ガン、胃ガン、肝臓ガン、すい臓ガンなどに対しては、顕著な予防効果が現れています。

　つまり、リンパ系統を上手に活性化させることで、インフルエンザからガンまで、さまざまな病気に対する抵抗力が体の内部、細胞レベルから築き上げられるわけです。

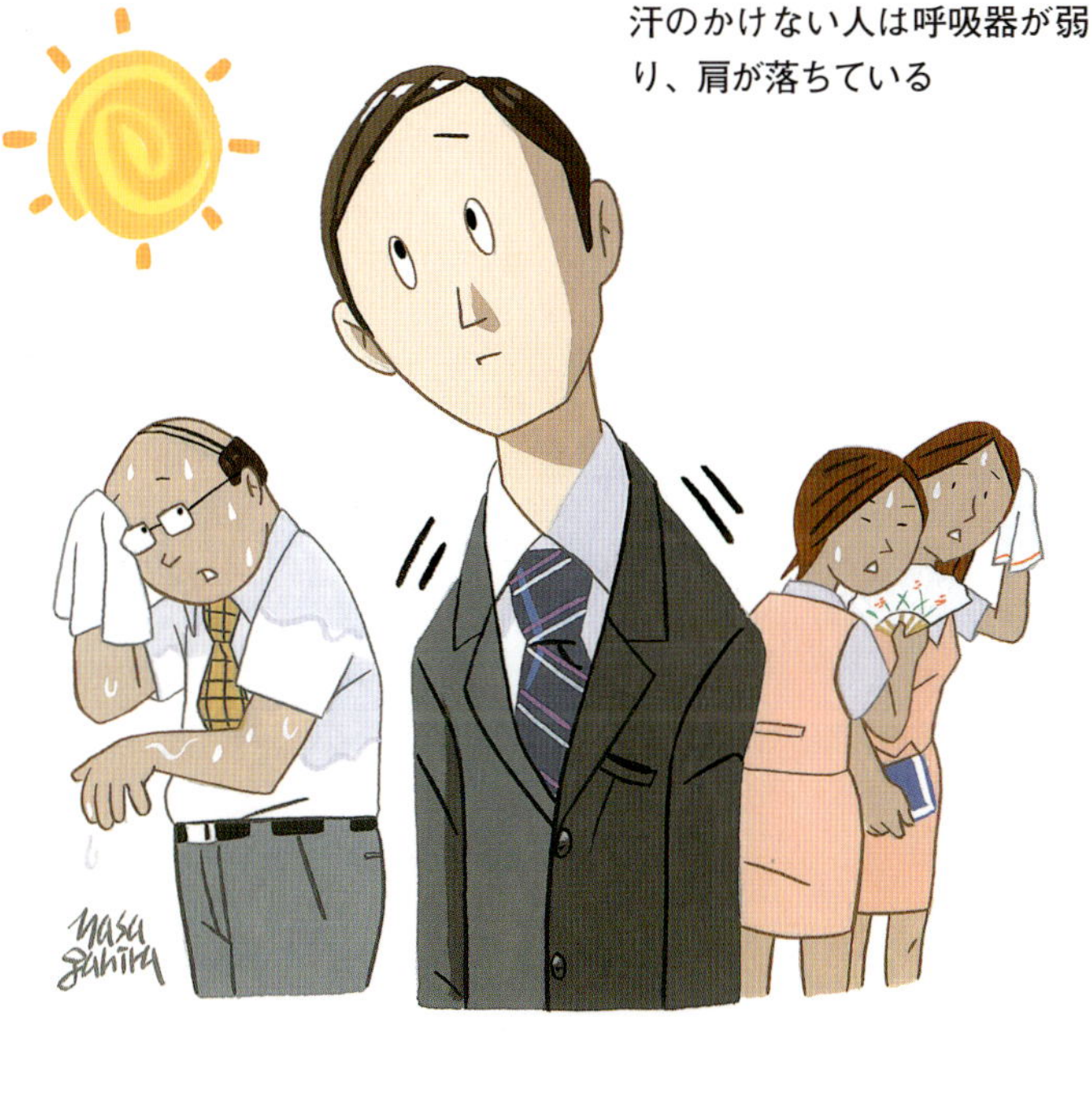
汗のかけない人は呼吸器が弱り、肩が落ちている

脾臓
spleen

全身をめぐるリンパ液と関係するだけに不調は大病に直結する

脾臓はリンパ系組織

脾《ひ》臓はリンパ系の組織として分類されており、西洋医学的には「血液を貯蔵して体全体の血液量を調整する働きと、古くなった赤血球を壊す働きがある」とされてきました。最近では、ウイルスなど病原体と接触した細胞の情報を元に抗体を作り出すための器官ではないかという研究発表もあります。しかし、他の臓器に比べればまだまだ未知の部分が多く、解明の余地がある臓器といえるでしょう。

整体法でも「脾臓は秘臓」といって、まだよくわかっていない臓器なのですが、少なくとも西洋医学が考えている以上にリンパ系に深く係わる臓器だとされています。

まず、腹部で診る場合には、脾臓は腹部調律点ではなく、へそを診ます。異常があれば、へその奥が脈打っているのです。そこに太い血管があるわけではないのに、なぜかトクトクと脈打って異常を知らせてくれるのです。

その脈を見つけると、背骨や他の部位を診ていろいろ調べていくことになります。具体的には、背骨では特に胸椎7番です。ここが硬直を起こしていると、脾臓が疲労しています。

また、合わせて胸椎4番にも硬直があった場合はガンが疑われるので、一度精密検査を受けたほうがいいでしょう。

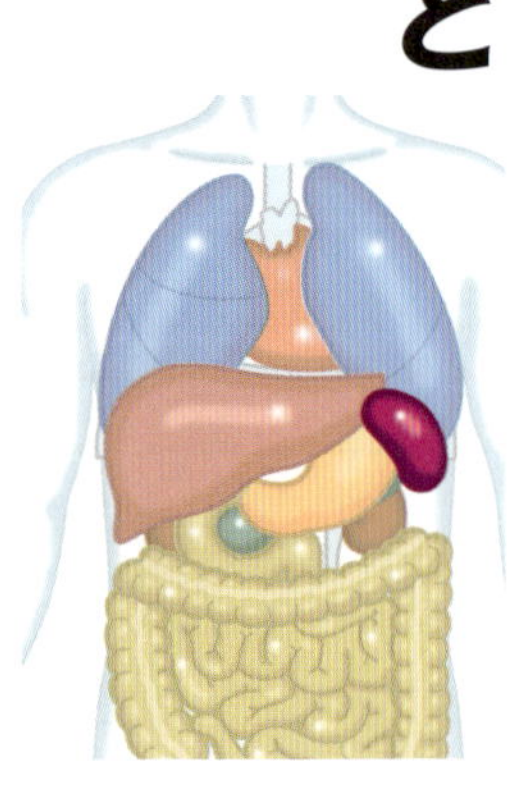

リンパ系への刺激がポイント

脾臓を患った場合は、大病につながるケースが多いようです。たとえばガンなどはその代表格です。しかし、そういった場合でもリンパ系統を刺激し、活性化させることで奇跡的に回復するケースがいくつもあります。

数年前、道場に訪れた青年は、白血病で余命1年～3年と宣告されたとのことでした。一番悪かったのは脾臓だったのですが、そこから派生して体中が硬直を起こし、まるで死後硬直のような状態でした。体操を教えてみても一つとして満足にできませんが、それでも「死ぬ気で体操をやれ」と言っておいたのです。

それから一年後、彼は病院で検査を受けたそうですが、数値は正常に戻ったとのことでした。

残念なことに、どういうシステムでこのような回復をするのかはわかりません。何らかのきっかけをもとにそれまで眠っていた脾臓が奮起、活性化することである種の物質が分泌されるのかもしれません。

ともあれ、まずは「リンパ体操（110ページ参照）」でリンパ節を刺激し、滞っていたリンパの流れを呼び戻し脾臓を活性化させることが、大病を防ぐ第一歩と考えていいでしょう。

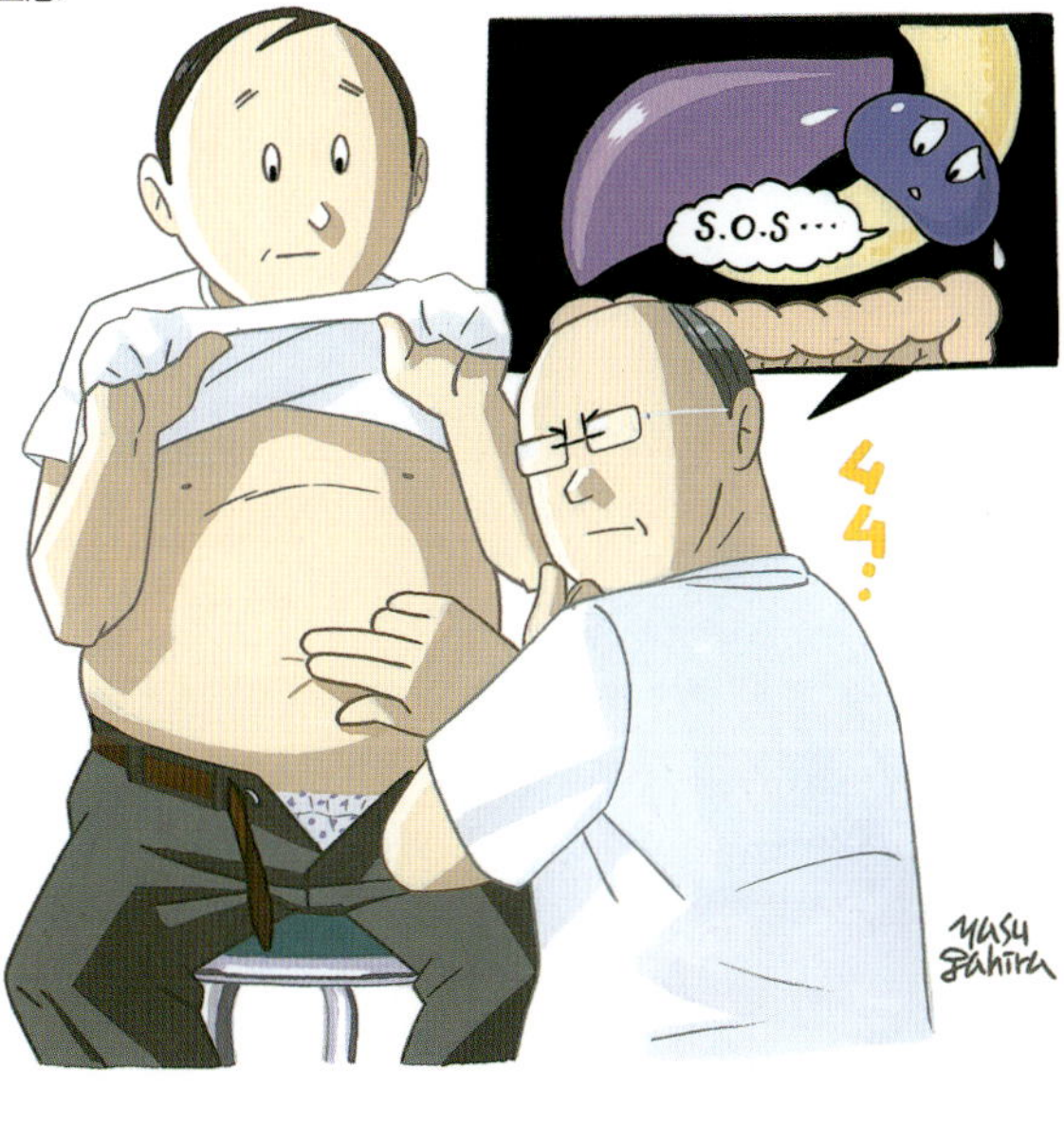

へそのあたりに異常な脈を感じたら要注意

脾《ひ》臓を強くする①

朝・晩
各2回

リンパ体操

腋窩《えきか》部と肋間に働きかけてリンパ液の流れを活性化させ、免疫力を高める効果があります。また、毎朝晩行うことで疲労の回復を早めます。

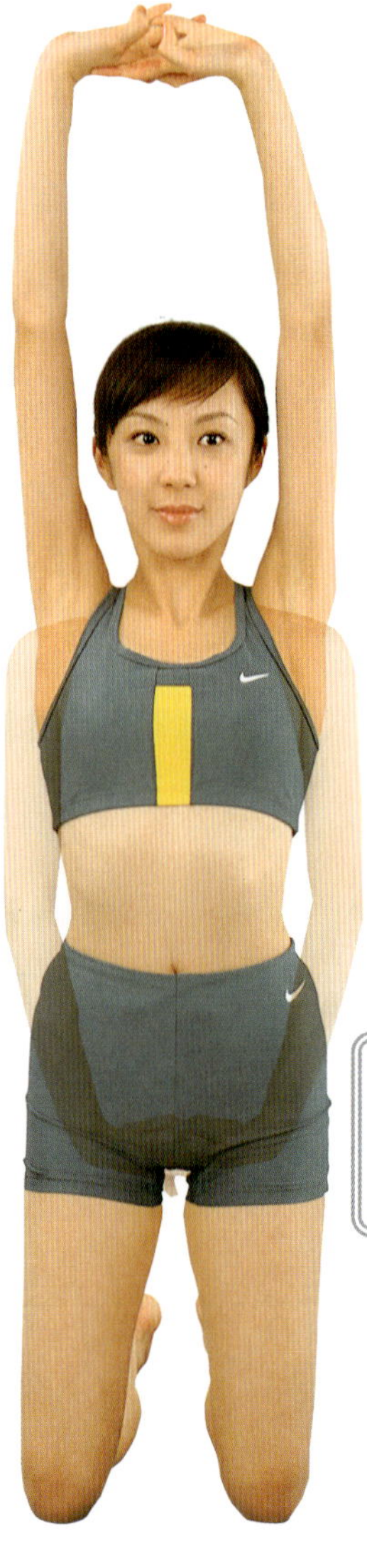

1 ひざ立ちになり、両手の指を前で組む。手のひらを下に向け、ひじを伸ばす。息を吐きながら、両手をゆっくりと頭上に上げていく。なるべく両腕が耳につくようにする

✗ 腕をまっすぐ上げないとわきの下がしっかり伸びない

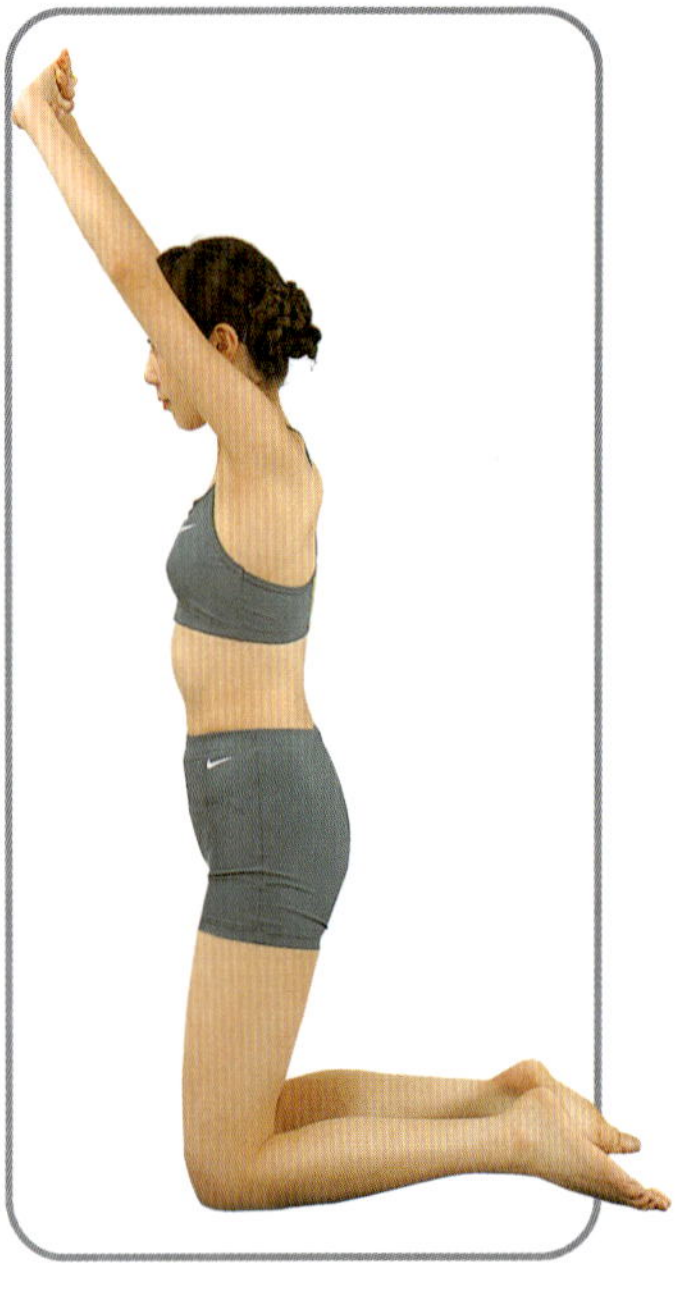

できない場合は

両手の指が組みにくい人は、左手で右の手首を持ってかまいません

2 上体をわずかに右に傾け、左わきの下から肋骨あたりが伸びるように、右手で左手を頭上へ押し上げるように引っ張る。そのまま2～3呼吸分こらえる。同じ要領で左側も行う

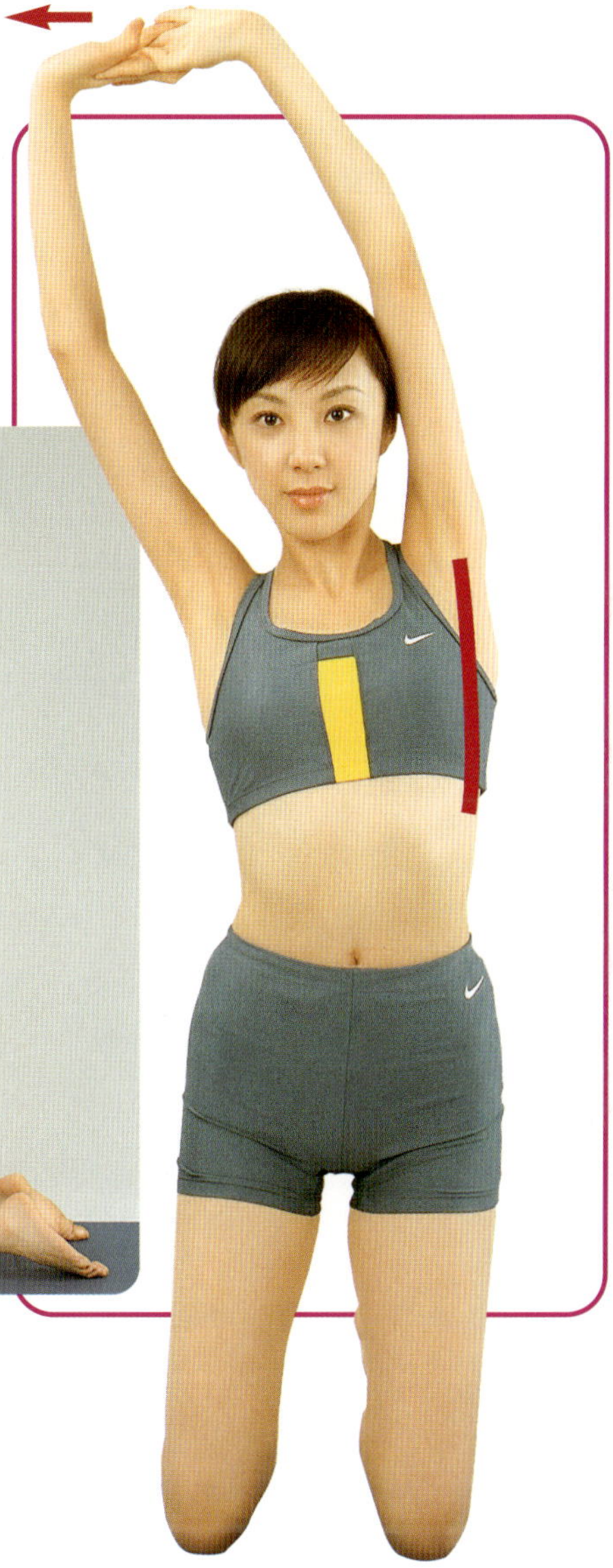

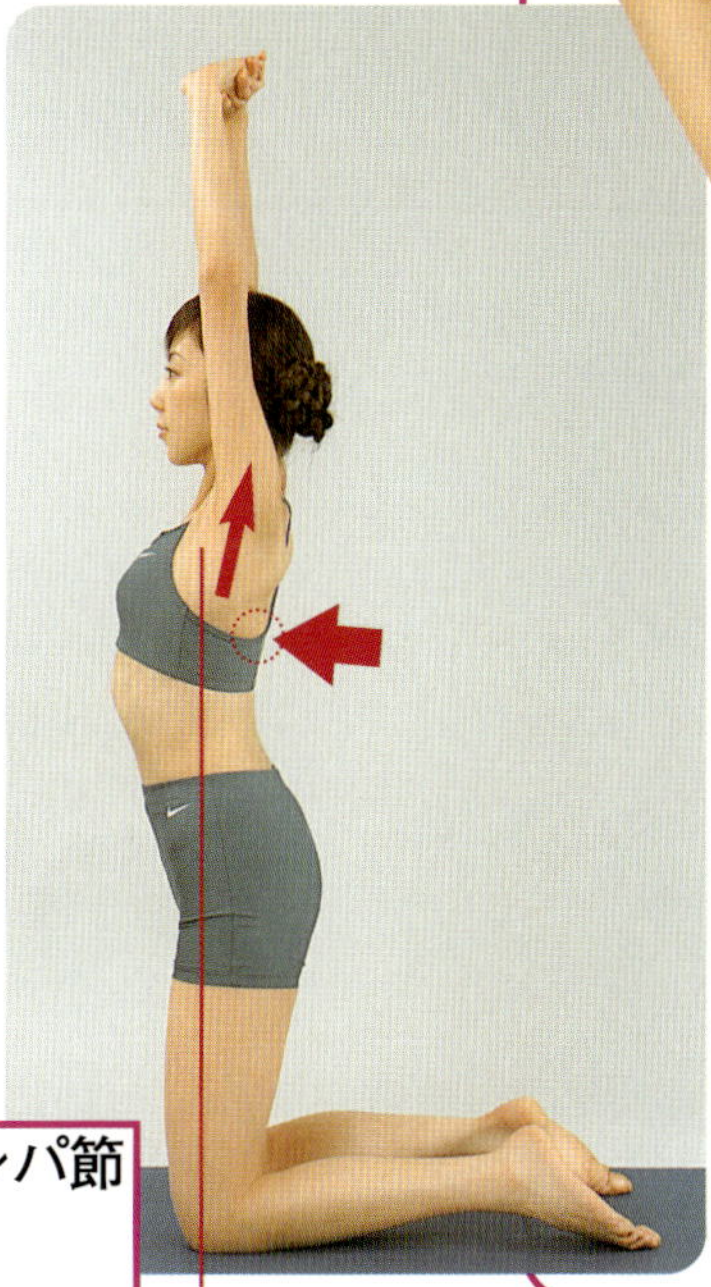

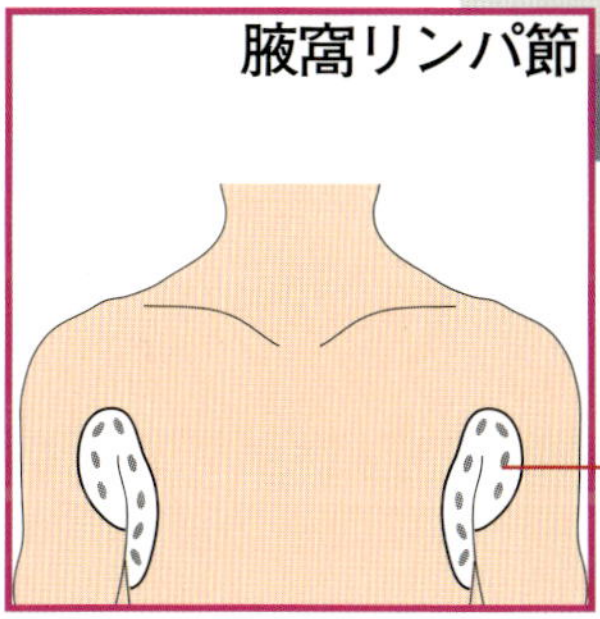

ここが重要！ 体を倒しすぎると、わき腹が伸びて効果がなくなります

脾《ひ》臓を強くする②

朝・晩
各２回

ねじれを加えるリンパ体操

リンパ体操にねじれを加えることで、肋間をゆるめ、可動性を高める体操です。リンパ体操で両腕がうまく伸びるようになったら、この体操を試してください。

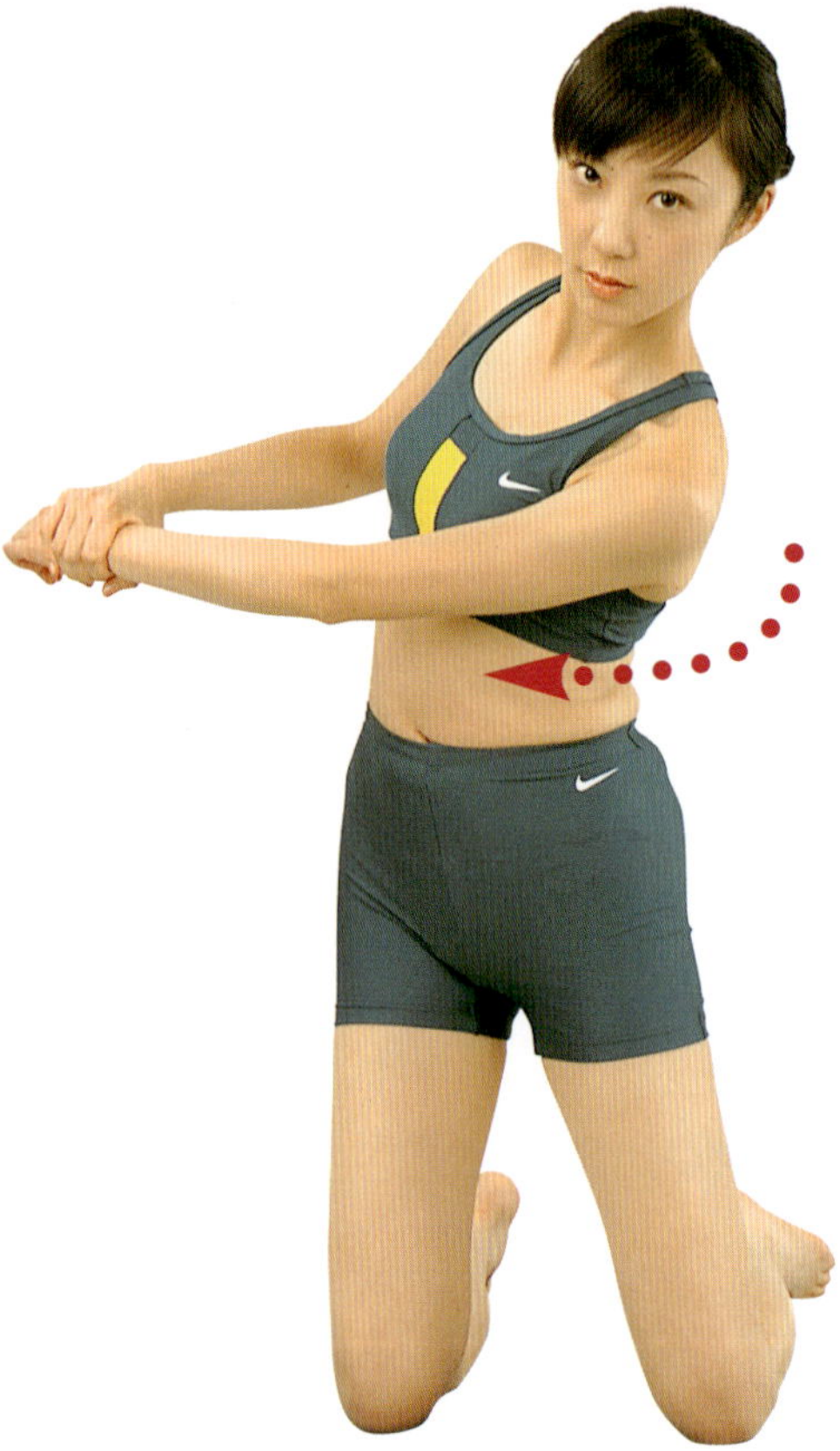

1 立てひざになり体の前で右手で左手首を持つ

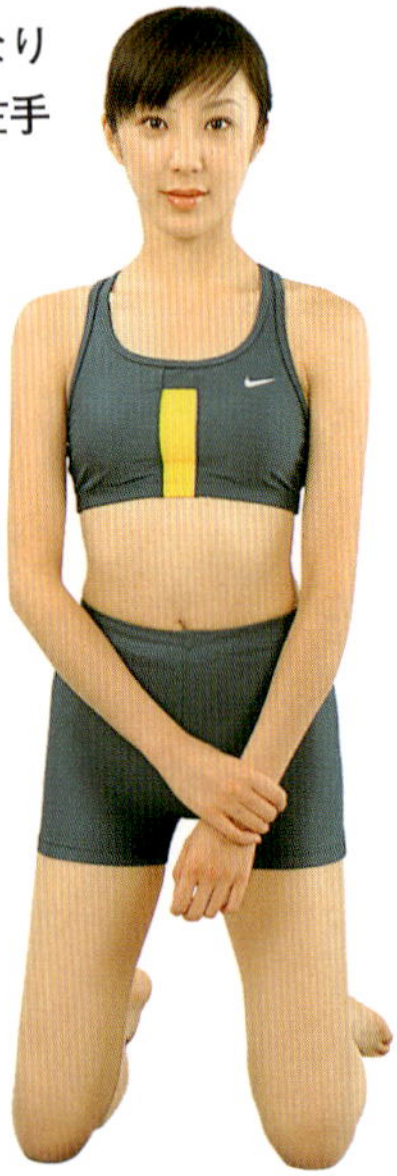

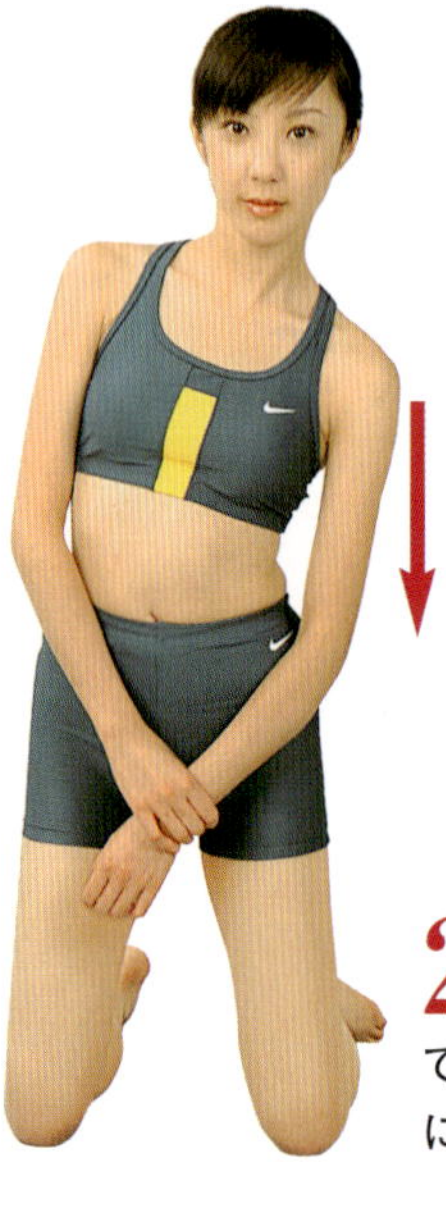

2 左肩を下げ、右手で左手を引っ張るようにして、上げていく

3 左のひじをへそのあたりまで持っていく。できるだけ左ひじを伸ばすように、右手で左手を持ち上げる

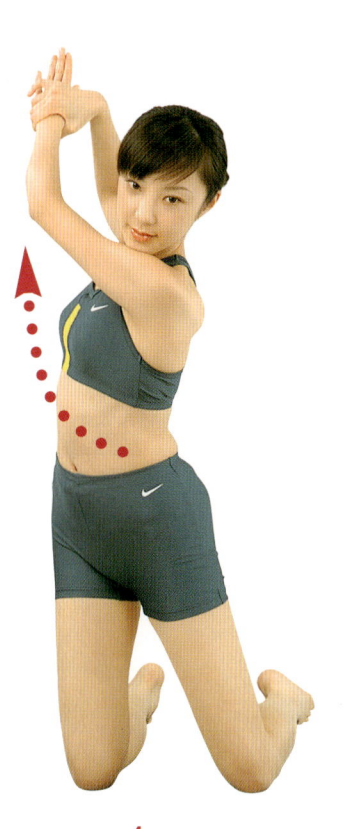

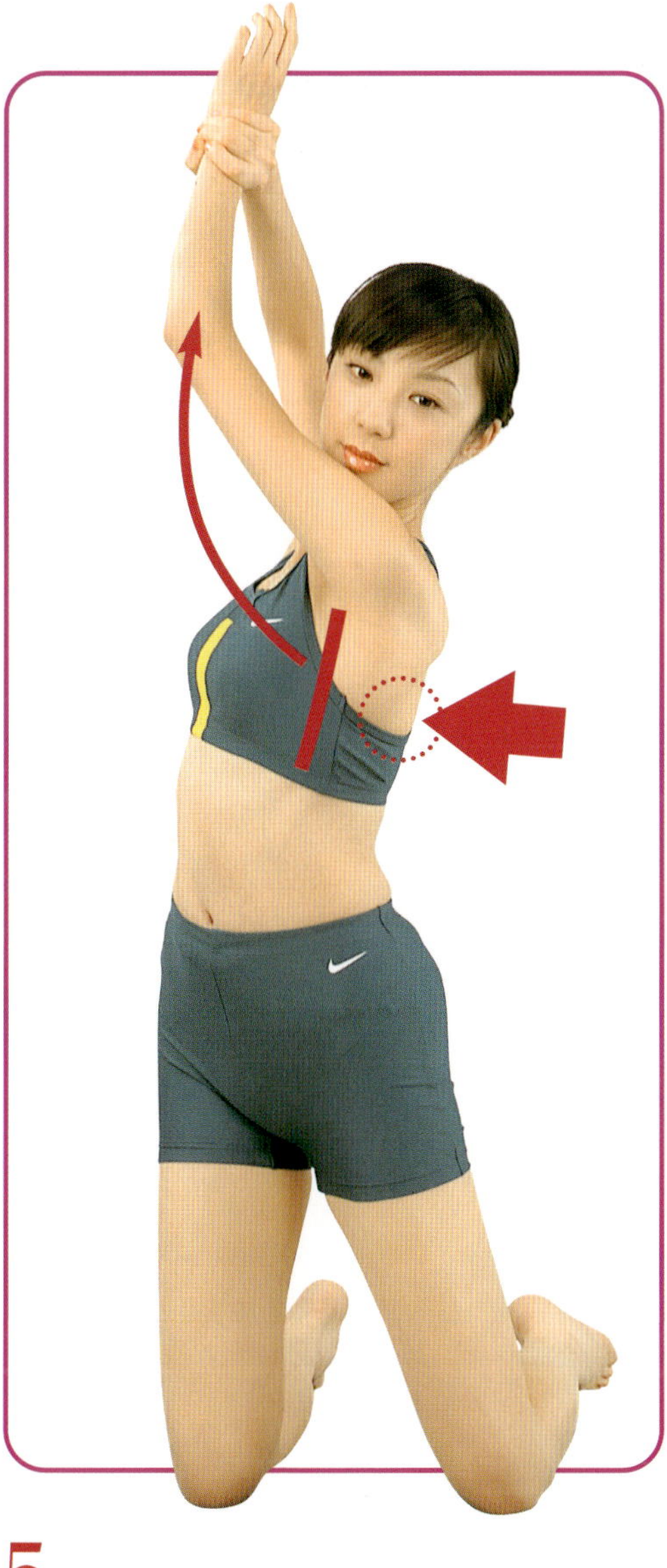

4 左腕が胸の前を通るように右手で斜め上に引っ張り上げる。わきの下が伸び、左肩が前を向く

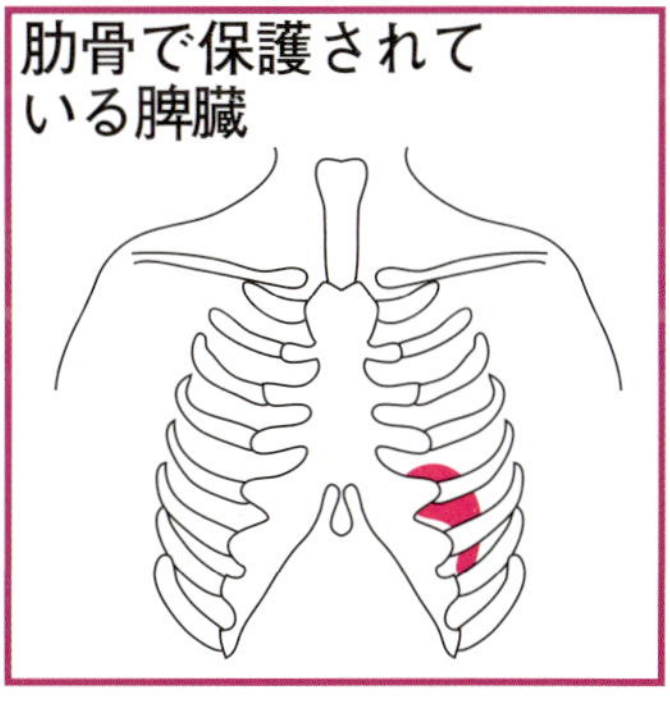

5 首の位置を固定して右手で左手を引っ張り上げ、わきの下から背中にかけて伸ばす。そのまま２～３呼吸分こらえる。同じ要領で反対側も行う

脾《ひ》臓を強くする③

朝・晩
各２回

寝てするリンパ体操

「リンパ体操」や「ねじれを加えるリンパ体操」ができない人向けの体操です。働きかける場所や効果そのものは、ほとんど同じです。

1 あお向けに寝てお腹の上で指を組み、手のひらを足先に向ける

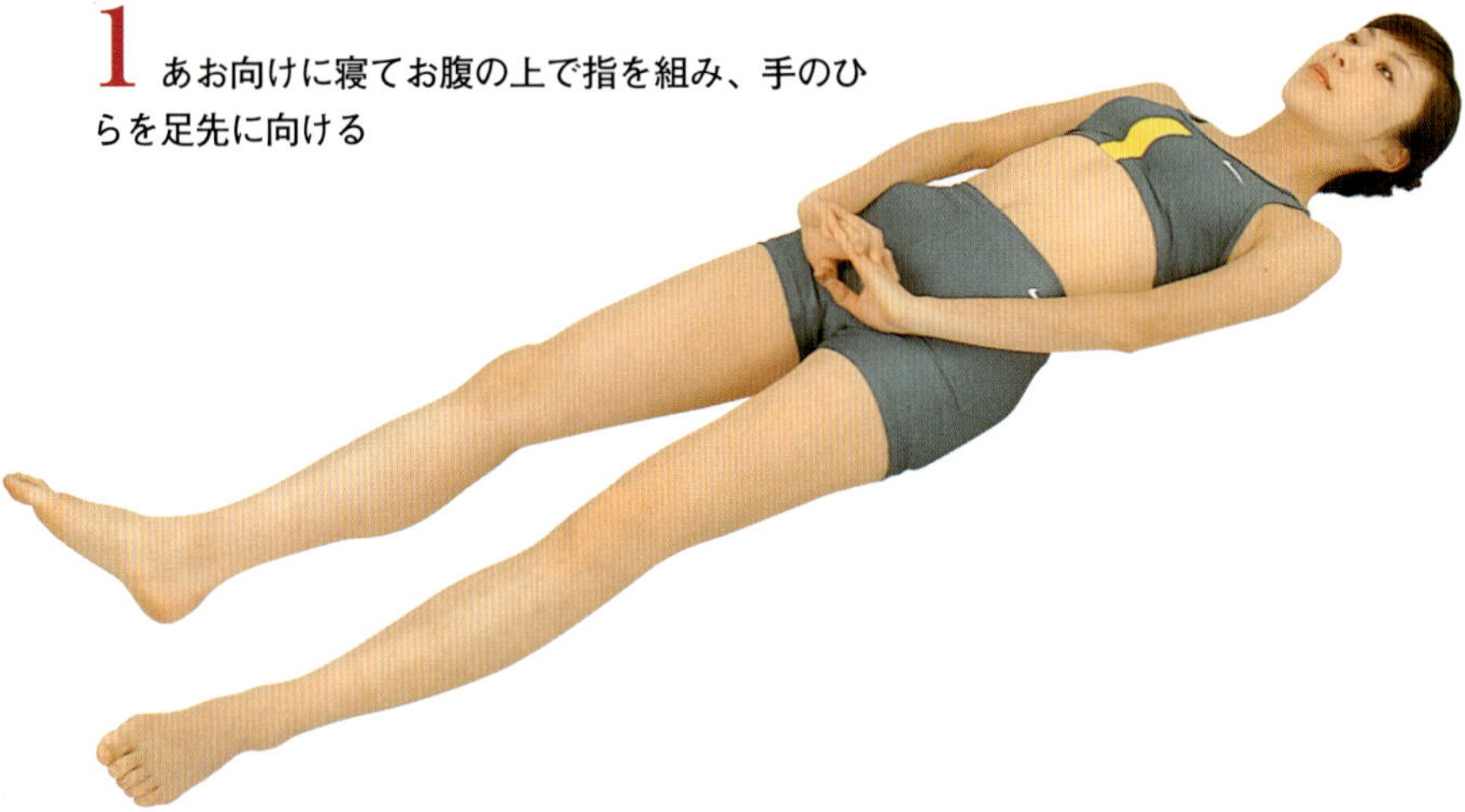

ここが重要！ 途中で引っかかる場所があったらそこで止め、上体をゆっくりと右へ左へと傾けます

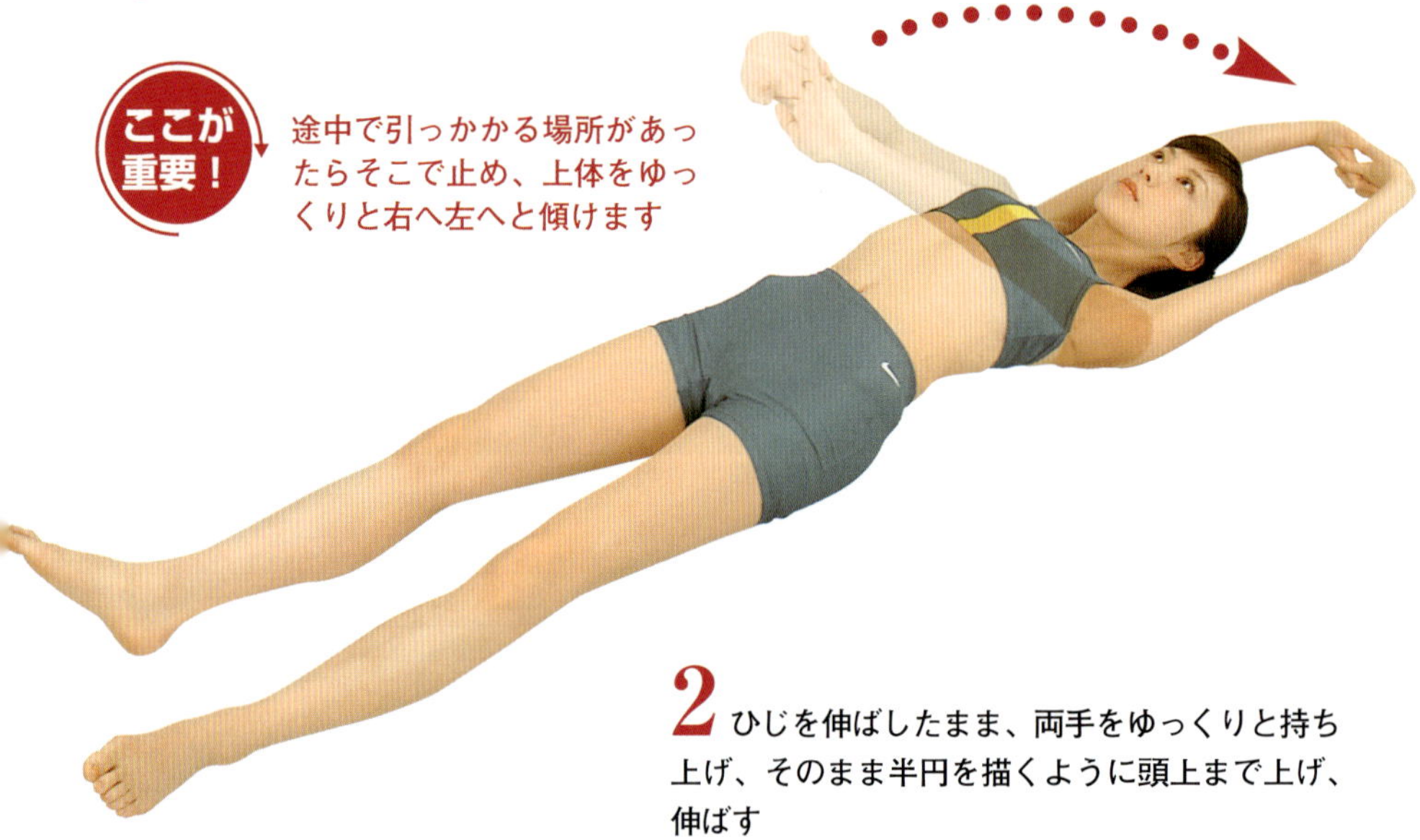

2 ひじを伸ばしたまま、両手をゆっくりと持ち上げ、そのまま半円を描くように頭上まで上げ、伸ばす

3 リンパ体操と同様に上体をわずかに右に傾け、左わきの下から肋間の横のあたりを伸ばすようにする。そのまま２～３呼吸分こらえたら、反対側も同じ要領で行う

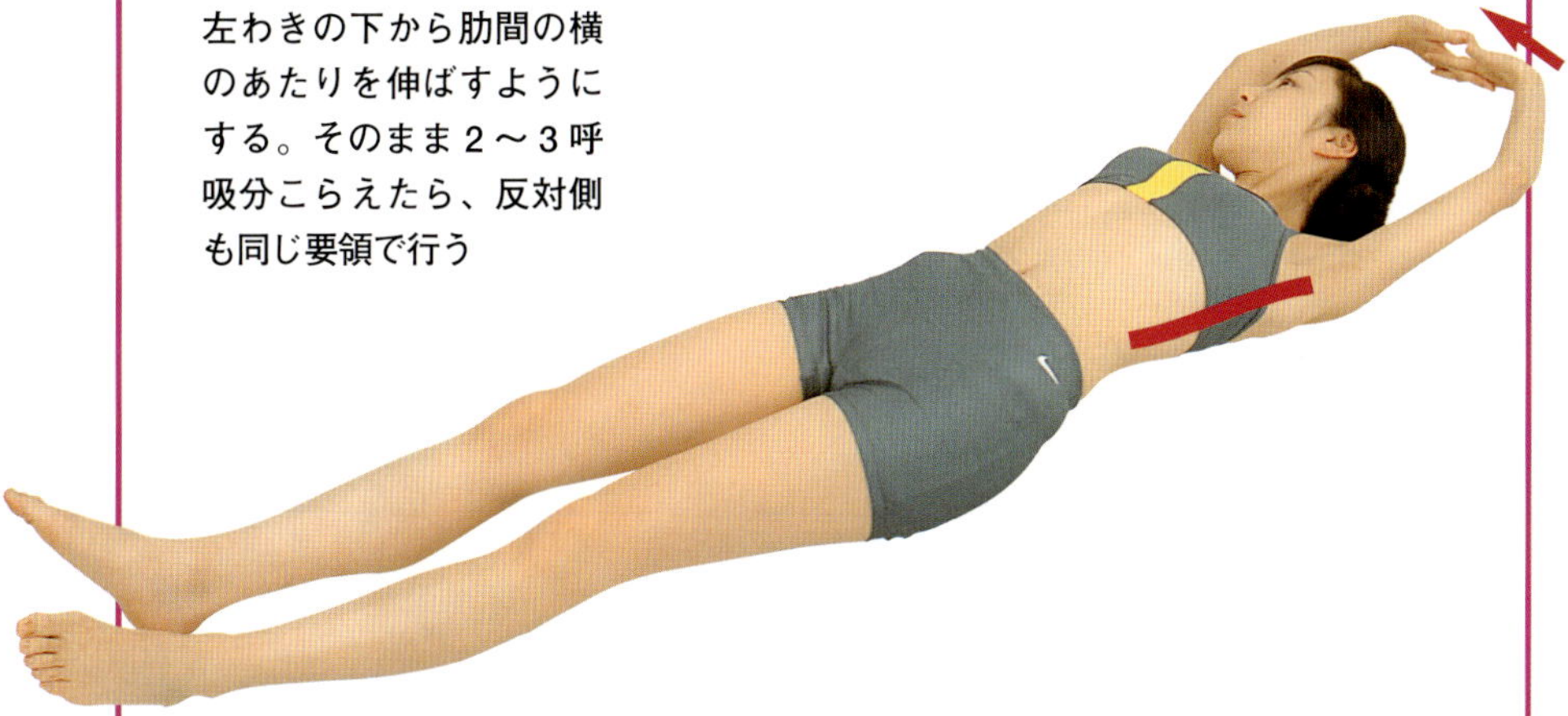

ここが重要！

お尻や背中は床から離さないこと。肋間とわきの下が伸びている感覚があればＯＫ

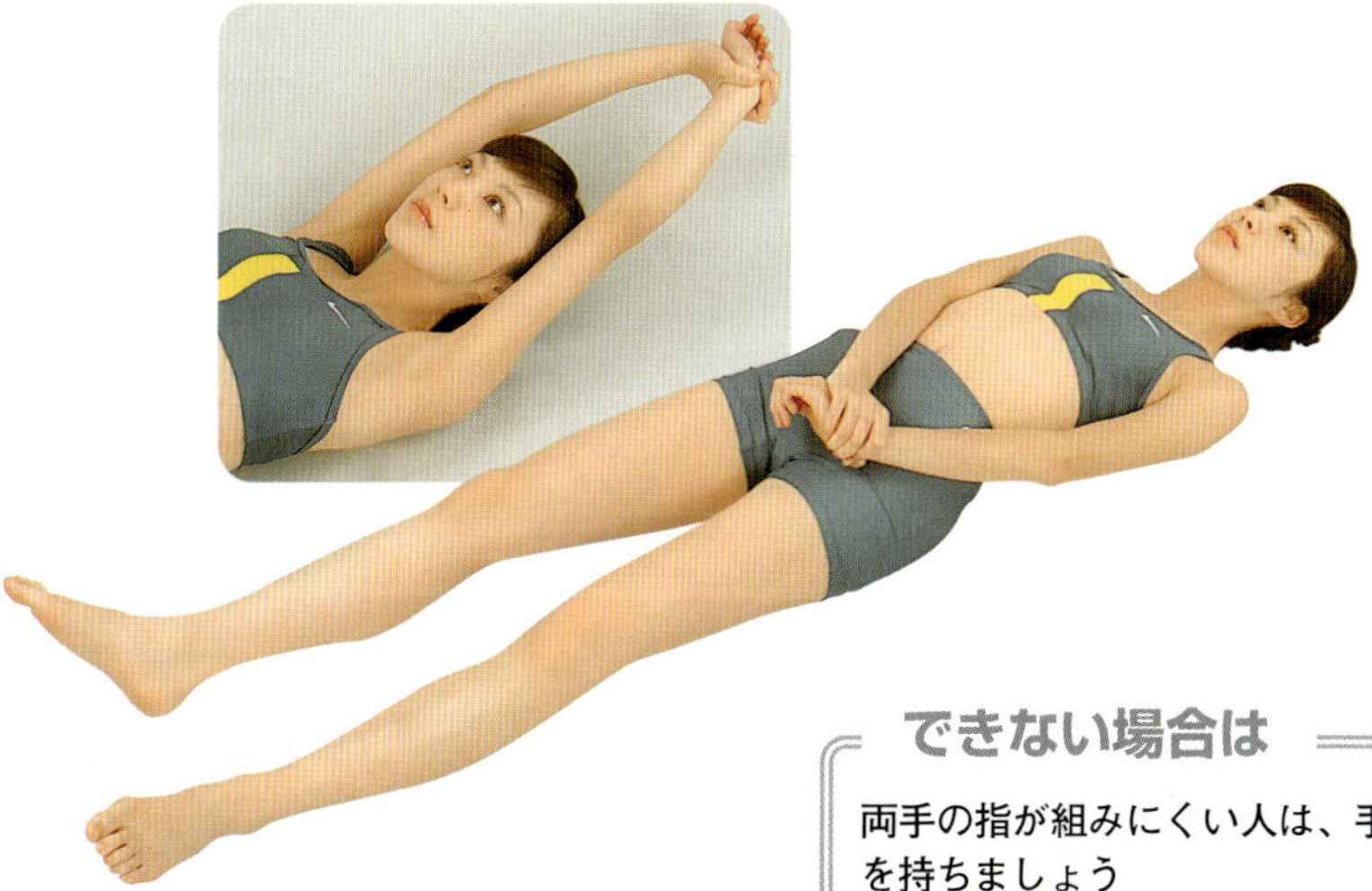

できない場合は

両手の指が組みにくい人は、手首を持ちましょう

内臓 vital organs

触診 examination by touching

内臓の隠れた不調を発見するには触れて「硬い」「弛緩した」部分を探す感覚をつかむのが大切

体の不調を見つけ出す

これまでは不調の改善がテーマでしたが、できれば病気や症状が出ないように、また早く発見して治したいものです。そこで本項では、不調の原因を見つけ出す方法をいくつか紹介することとします。

まず、二章で紹介した腹部十二調律点は、かなり有効な方法で、お腹を触って極端に硬いところを探していきます。中指、薬指、人差し指、3本の指の腹でお腹を触り、「硬直」を探ります。慣れるまではポイントを探るだけではわからないでしょうから、調律点をへそを中心に対角線で結んだ線上も探ってみるといいでしょう。それでもわかりにくい場合には、逆に弛緩した部分を探してもいいかもしれません。まったく弾力がなく、ズブズブとどこまでも指が入っていきそうな感触です。そこと対となる方向に、硬直した部分があるはずです。硬直した箇所を見つけたら、そこに蒸しタオル法と導気（54ページ参照）を行います。

背骨から内臓の不調がわかる

また、体操も有効な判断法です。特にC体操は、胸椎を中心に背骨全部の状態を観察できるので、「硬いな」「引っかかってるな」と思う箇所があったら、そこに対応する内臓が不調ということです。不調箇所がわかったら、やはりその箇所に蒸しタオルと導気を行うか、その箇所にふさわしい体操を行います。

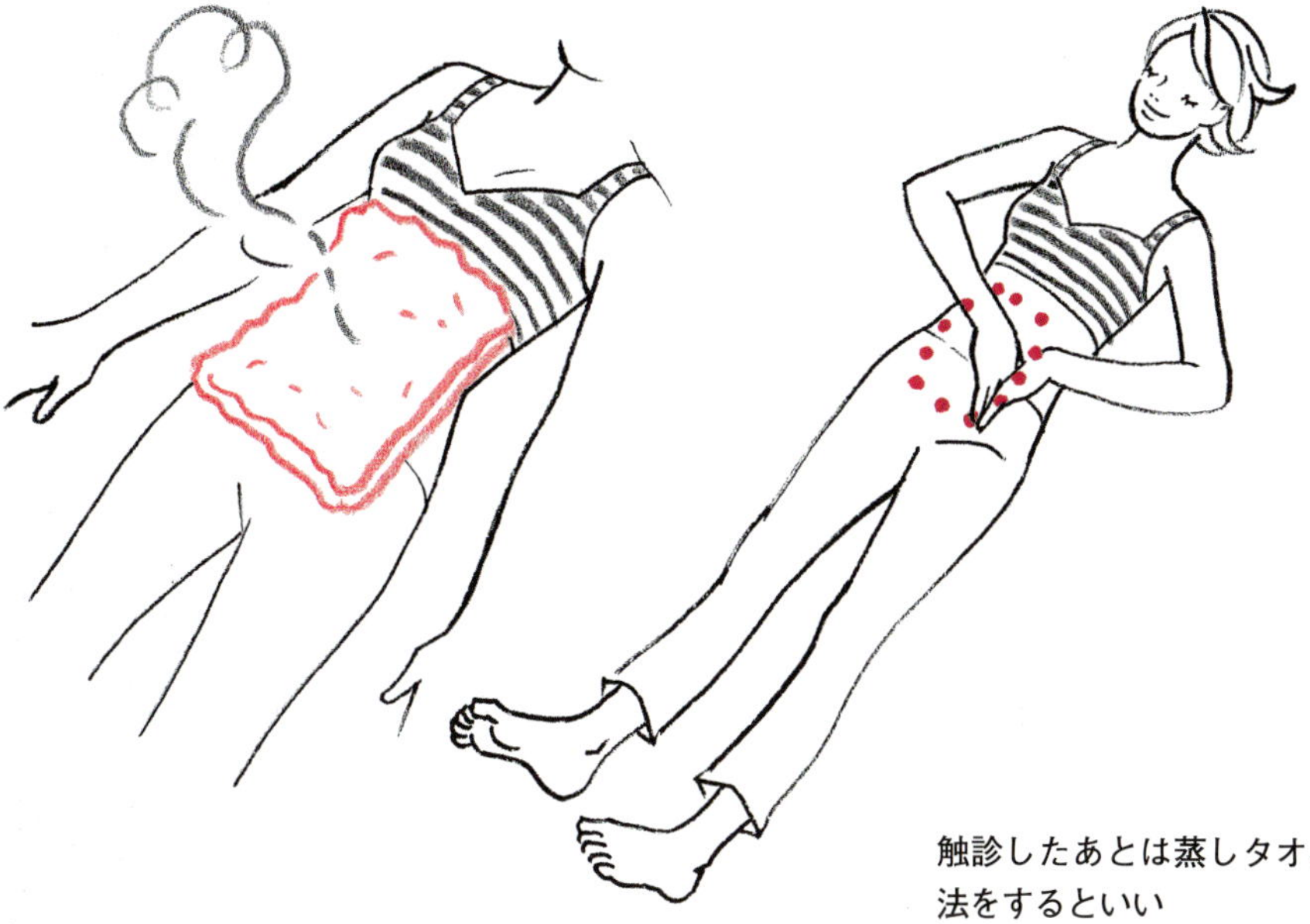

触診したあとは蒸しタオル法をするといい

「腹を触り続けていれば体はわかる」

整体に対する一般的なイメージは「ゴキゴキやるやつ」というもののようです。しかし、それはカイロプラクティックや整骨の領域となります。整体は、骨や筋肉や内臓など全体を診て、本来のあるべき状態へ戻そうとするものなのです。その第一歩として井本整体が推奨するのが、二章で取り上げた腹部十二調律点です。これは整体法の初等講座で、最初に教えるものです。生徒は半年間、ひたすら腹を触り続けて訓練を積み、次の講座で背骨へとステップアップします。それだけ腹は大切な情報を持っているのです。

皆さんも本書を読んでいるなかで何度となくお腹を触っていたでしょうが、すぐにはわからないかもしれません。しかし触っているうちに、自分の体の硬さ・やわらかさを把握できるようになります。さらに触り続けていくうちに「あれ？」と思える瞬間が出てくるのです。それがきっかけとなり、体調の変化なども急速にわかり始めます。

仕事や家事の合間に指で触れることを繰り返して、適切な自己診断ができるよう練習してみてください。

体の不調がわかる

朝・晩
各2回

C体操

体の左右の偏りやねじれを調整する体操です。左右のバランスをとりやすくなるので、ほかの体操と合わせて行うといいでしょう。

1 あお向けに寝て、お腹の上で左手首をつかむ

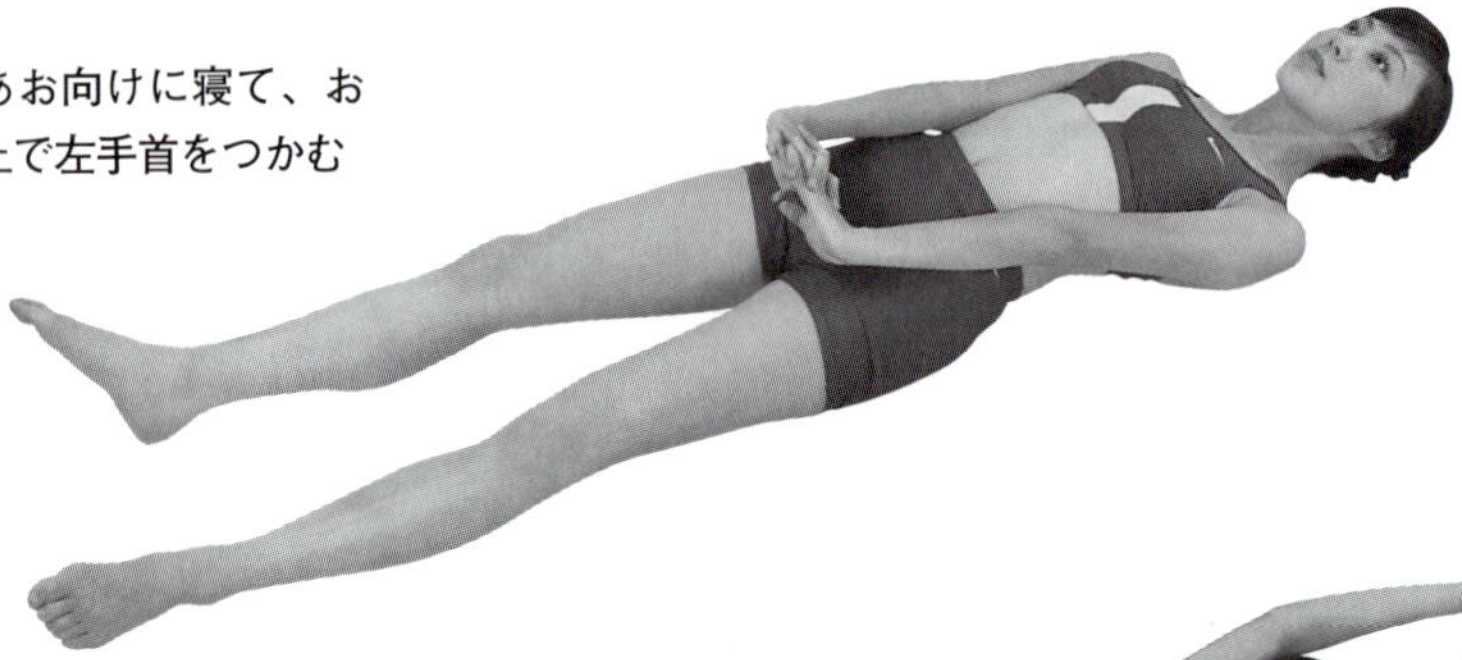

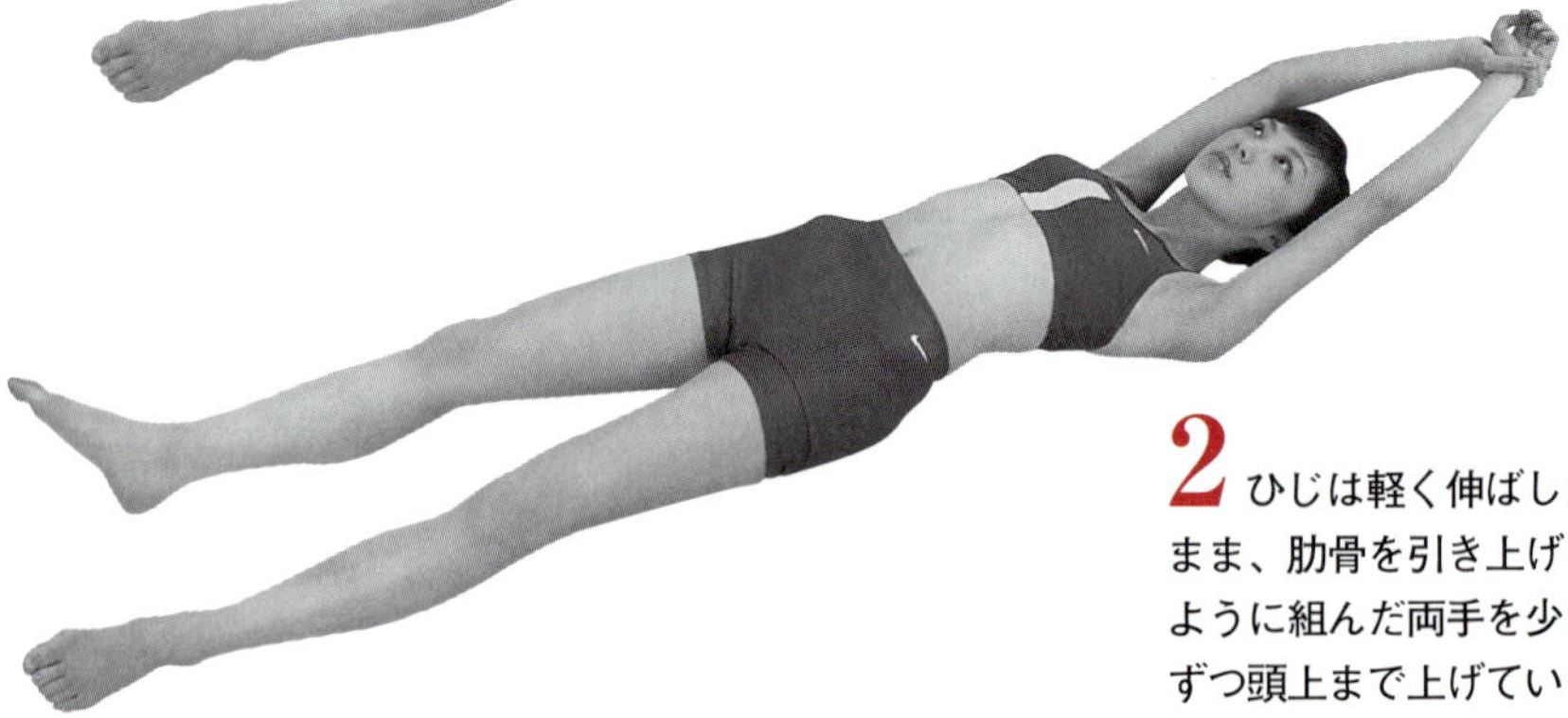

2 ひじは軽く伸ばしたまま、肋骨を引き上げるように組んだ両手を少しずつ頭上まで上げていく

3 足の裏がもう一方の足の甲に接するように、土踏まずから先を重ねる。両手は上に、足先はかかとから引っ張られるように、上下に伸ばす

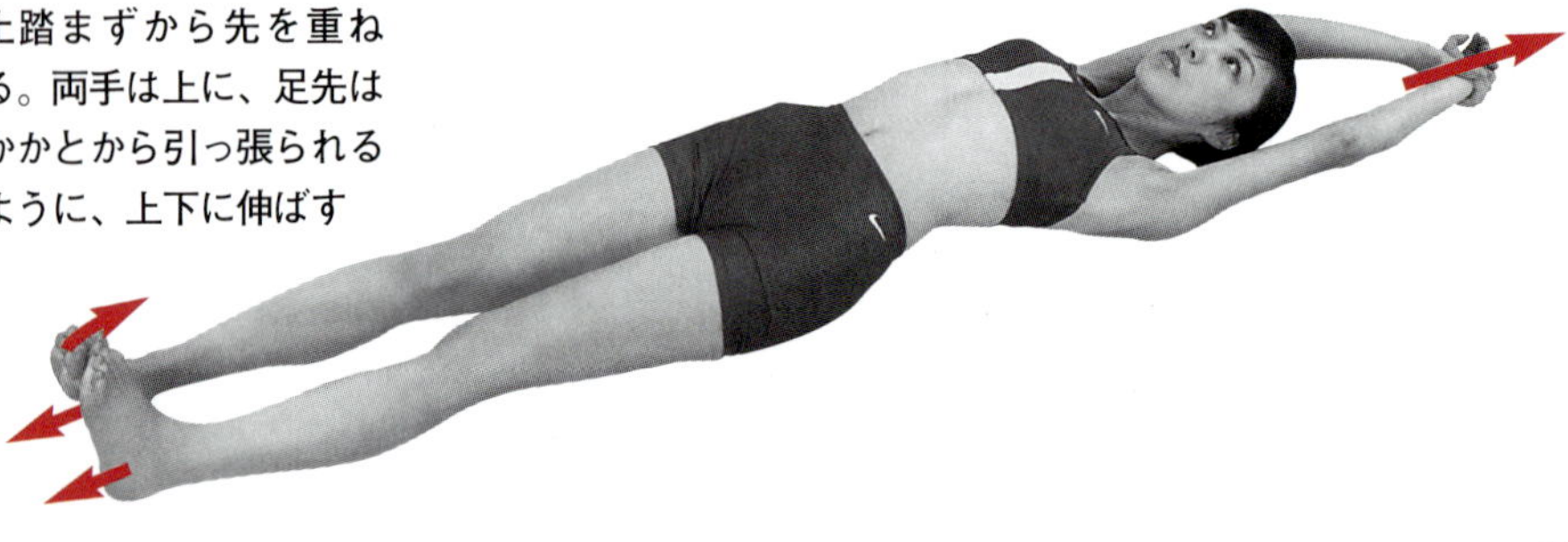

ここが重要！

体を床から浮かさないように注意してください

4 全身で“C”の字を作るように腕と足を右方向へと滑らせていく。抵抗が増し引っかかりを感じたところで止める。さらに上下に伸ばそうとしながら3呼吸分こらえてゆるめる。同様に右手首を左手で持ち、逆向きで行う

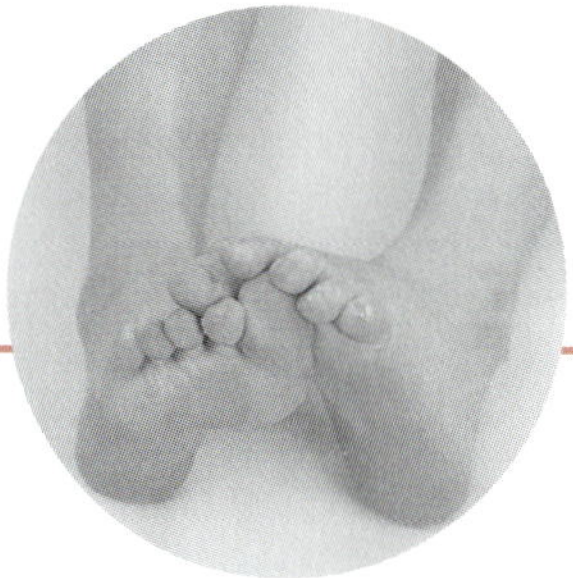

どちらが上でもかまわない。重ねたらつま先を軽く上に向けて、そのままアキレス腱を伸ばす

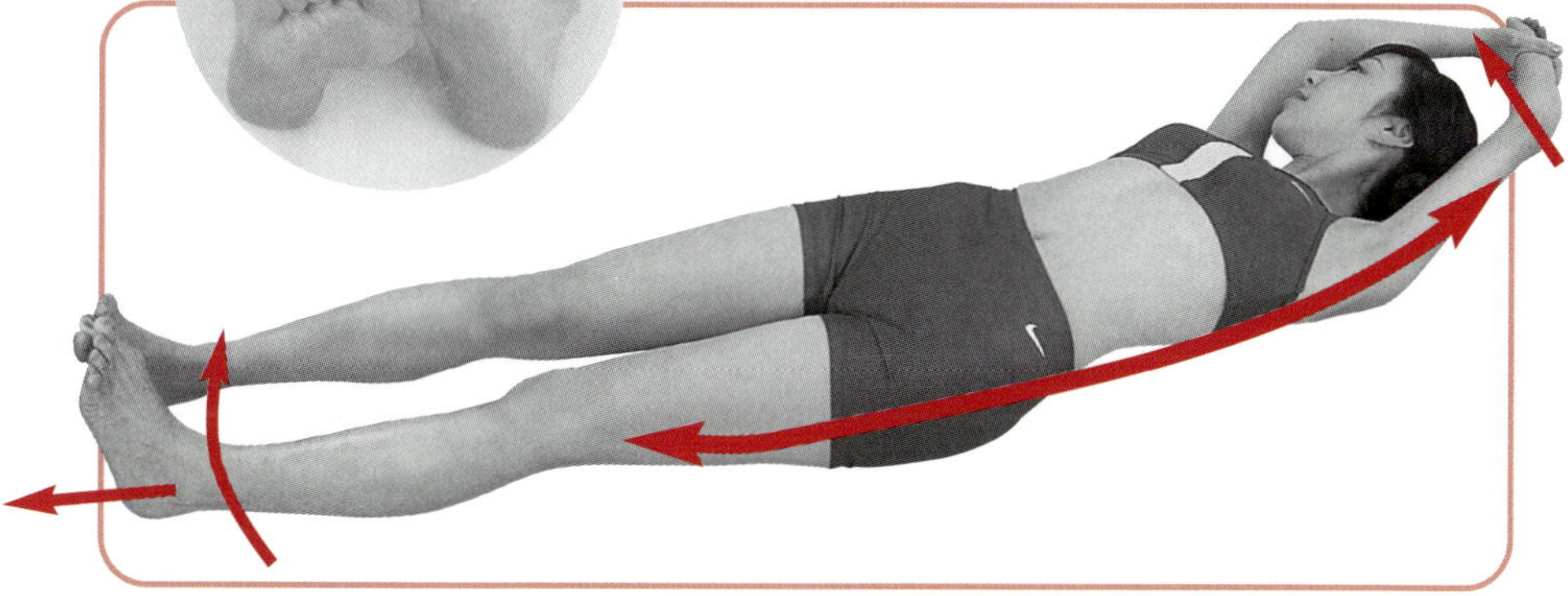

できない場合は

1点に痛みを感じた場合は、無理をせず呼吸とともに力を抜きます。また、違和感のある範囲が広いと感じたときは、一気にポンと力を抜きます

「多彩な効果で健康を取り戻そう」

体のどこかが弱ってくると本来、背骨に集まっているはずの力は、側腹や肋間などだんだん周囲に逃げてきます。それを元に戻そうとするのがC体操です。C体操は、その曲げ方によってさまざまな椎骨に力を集めることができます。具体的に「どこが悪い」と把握するには訓練が必要ですが、「硬いな」「抵抗感があるな」と思うところを重点的に行うだけで効果が上がります。さまざまな症状が少しずつ改善するので、毎日朝晩行うことをおすすめします。

治癒
heal

便利な世の中になるほど低下する自然治癒力を取り戻す努力が必要

お年寄りのほうが自然治癒力が高い

自然治癒力とは、熱を出して体の不具合を調整する、骨折でも自然にくっついてしまう、というような本能的な回復力です。

ところが現代人は、その力がずいぶんと薄れてしまっています。体を動かすことが少なくなっただけでなく、エアコンの普及で一年中快適な気温で生活できるため、季節の変化にも対応できない体になってしまっているのです。しかも抗菌、除菌と清潔を追求するあまり、細菌に対しての抵抗力も激減しています。

20年、30年前であれば、そういった人はまだ少なかったようです。交通も生活も不便だった分、体をたくさん動かして力バーし、しっかり汗をかいていました。地面に落ちてちょっと汚れた物さえ食べないと生きていけない、そんな時代を生き抜いたお年寄りたちのほうが、体力があり、自然治癒力が高いのです。

この自然治癒力は、リンパ系を鍛えるだけでは十分には高まりません。これまで本書で紹介してきた感受性の高い体、肺や心臓の力、肝臓・腎臓の働きなどが総合的に連携して、初めて大きな力を発揮するのです。

これから紹介する深息法は、体を「整体」にし、自然治癒力を増す方法です。深息法は、下丹田に力を蓄え元気になる呼吸法です。就寝前や起床時に行う習慣をつけるといいでしょう。

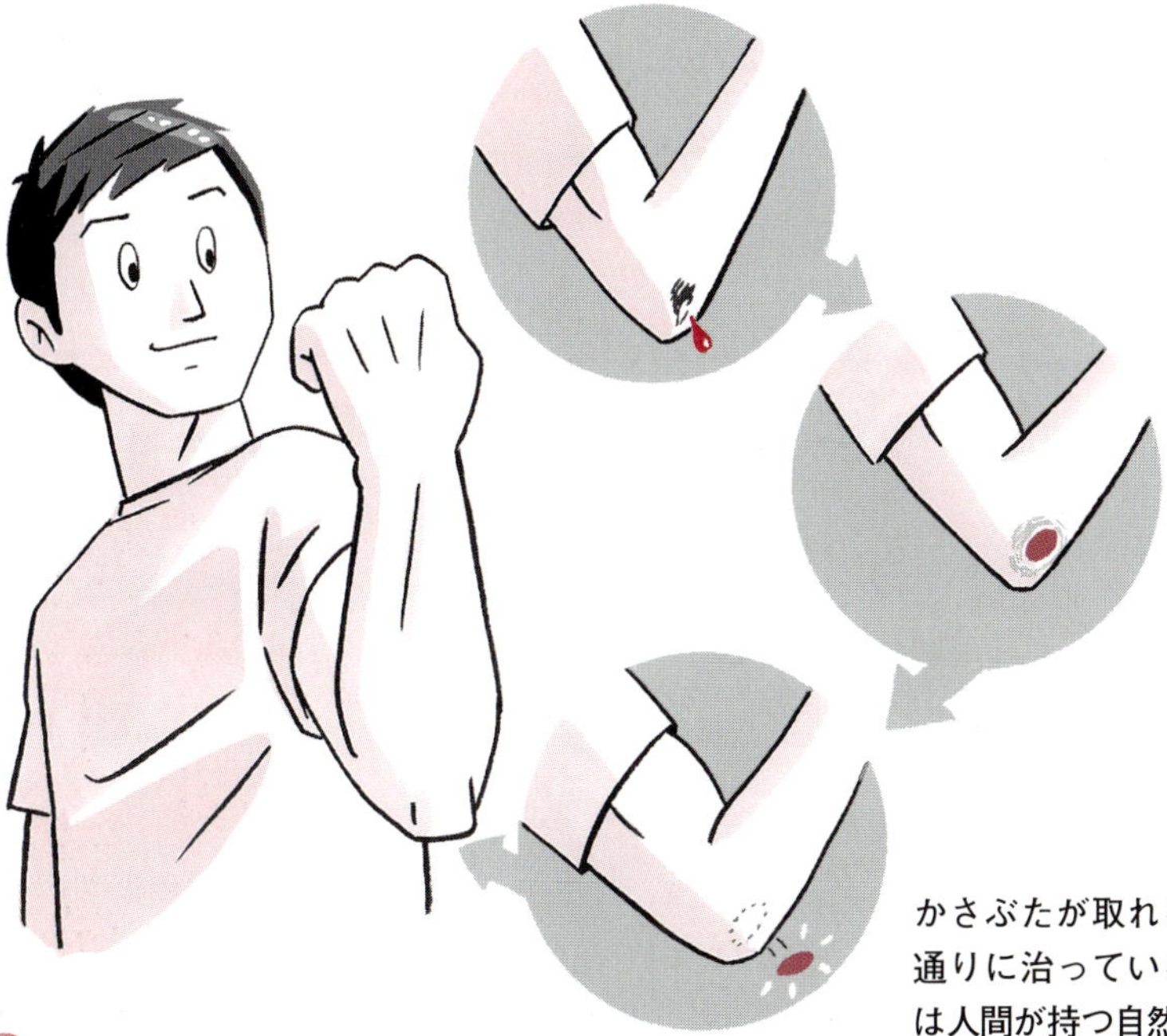

かさぶたが取れると、元通りに治っている。これは人間が持つ自然治癒力

体からガラスが出る？

戦時中、ある年配の女性の近くで爆弾が破裂して、体中に粉々になったガラス片が何百と刺さりました。すぐに病院に運ばれ、大きなガラス片から取り除いていく治療を受けましたが、当時の技術や環境では十分に取り除けませんでした。戦後、何度も手術してガラス片を取ろうとしてきました。けれどもすべてを取り除くことは不可能で、半ばあきらめていました。

そんな状態で道場にいらしたのですが、操法を受けるにつれてどんどん「整体」になり、ずいぶんと元気になりました。ところが、しばらくすると、うなじのところから膿が出始めたというのです。特にケガをしたわけではないのですが、自然と膿が出るようになったので私も不思議に思い、その膿を見てみると、キラキラ光るものがたくさん入っていたのです。ガラス片でした。戦時中に受けたガラス片が、整体になるにつれて体中からうなじに集まり、それが膿に包まれて出てきたのです。

これこそ人間の持つ回復力、生命力のなせる業なのだ、と痛感する経験でした。

自然治癒力を高める

朝・晩
各2回

深息法

下腹部まで呼吸を深く誘導することで腰椎や骨盤に活力を与え、精神を安定させて体の感受性を高め、体の奥に眠っている自然治癒力を引き出す効果があります。

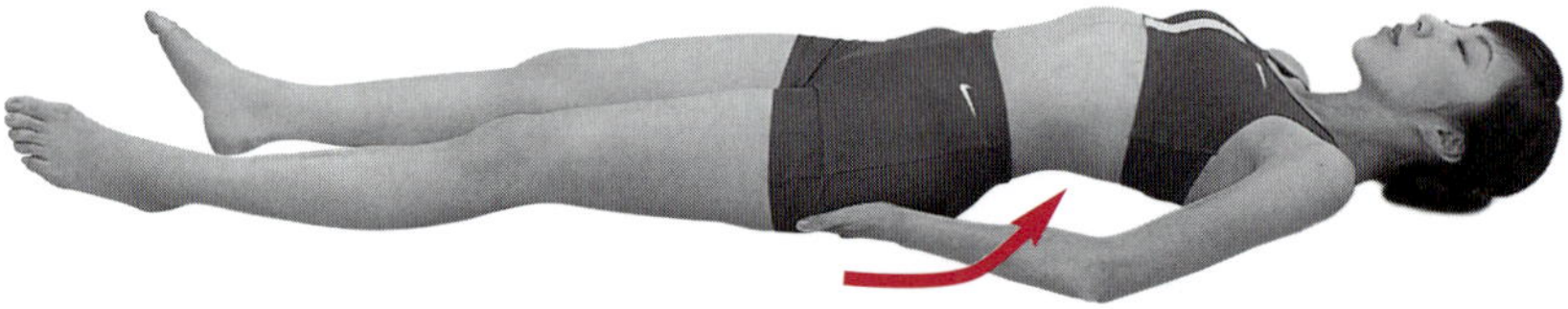

1 あお向けに寝て足を腰幅に開き目を軽く閉じる。お尻の下に手を入れ、頭のほうに引き上げる。腰が弓なりの状態になる

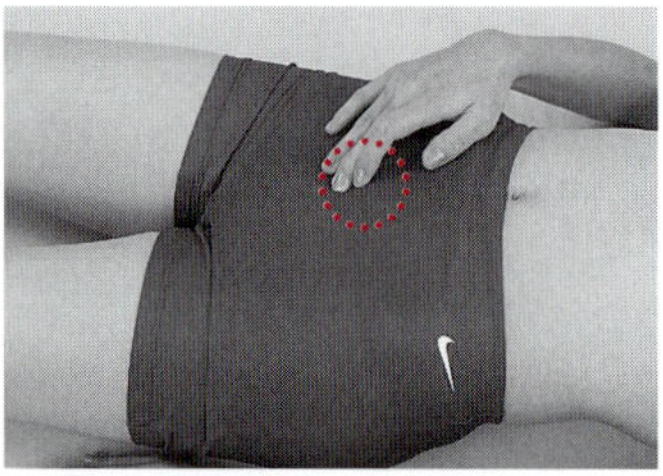

2 お尻から手を離し、下丹田（恥骨から指3本分上のあたり）の位置を確かめ、硬すぎず弾力のある状態か調べる

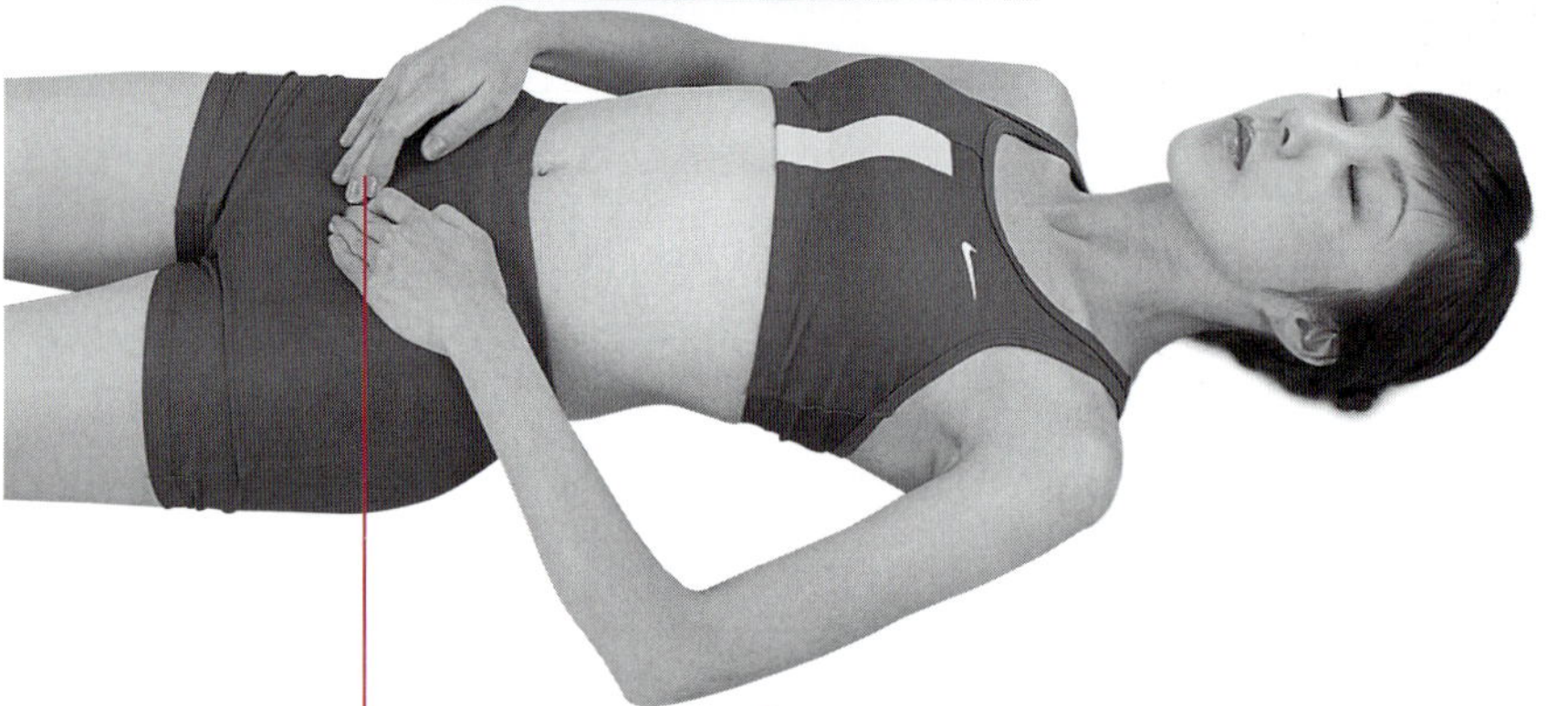

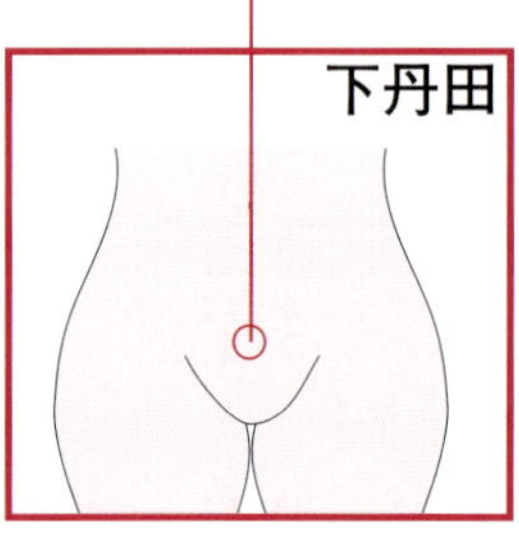

3 両手の中指を軽く置き大きく息を吸ったあと、吐きながら下腹を膨らませる。下腹部を60～70％膨らませたまま、胸から上で浅い呼吸を繰り返す。慣れないうちは30秒ほど、慣れてきたら時間を延ばしていき、2～3分その状態を維持する

第五章

体を楽にする整体法

整体 seitai

背骨 backbone

脳と全身をつなぐ重要な神経の通り道で健康のバロメーターになる

背筋は無理に伸ばせない

ある小学校で以前、生徒たちの姿勢を良くしようと教師が一丸となって奇妙な実験を行いました。1学期の間、いすの背もたれに長い棒をつけ、それに体を結びつけて授業を受けさせたのです。ところが、結果は惨憺《さんたん》たるものでした。夏休みが明けてみると、どの生徒も以前にも増して姿勢が悪くなっていたのです。

骨のまわりには筋肉がついており、骨はその筋肉の伸縮によって動かされています。ところが、この場合のように何かに固定されていると、骨も筋肉も無理やり伸ばされることになります。しかし、その間も筋肉には収縮しようとする力が働いています。それが夏休みになってつっかえ棒を外したとたん、「元の状態に戻ろう」とする大きな反動が生まれ、姿勢をより悪くさせてしまったわけです。

ここまで極端ではありませんが、似たようなことは日常的に起きています。

私たちが感じる腰痛や肩こりなどへの治療は、たいていが痛みを抑える対症療法です。腰痛の場合は牽《けん》引《いん》という、あごに革ひもをかけ腰を引っ張る治療を行う場合があります。これはまさに無理やり伸ばしている状態です。肩こりも同様に、念入りにマッサージしてもみほぐしたつもりでも、根本を解決しない対症療法である分「もみ返し」となって、より肩がこるようになるのです。

背骨の一つひとつに役割がある

整体法には、日常感じやすい肩や腰の痛みを正しく改善させる療法があります。それを紹介する前に、基礎知識として背骨の構造を説明いたします。

背骨は24個の椎骨《ついこつ》（頸椎7本、胸椎12本、腰椎5本）と仙骨、尾骨からなっています。関節こそありませんが、椎骨と椎骨の間には「椎間板《ついかんばん》」というものがあり、それが緩衝材となって前後左右の動きを可能としているのです。また、**背骨は全体がゆるくS字形に湾曲している**のですが、**それがちょうどバネと同じような働きをして、地面からの衝撃と上半身の重さを吸収するしくみ**になっています。

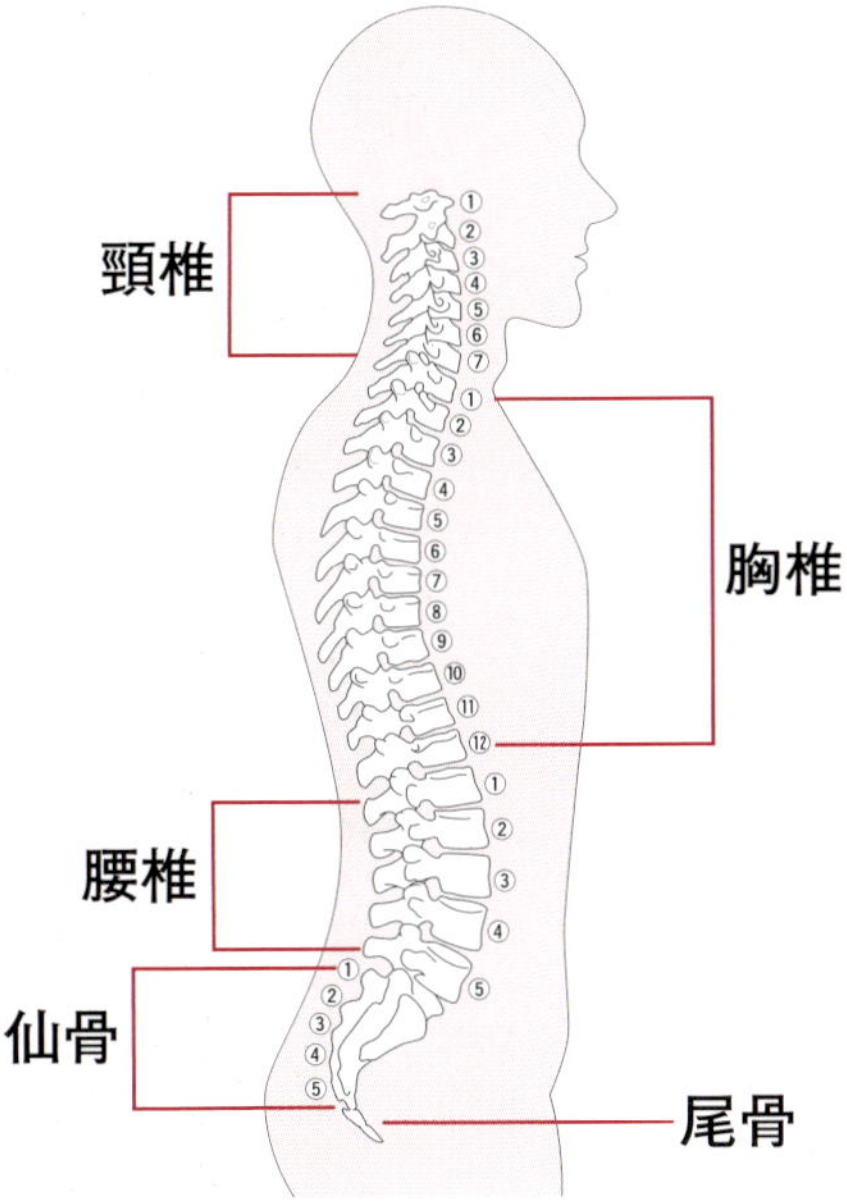

さらに、この背骨の内側、人間の体でもっとも深い位置には太い神経束が走っています。脳からの命令は、この神経を伝って胸椎や腰椎で分岐し、筋肉や内臓などに届くのです。逆からの情報も同じ経路で脳に届きます。不調があれば、その信号が神経を伝ってきて、中継点となる椎骨の周辺で硬直を生じさせているわけです。整体法では、それを探し出し原因箇所を特定する基準としているのです。

そして椎骨の一つひとつには、関連する内臓があるのです。必ずしも1つの椎骨が1つの内臓に対応するわけではありませんが整体法では、これをあくまでも指標として考え、腹部十二調律点をはじめとするほかの部分も参考にしながら、症状と原因をひも解いていきます。

腰
waist

腰椎の働きやしくみを知れば腰痛の原因や前兆も見極められる

腰椎を知れば腰痛は回避できる

いざ腰が痛くなったとき、対処法を何にも知らないと、ただ静かに楽な姿勢をとることしかできません。しかし、患部となる腰椎の構造と働きを知ることで、すばやく適切な対応ができ、早期回復も見込めるはずです。後にいくつか腰の痛みについて解説しますが、まずは腰のしくみから紹介していきます。

腰椎は5つありますが、下の表にあるようにそれぞれ別の働きを持っています。腰椎3番を中心に、上下対称で前後左右への動きに対応するしくみです。

また表中には、それぞれに関係する臓器なども挙げてありますが、これはあくまでも中心となる箇所で

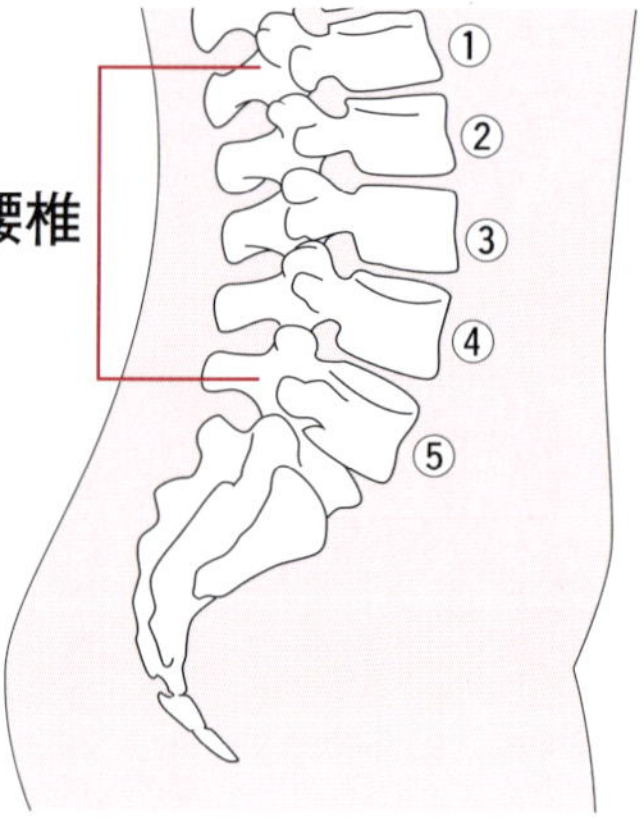

腰椎の働き

①＝腰椎１番
前後の動きに対応。おもに心理的、精神的な部分に関係

②＝腰椎２番
左右の動きに対応。おもに胃腸を中心とする消化器系統に関係

③＝腰椎３番
体のねじりに対応（名前を呼ばれたときに振り返る動作などのねじり）。主に腎臓系に関係

④＝腰椎４番
左右の動きに対応。主に生殖器に関係

⑤＝腰椎５番
前後の動きに対応。おもに膀胱を中心とする泌尿器に関係

す。たとえば、ストレスを要因とする腰痛があったとします。その場合、ほとんどが腰椎1番が患部となりますが、ときどき腰椎2番や3番など、他の部位にも硬直として現れることがあるので、正確な見極めは難しいでしょう。

しかし、こういった知識があれば、たとえば腰痛が発症し病院に行ったときに「腰椎4番と5番が原因ですね」と言われても、体をひねったときのほうが痛ければ腰椎3番なので、「なぜ?」と疑問を挟めるわけです。

腰痛にはこんな前兆が

原因が内臓であれ精神的なものであれ、腰痛のカウントダウンは腰が疲労するところから始まります。まず腰が疲れ、周辺の筋肉に弾力がなくなってくると「重い」といった感覚が出てきます。すると、腰の疲労をカバーしバランスを取るために、体重を支えている足首や頭部を支える首などに負担がかかり、緊張の度合いを増していきます。その状態が続くと足首や首の筋肉も弾力を失い、今度は肺や後頭部に負担がかかってきます。この頃になると**集中力が目に見えてなくなり始めるので、それを兆候としてとらえるのも一つの方法**でしょう。こうした状況がしばらく続くと腰の働きは一気に悪化し始め、後は「重い物を持つ」といった、きっかけを待つばかりの状態になるわけです。

日頃からストレスを上手に解消し、内臓に負担をかけないことが腰痛予防には望ましい姿勢でしょう。**合わせて、できるだけ腰部の弾力や硬直にも注意しながら、腰への蒸しタオルと導気を就寝前と起床時に行うのが効果的**な回復法です。また「腰活体操（130ページ参照）」を習慣にすることで、腰の部分疲労も上手に解消できるはずです。

ぎっくり腰は部分疲労が原因

ぎっくり腰は「重い物を持ったとき」などに突如起こるように思われていますが、それは単なるきっかけにすぎません。そこに至るまでに、腰は極度に疲れて硬直しているのです。それに気づかず過ごしていると、硬直した部分は上体の重さで圧迫されていきます。たとえるなら豆腐の上にまな板を載せ、その上に豆腐がつぶれないギリギリまで重石を載せている状態です。それが「立ち上がる」「重い物を持つ」動作で、腰にちょっとでも力がかかったときに、一気に限界を超えて激しい痛みとなって出てくるのです。

ぎっくり腰は、腰椎の1番、3番、5番を中心に発生することが多いので、痛みが出たら、そこを中心に蒸しタオルを当てます。8時間おきに数回ずつ行えば、痛みの取れ方がかなり違うはずです。その後、痛みが多少引いて足の先が動かせるようになったら、あおむけに寝て、つま先を前後に動かしたり、左右に振る「ぎっくり腰体操」を行うと、残っていた痛みも徐々に取れてきます。

また、**腰に痛みが出てくると、体は「腰椎と周辺の筋肉だけでは支えきれない」と判断し、わき腹のほうまで硬直させて天然のギプスを作り、痛みが引くのを待つ**態勢に入ります。しかしこの状態は「側腹《そくふく》療法（53ページ参照）」によってゆるめられます。腰全体の硬直がほぐれ、回復が早まるはずです。

椎間板ヘルニアは腰椎4番、5番

椎間板《ついかんばん》ヘルニアは、腰椎と腰椎の間にある椎間板が通常の位置から飛び出し、神経束をじかに圧迫するために起こる症状です。たいていはぎっくり腰同様、激痛から始まりますが、神経が直接圧迫されているため、腰の痛みが引いた後も脚の痛み、ツッパリ感、しびれなどが残るのが特徴です。

椎間板ヘルニアの場合、腰自体がもともと弱い人が発症するケースも確かに多いのですが、症状が出た部分に関連する内臓の不調が原因の根本となっているケースも多々あります。たとえば女性の場合、生理痛で腰が痛く、重く感じる人がいます。また、腎臓や膀《ぼう》胱《こう》が悪くても腰が痛くなる場合があります。

こういったケースでは生理痛なら腰椎4番、腎臓なら腰椎3番というように、悪い箇所と関連する腰椎が痛みを感じるようになるのです。それを治さずに、いくら強力な注射を打ったり手術したところで、根本の原因を取り除かなければ単なる対症療法にとどまってしまうわけです。

まずは「腰活体操（130ページ参照）」を習慣化させることで腰の疲労と緊張を取り除き、並行して内臓の不調やストレスの度合いを把握することが、予防の第一歩です。

万一、痛みが出てしまった場合は、蒸しタオルで患部の緊張をほぐして痛みをやわらげ、その後「ぎっくり腰体操」や「こうもり様《よう》体操（72ページ参照）」で本格的に痛みを取り除くといいでしょう。

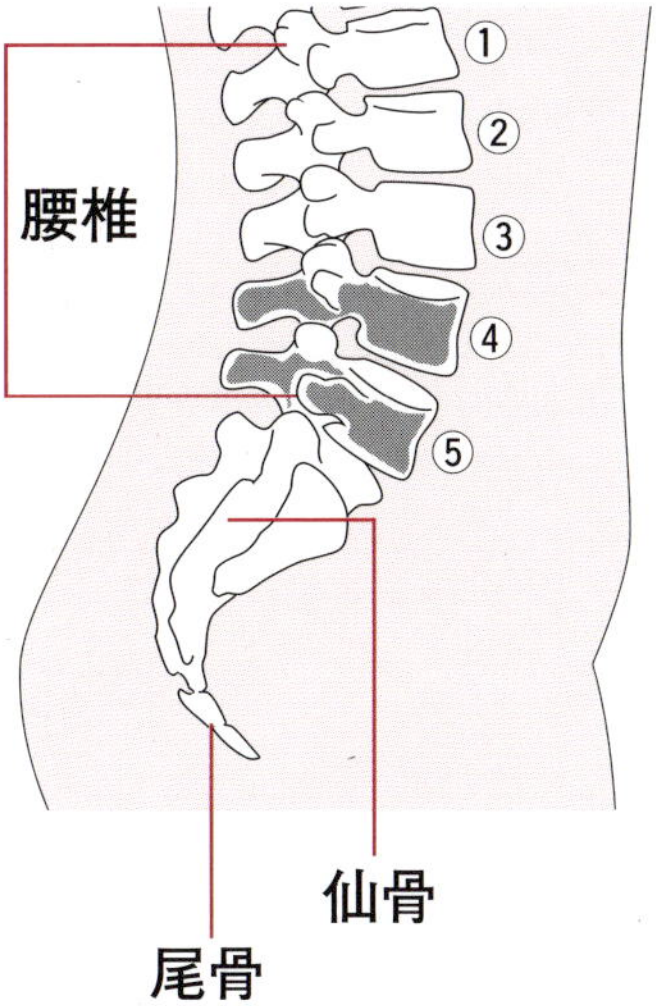

また、西洋医学ではいまだに「腰痛＝牽引《けんいん》」という病院も多いのですが、これはあまりおすすめできません。前述した小学校のケースのように、人間の体には元に戻ろうとする力があるので、その場で痛みがやわらいだとしても、次に痛みが起こったときには牽引の反動で、大変な状況になる危険性があるからです。

あくまでも原因の根本を探り、そこから治していくのが本来の治療なのです。

坐骨神経痛

坐骨《ざこつ》神経痛は、腰やお尻から、太もも、ふくらはぎへと坐骨神経に沿って鋭い痛みを感じるのが特徴です。初期は、体を曲げるなどの軽い動作にも腰が痛む程度ですが、徐々に股関節や太ももの裏側へと痛みが下降していきます。

これを整体法で診ると、腰椎4番、5番、そして骨盤下部にある仙骨の弾力が失われ、可動性が極端に落ちています。精神的・環境的なストレスや食生活に起因するものが多いようです。

腰の痛みに効く①

朝・晩
各2回

腰活体操《ようかつたいそう》

激しい腰痛やぎっくり腰など、急性の痛みに即効性のある体操です。硬直した腰の筋肉や骨をゆるめ、痛みを緩和します。無理せず、少しずつ動かして徐々に脚を伸ばしていくようにしましょう。

1 あお向けに寝て、両脚を伸ばす。床から15度くらいの高さまでゆっくり足を上げて、かかとを突き出すようにアキレス腱を伸ばす

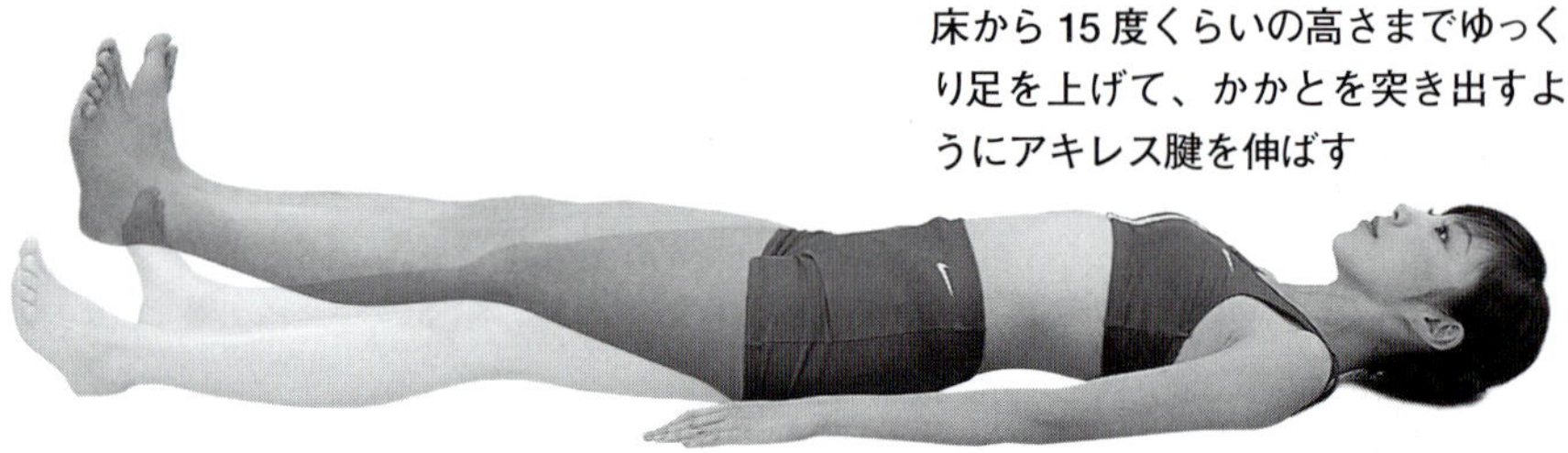

2 右脚、左脚を交互に曲げ、かかとから前に出すように動かす。ちょうど自転車をこぐ動作と逆の動き

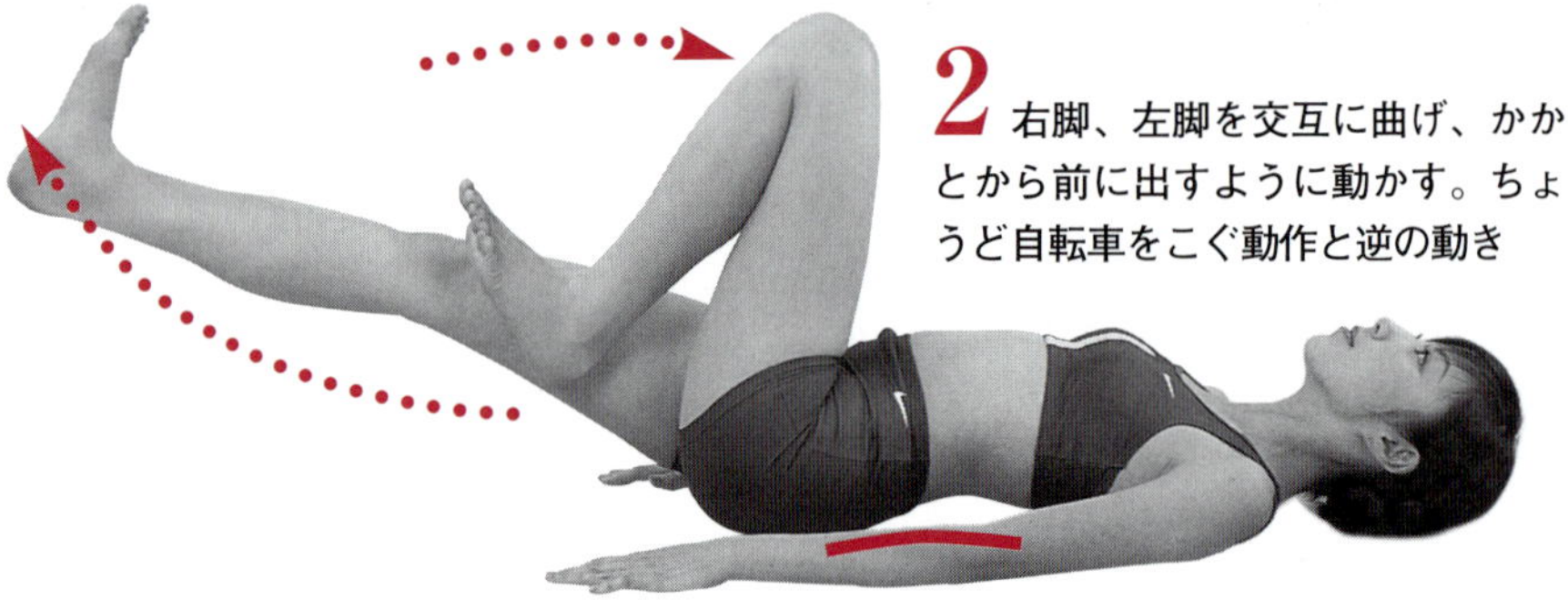

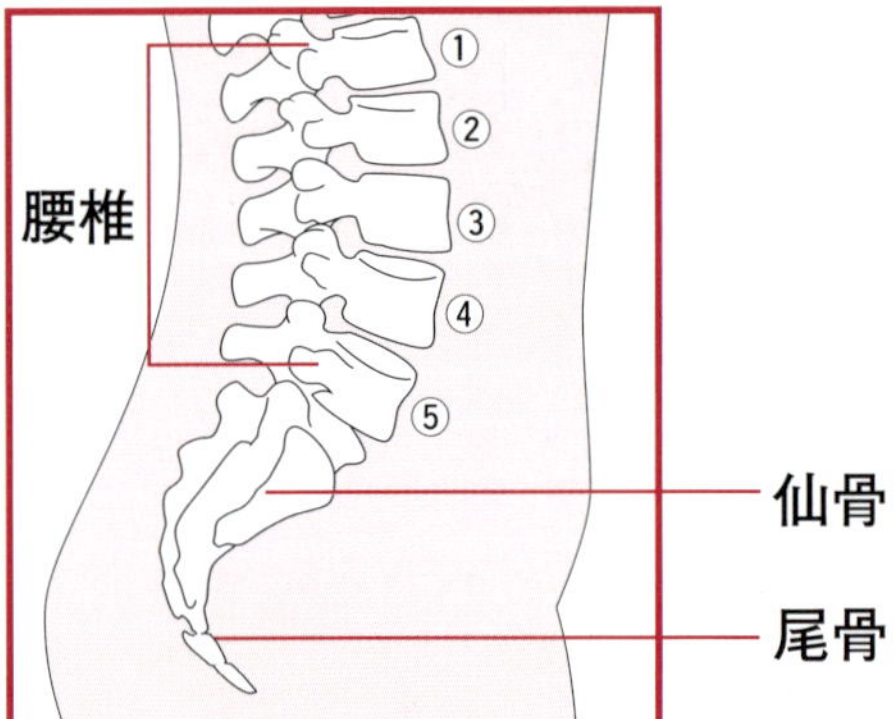

できない場合は

腰の痛みが激しく、足を動かすのが難しい場合は、ひざを少し曲げて足の回転を小さくするといいでしょう

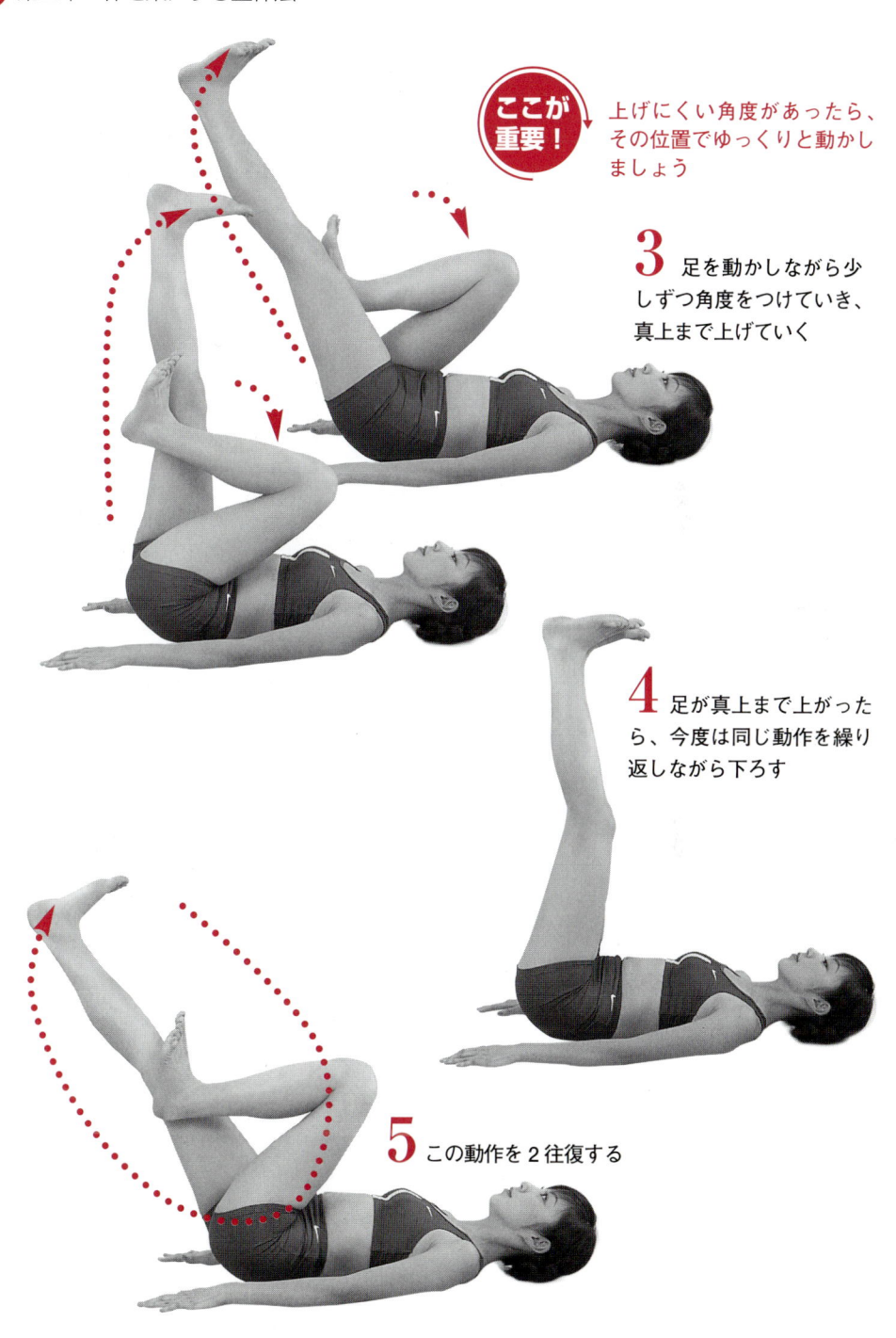

ここが重要！　上げにくい角度があったら、その位置でゆっくりと動かしましょう

3　足を動かしながら少しずつ角度をつけていき、真上まで上げていく

4　足が真上まで上がったら、今度は同じ動作を繰り返しながら下ろす

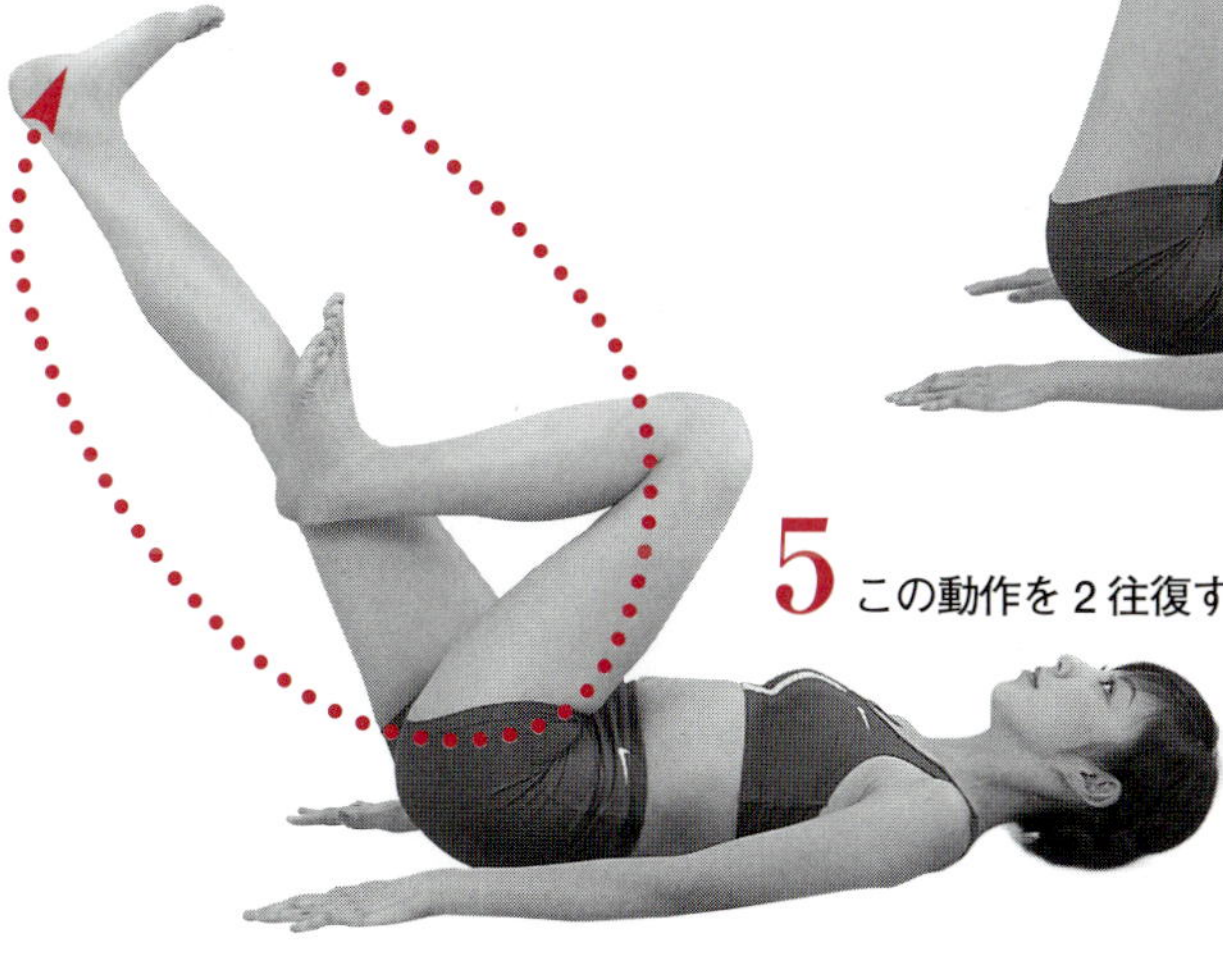

5　この動作を 2 往復する

腰の痛みに効く②

朝・晩
各2回

股関節のV字体操

骨盤の低下による股関節への負担をやわらげ、股関節をゆるめて腸骨へ力を集めることで腰の硬直がゆるみ、腰の痛みを緩和させます。

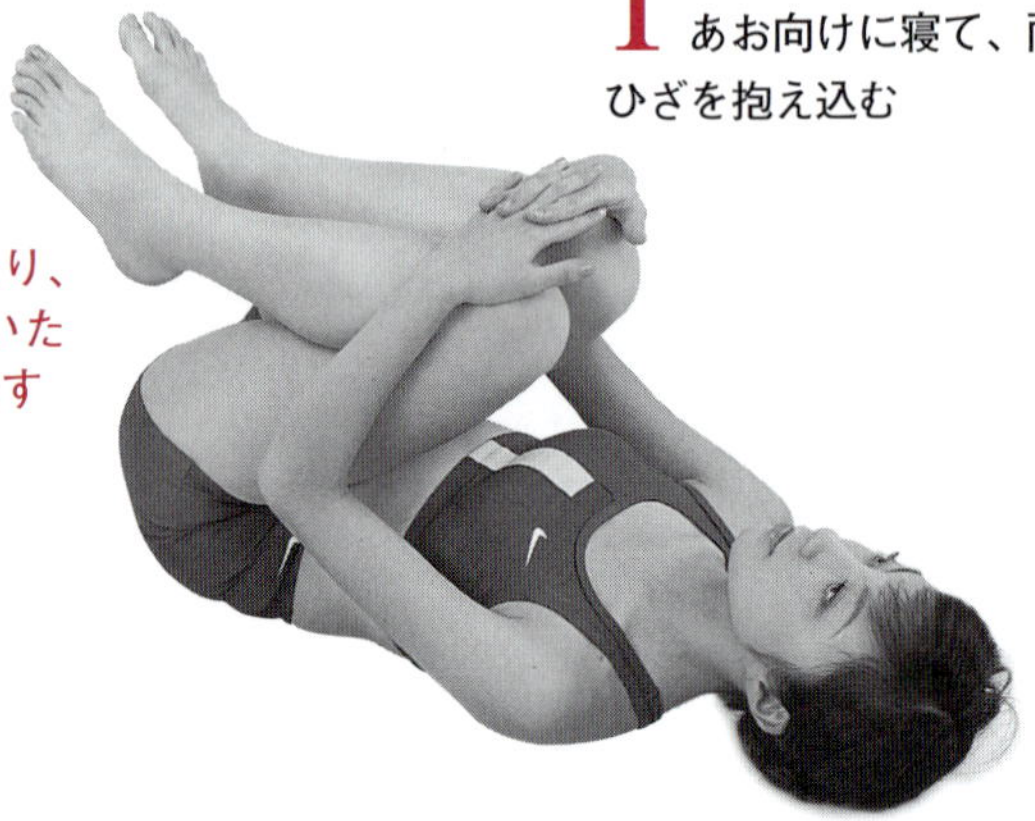

1 あお向けに寝て、両ひざを抱え込む

ここが重要！ 背中が床から離れたり、左右どちらかへ傾いたりしないようにします

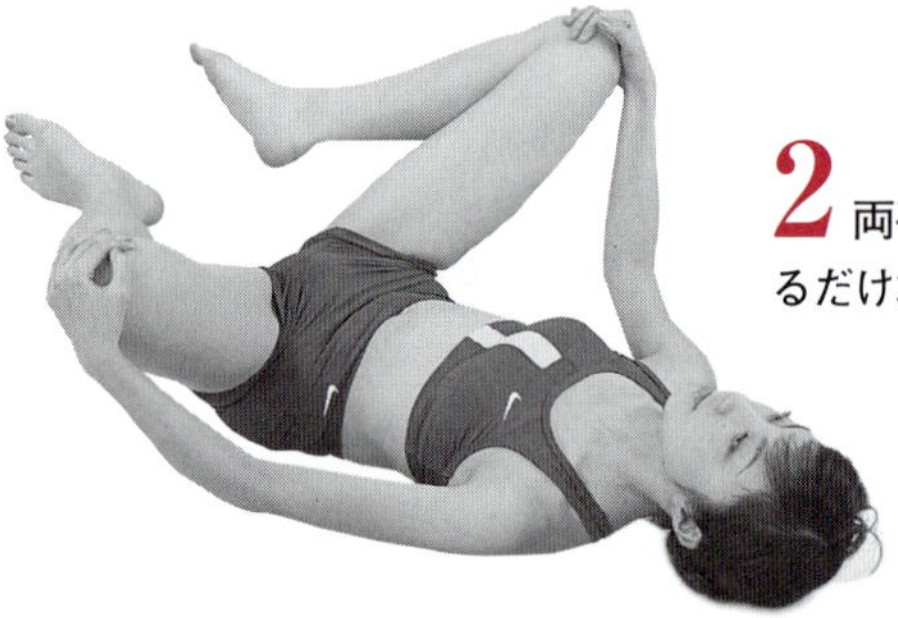

2 両手で、ひざをできるだけ左右に開く

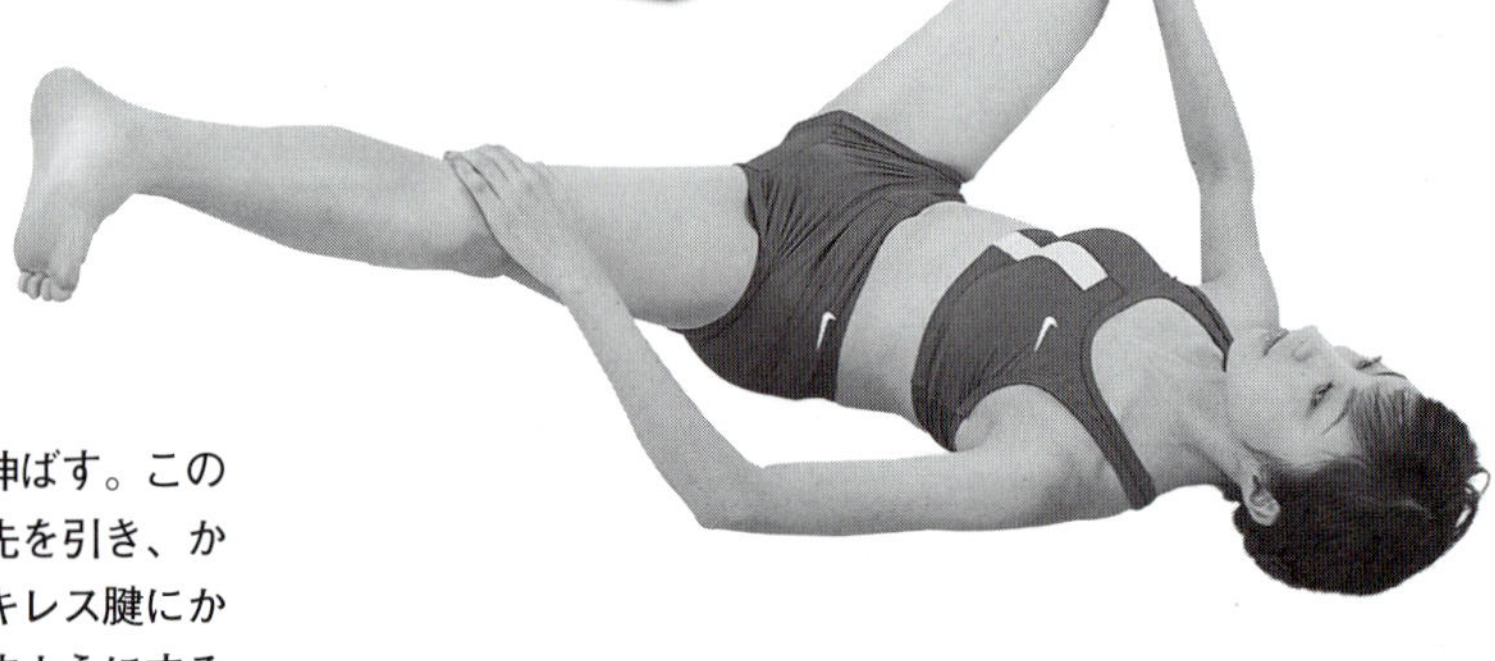

3 ひざを伸ばす。このとき、つま先を引き、かかとからアキレス腱にかけてを伸ばすようにする

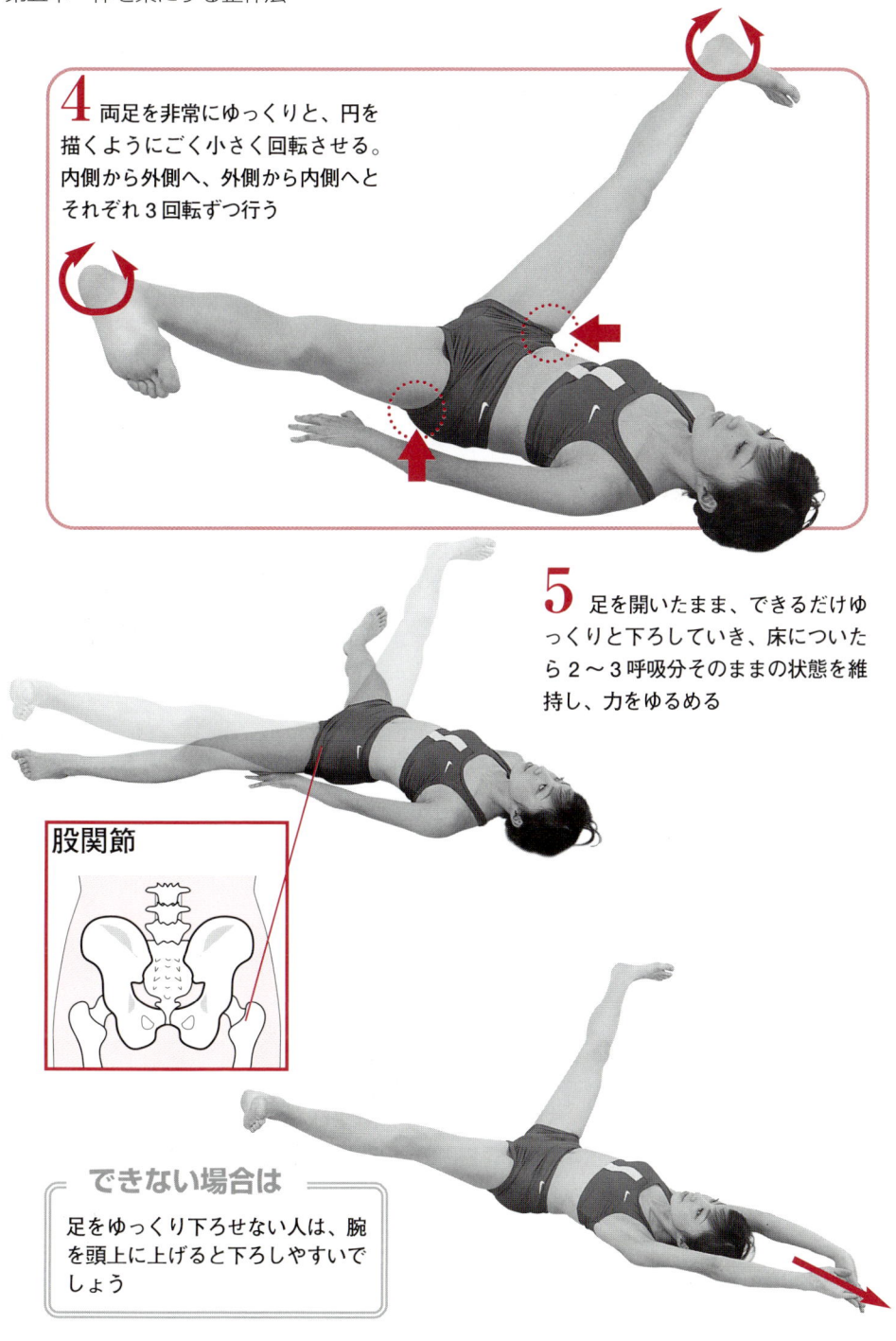

4 両足を非常にゆっくりと、円を描くようにごく小さく回転させる。内側から外側へ、外側から内側へとそれぞれ３回転ずつ行う

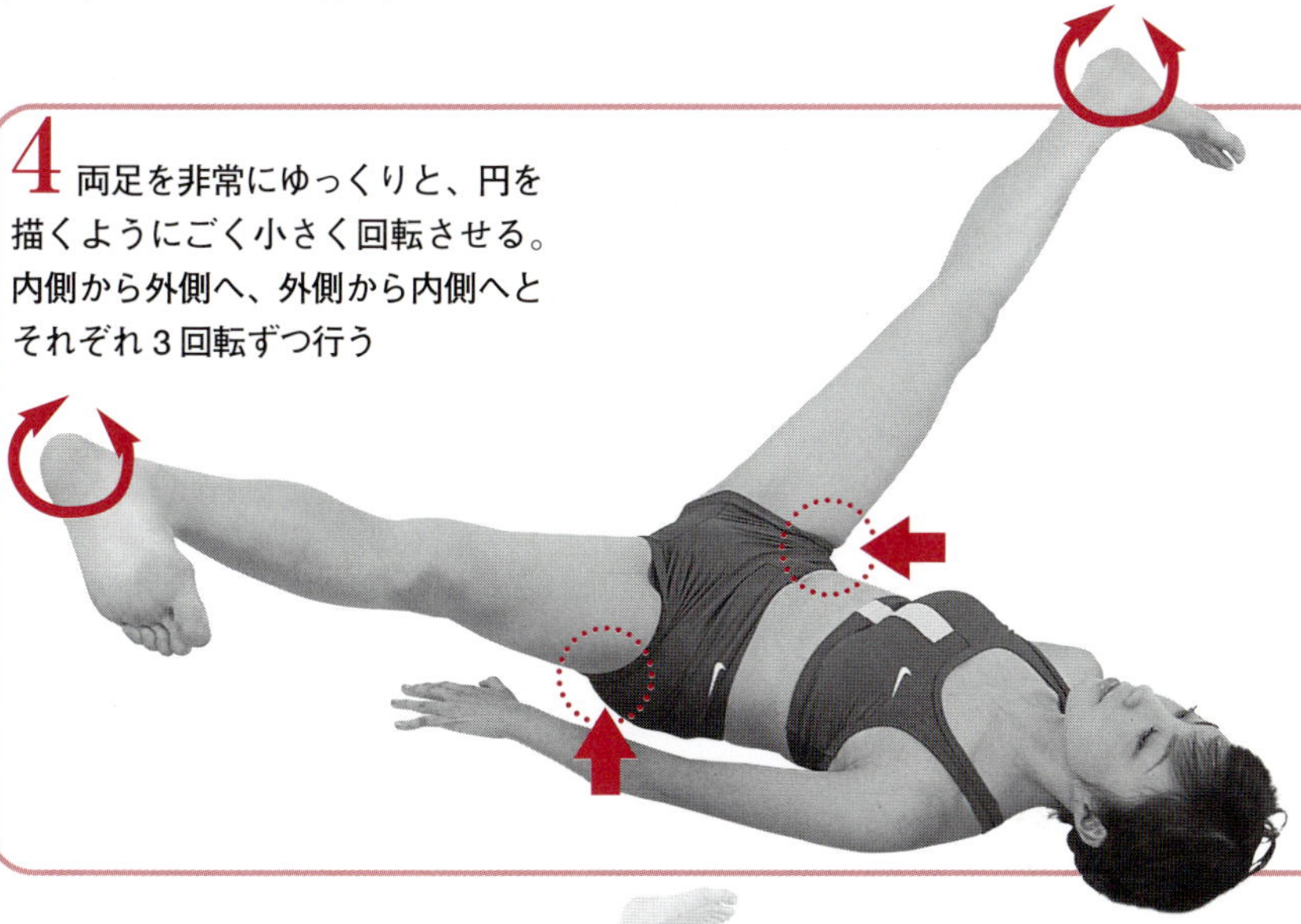

5 足を開いたまま、できるだけゆっくりと下ろしていき、床についたら２～３呼吸分そのままの状態を維持し、力をゆるめる

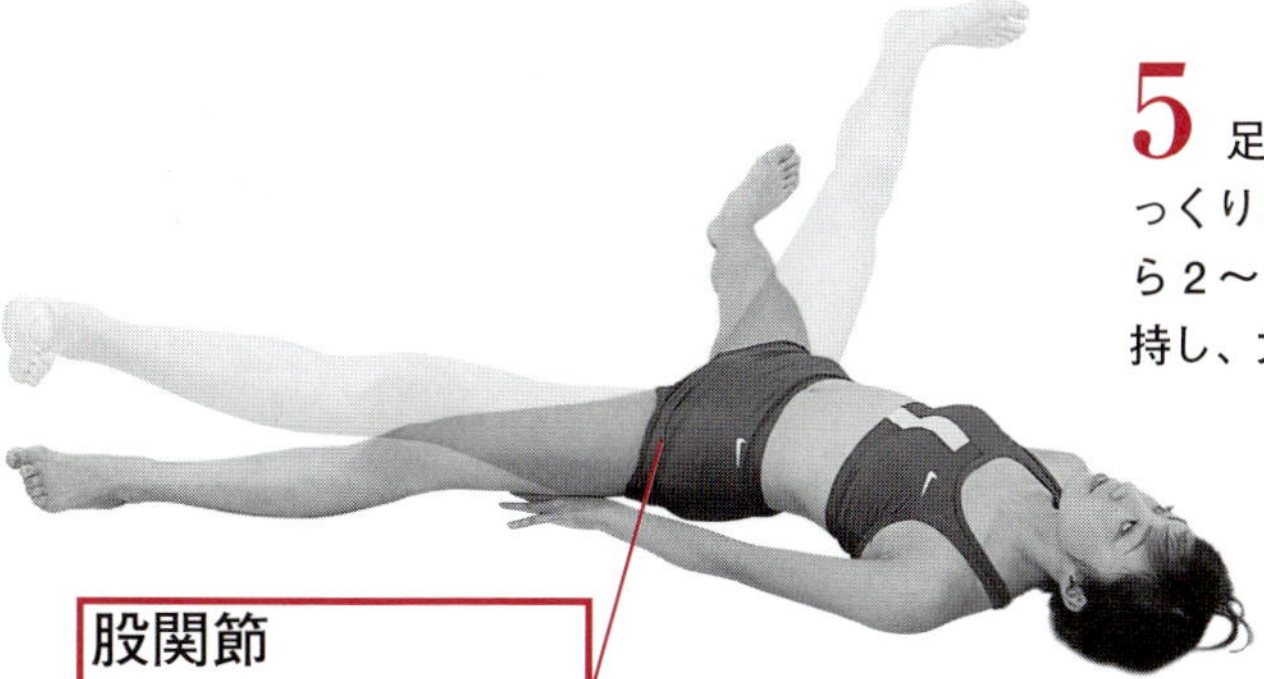

股関節

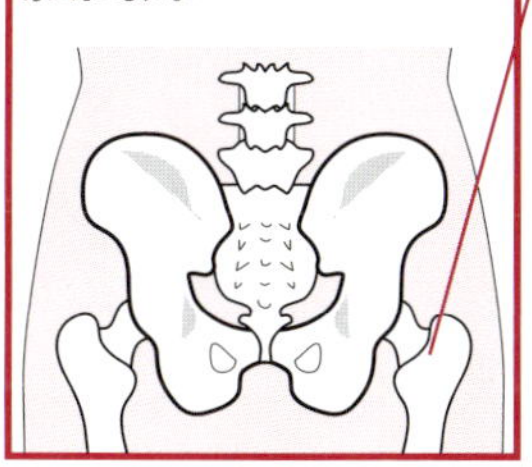

できない場合は

足をゆっくり下ろせない人は、腕を頭上に上げると下ろしやすいでしょう

膝

knee

痛みの原因はひざでなく腰に始まる重心のズレで骨格が崩れるから

「股関節」「ひざ」「足の裏」で支える

加齢とともに感じるひざの痛みの多くは、ひざの軟骨が磨り減って硬く変形してしまい、周囲の組織を傷つけることで生じます。原因は加齢や肥満、過剰なダイエットによる栄養不足と言われていますが、整体法で診ると別の要因が浮かび上がります。

それは「重心」の問題です。

人間は股関節、ひざ、足の裏（足の裏は親指、小指、かかとの3点）でバランスをとって上体を支えています。通常は、まっすぐ腰からひざを通って地面へと力が抜けていきますが、体のバランスが崩れてくるとその状態が維持できなくなってしまいます。たとえば極度に疲労する、骨盤が開いたり下がったりする、あるいは外反母趾《がいはんぼし》で足の裏の3点支持がうまくいかなくなる……こうなると重心が崩れてしまうのです。

崩れた重心を安定させるために、体は両足を開いたり、骨盤に負担をかけて無理にでもバランスを取ろうとします。現代の女性に多いO脚も、この結果として生じてしまう症状の一つです。

ここまでくると、まっすぐに力は抜けません。体重を支えるための力はひざに集中し、ひざはその力を外側に逃がそうとさらにがに股になっていき、やがてひざの筋肉は関節とともに硬直を始めてしまうのです。それが関節を少しずつすり減らし、長い時間をかけてひざの痛みの原因を作ってしまうわけです。

ひざの痛みは骨盤にも原因が

腰椎3番は体のねじりを司る箇所ですが、ここが硬直していると、体がうまくねじれないため、ひざを軸に体をひねるようになります。本来、ひざにはねじりに対応する機能がほとんどないため、ひざへの負担を軽減させようと筋肉を硬直させ、痛みを感じさせているのです。

こうした痛みは、ストレスや過食、腎機能の低下などから腰椎3番が硬直して、ひざに症状が出るという流れもあるので、その根本を見つけ、改善することが完治への第一歩でしょう。

ひざへの負担を減らし痛みを予防するには「脊柱《せきちゅう》をゆるめる体操（86ページ参照）」や「腸骨体操（96ページ参照）」がよいでしょう。1日2回、朝晩行うことで緊張をほぐし、弾力を維持するのに効果的です。

また、ひざの変形性関節症の方は、「ひざが痛い人の体操（138ページ参照）」を無理のない程度に行い、その後にひざへ蒸しタオルを当ててください。

本項にはもう一つ「股関節を内側にひねる体操（136ページ参照）」を掲載しています。これは股関節を調整し、ひざにかかる負担を減らすための体操です。力をかける方向に十分注意しながら行ってください。

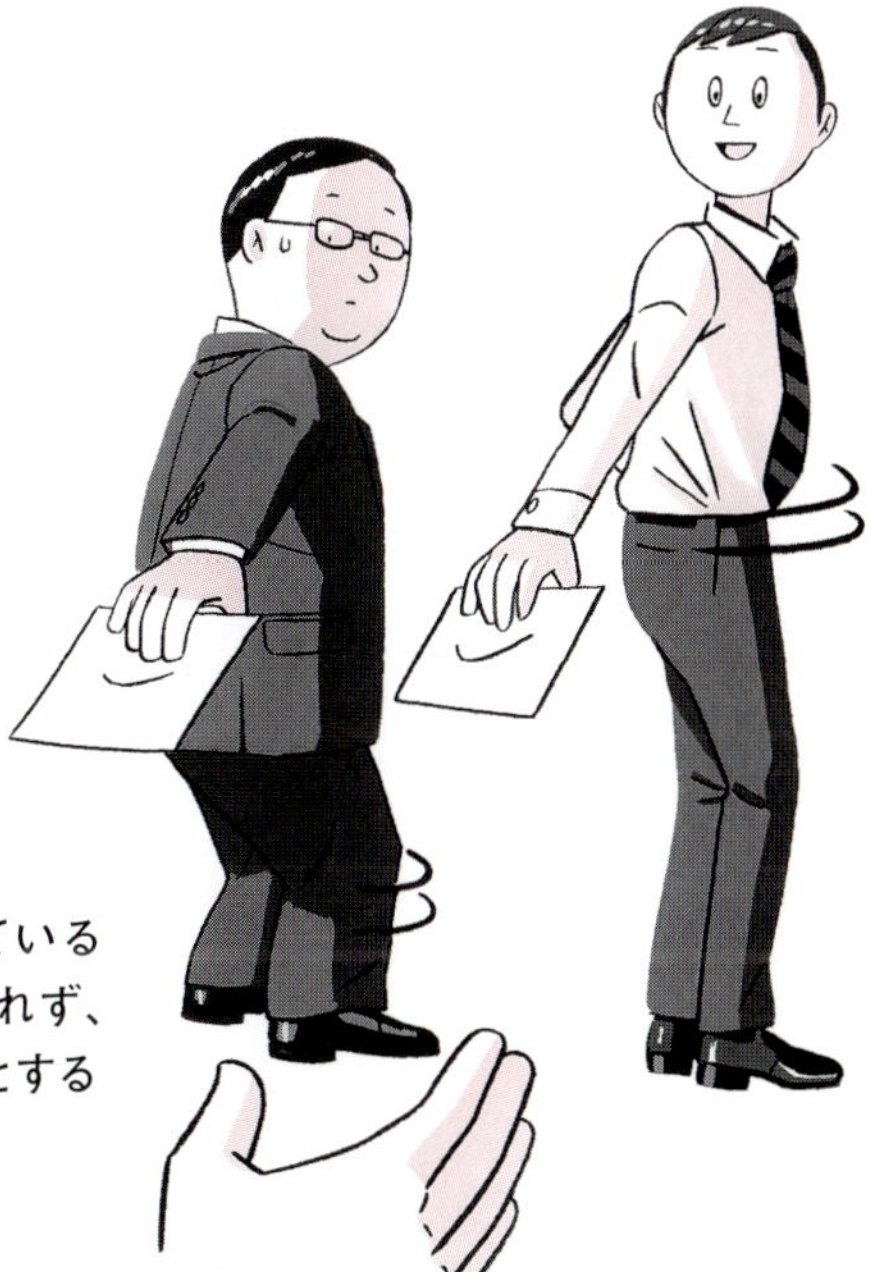

腰椎3番が硬直していると、うまく体がひねれず、ひざを軸にひねろうとする

ひざの痛みに効く①

朝・晩
各２回

ひざが痛い人の体操

ひざが痛いときに行う簡単な体操です。股関節を整えてひざの負担を軽くします。フローリング、あるいは畳の目に沿った方向で座って行うと滑りも良く、負担が軽減されます。

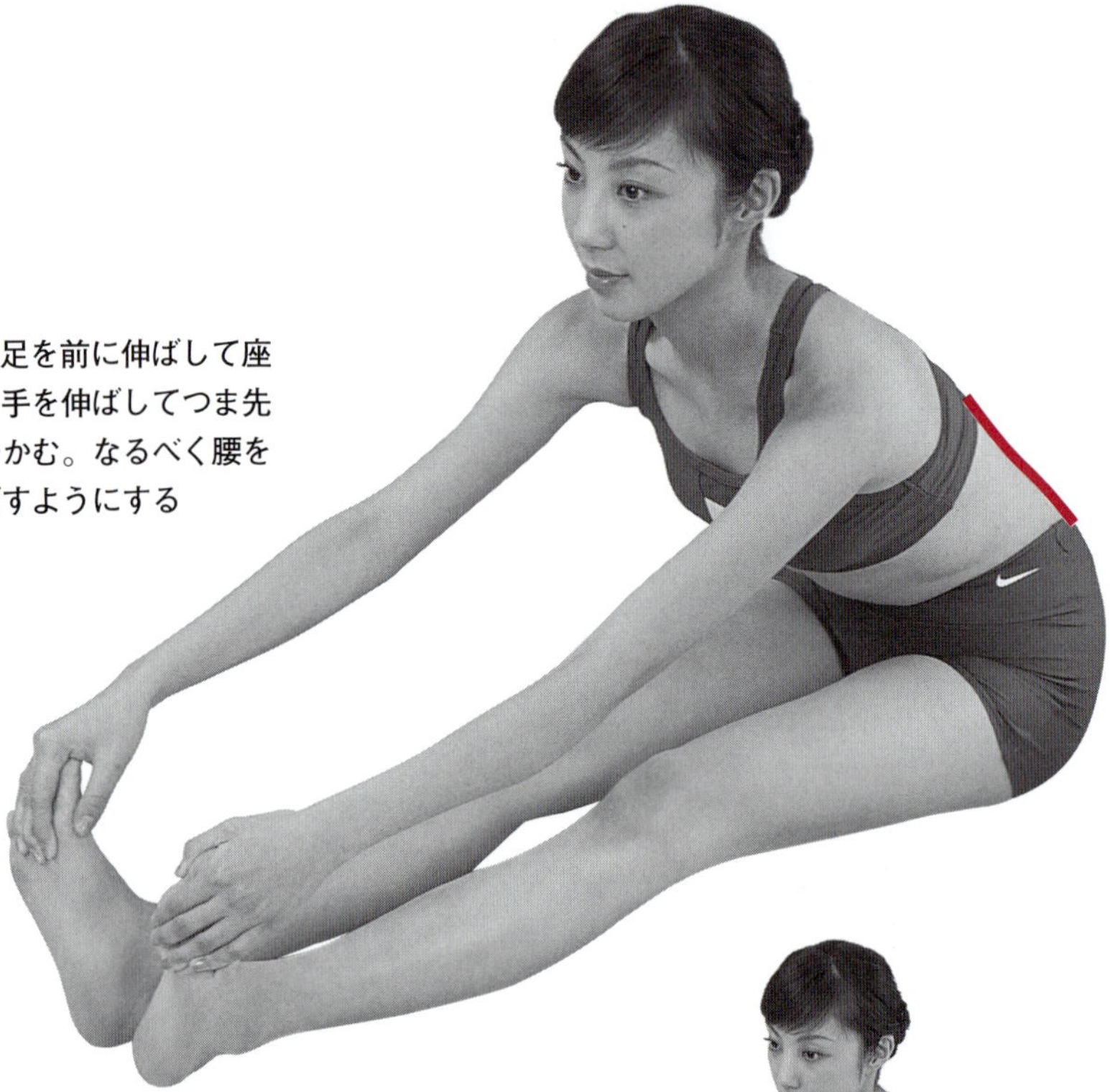

1 足を前に伸ばして座り、手を伸ばしてつま先をつかむ。なるべく腰を伸ばすようにする

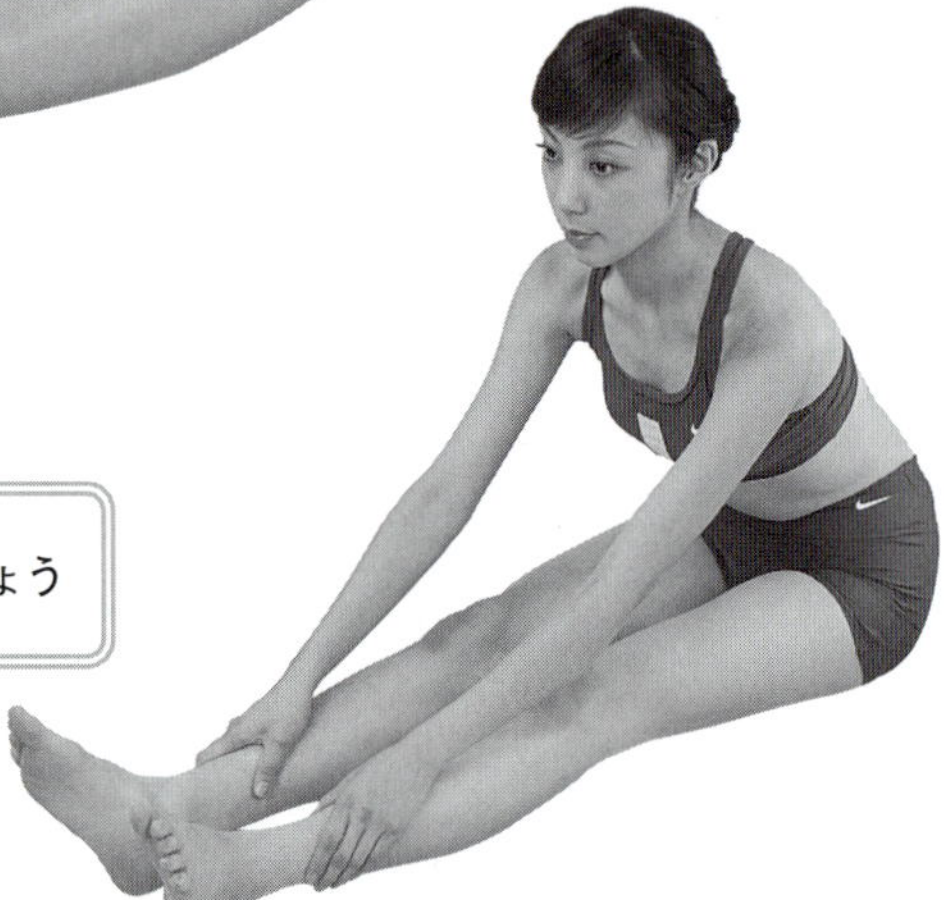

できない場合は

足首より少し上をつかみましょう

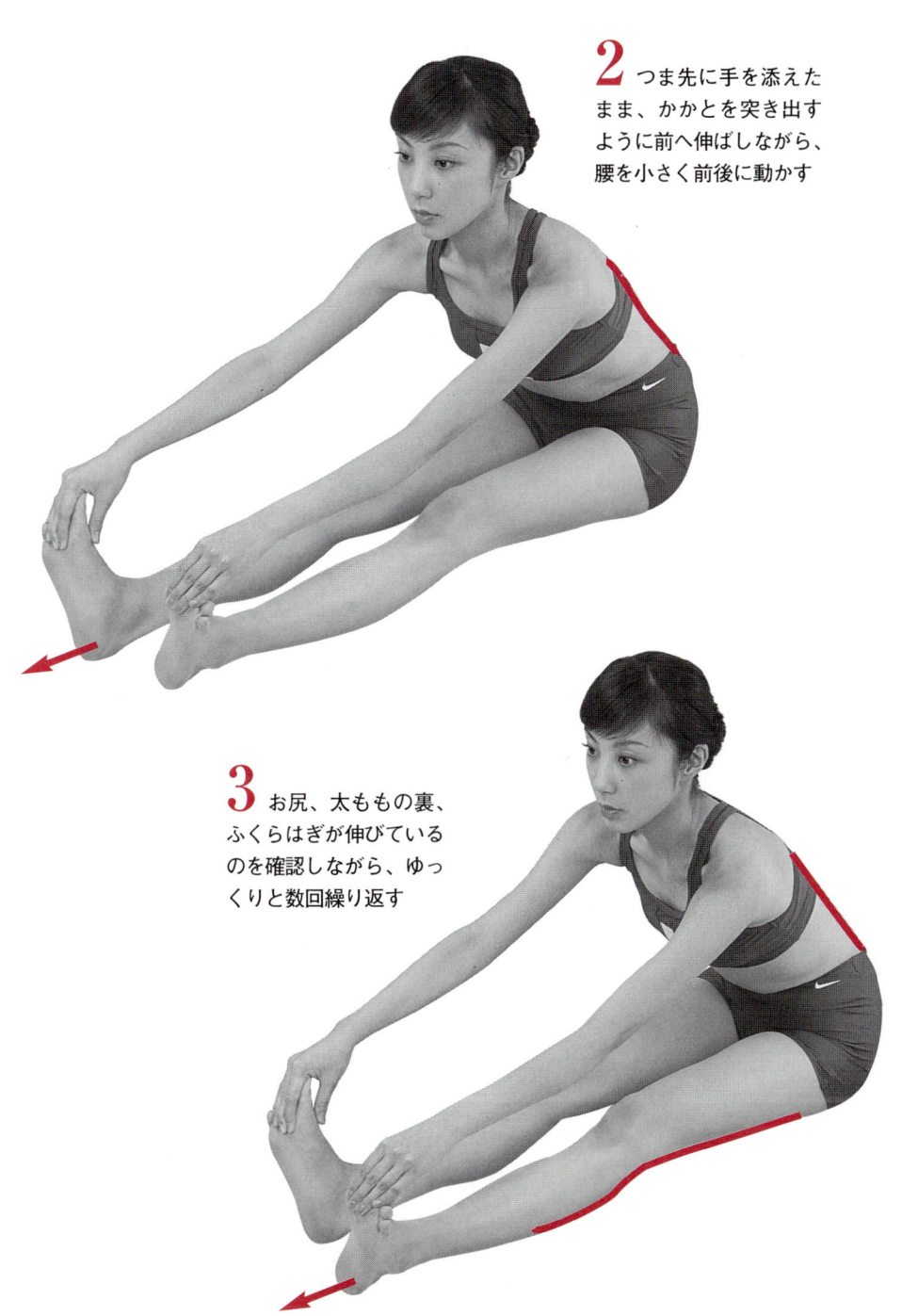

2 つま先に手を添えたまま、かかとを突き出すように前へ伸ばしながら、腰を小さく前後に動かす

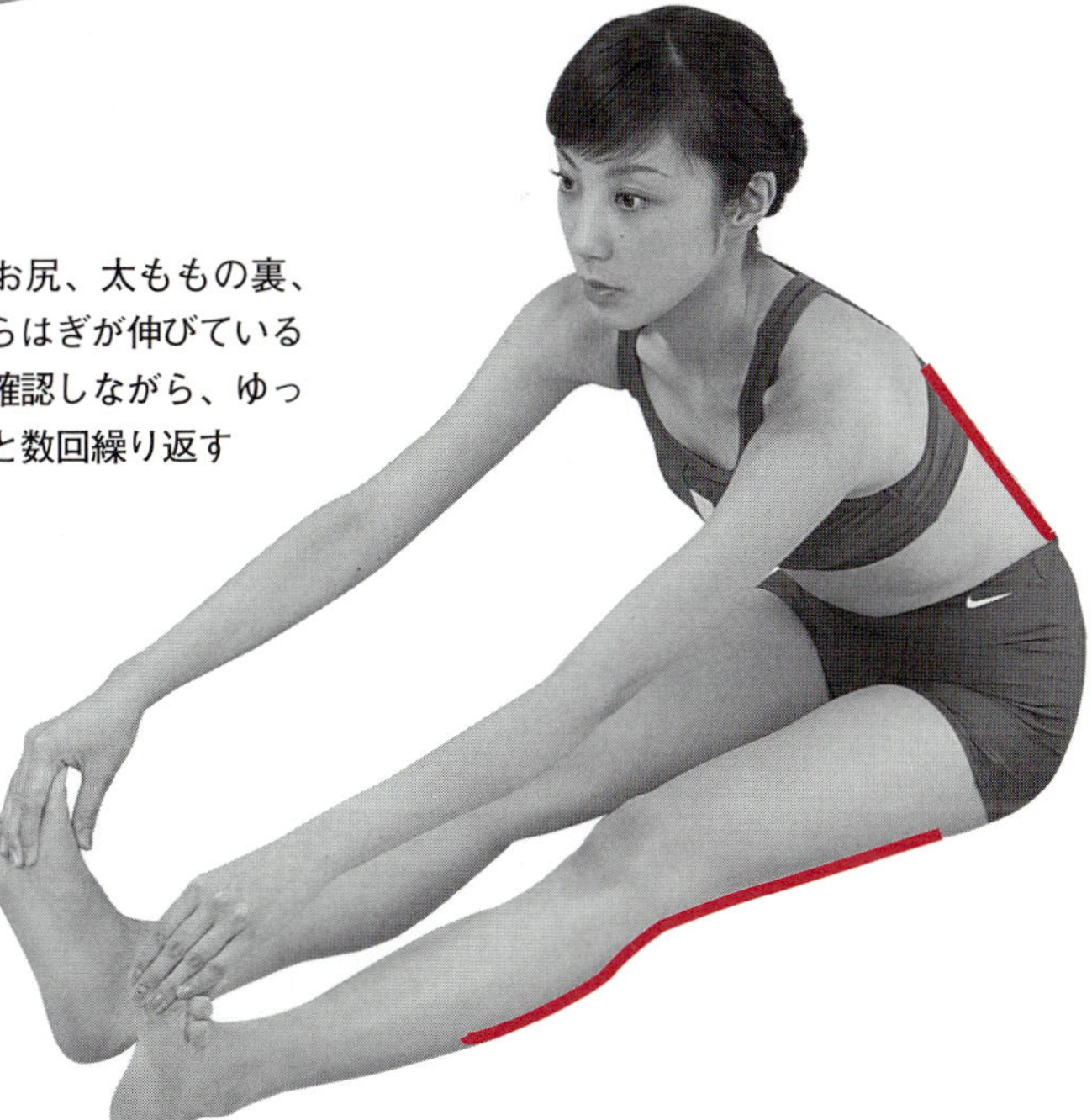

3 お尻、太ももの裏、ふくらはぎが伸びているのを確認しながら、ゆっくりと数回繰り返す

ひざの痛みに効く②

朝・晩
各２回

股関節を内側にひねる体操

股関節を軸に、脚を旋回させることでズレた重心を元に戻すための体操です。上手に行うと、最後に足を下ろしていく際、床が非常に遠く感じるようになります。

1 あお向けに寝て片脚を上げ、両手でひざを抱えて体に引き寄せる

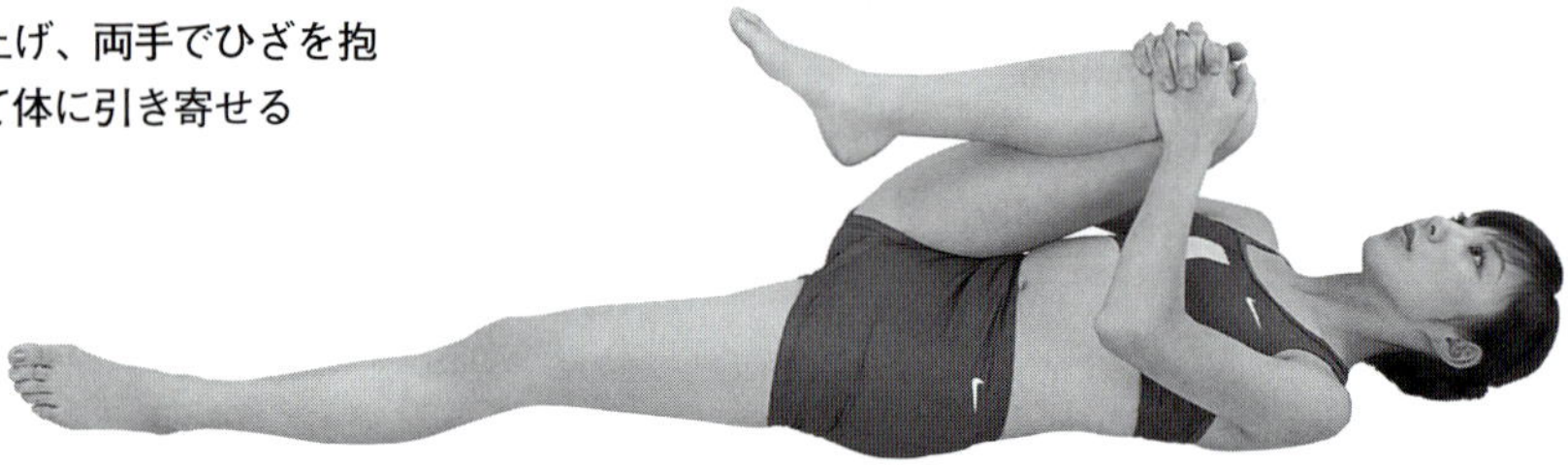

2 足先を上げ両手で太ももを持つ。つま先よりもかかとを上げ、アキレス腱が伸びるようにする

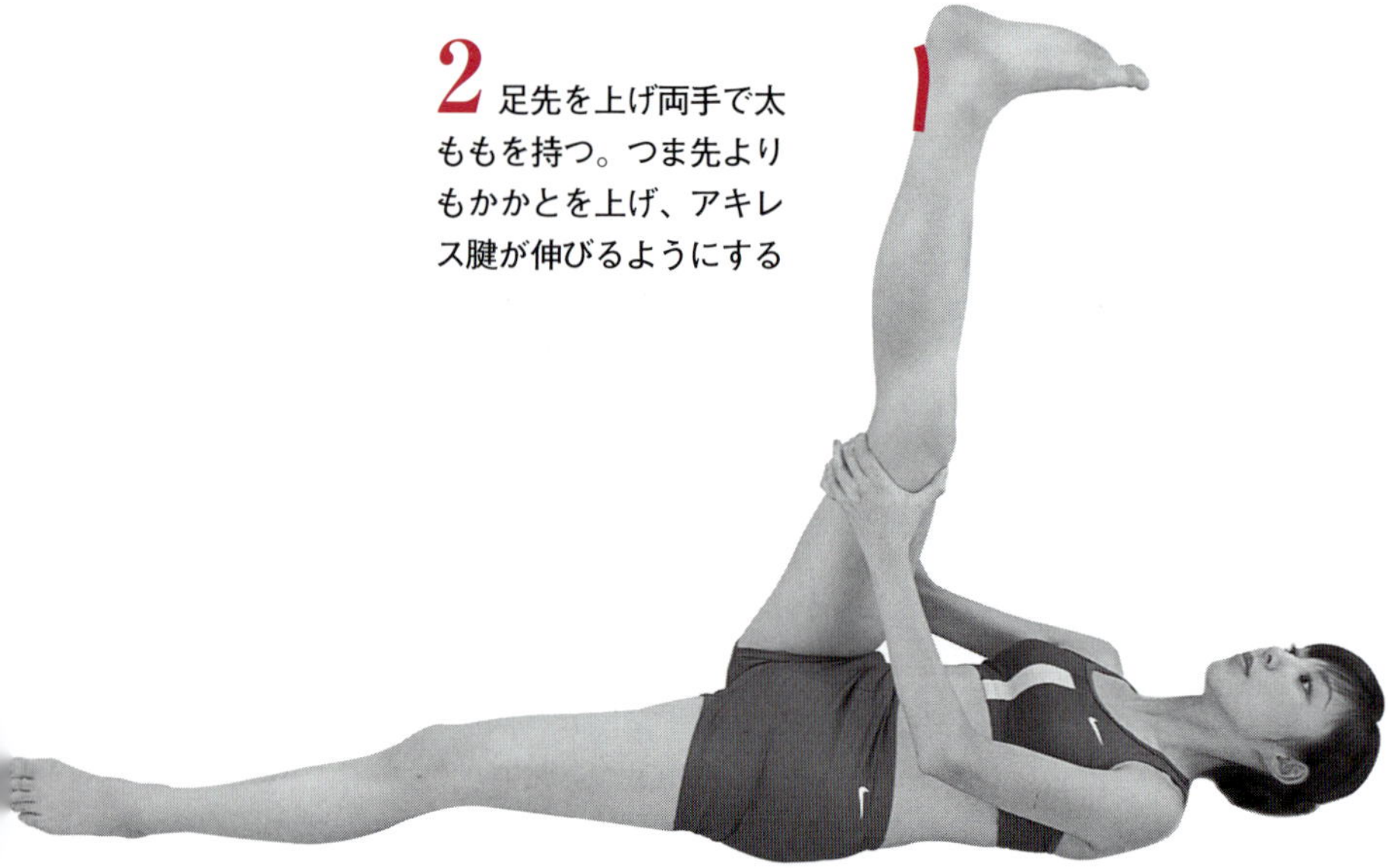

ここが重要!

ひざが曲がったり背筋をまるめないようにしましょう

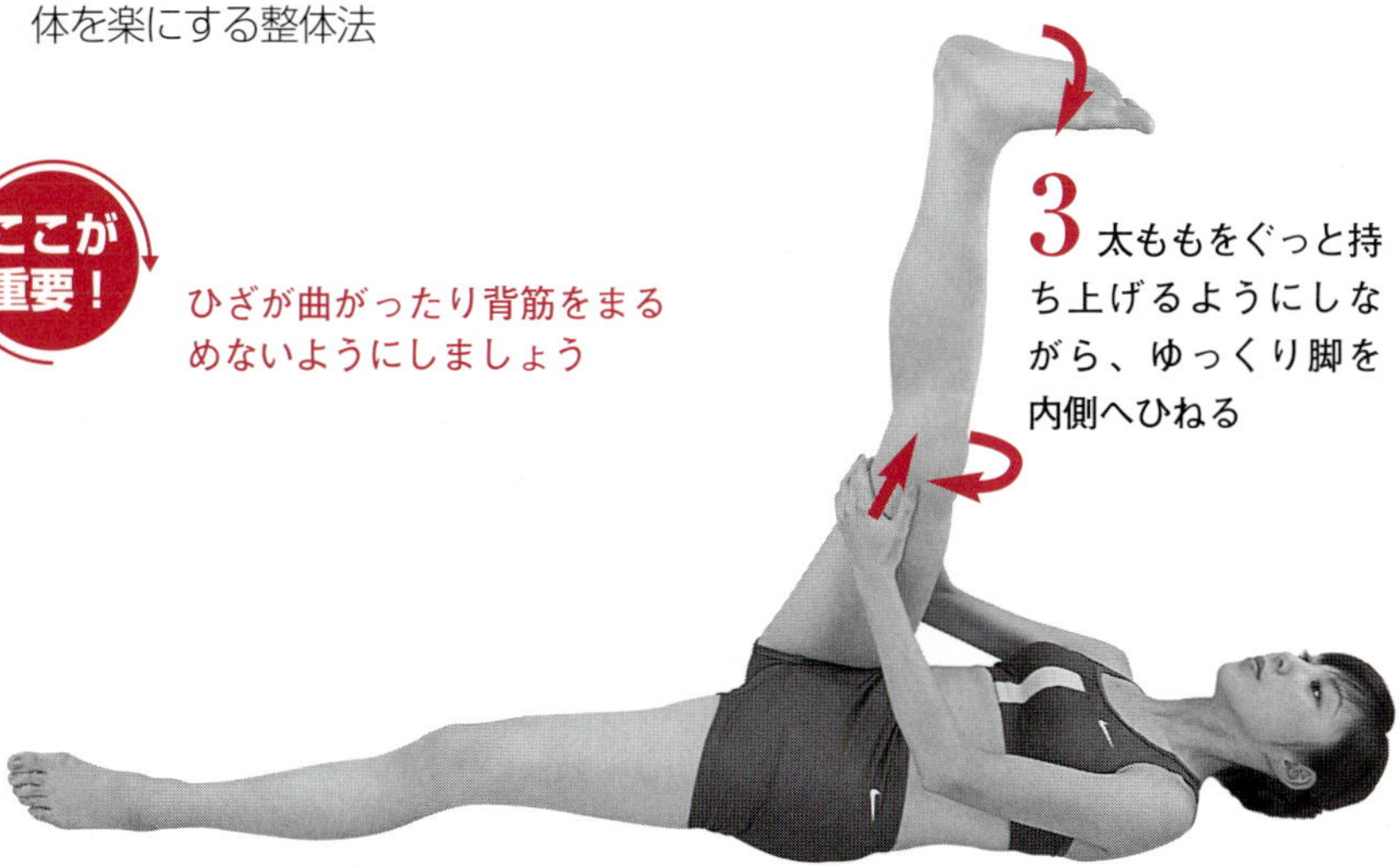

3 太ももをぐっと持ち上げるようにしながら、ゆっくり脚を内側へひねる

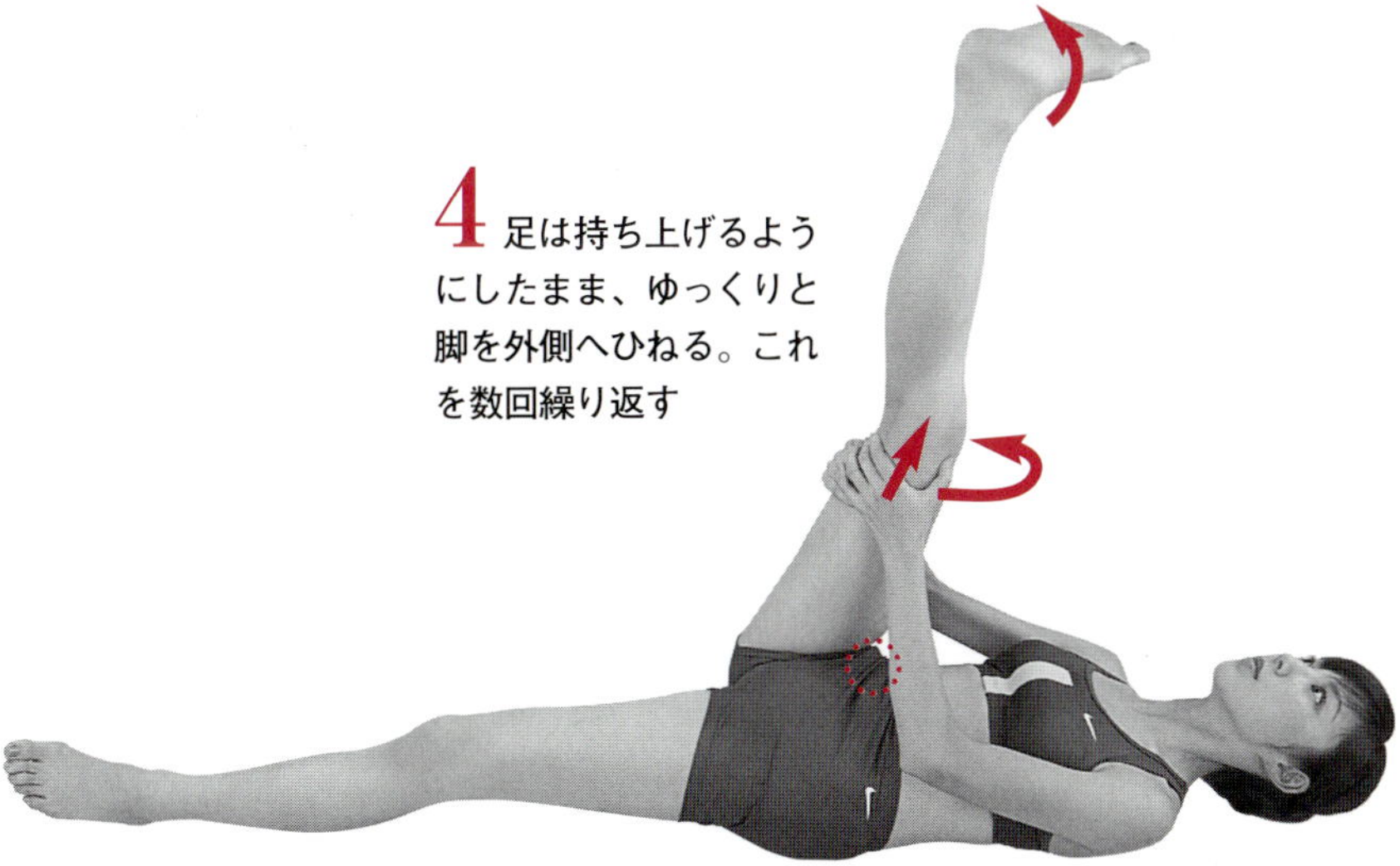

4 足は持ち上げるようにしたまま、ゆっくりと脚を外側へひねる。これを数回繰り返す

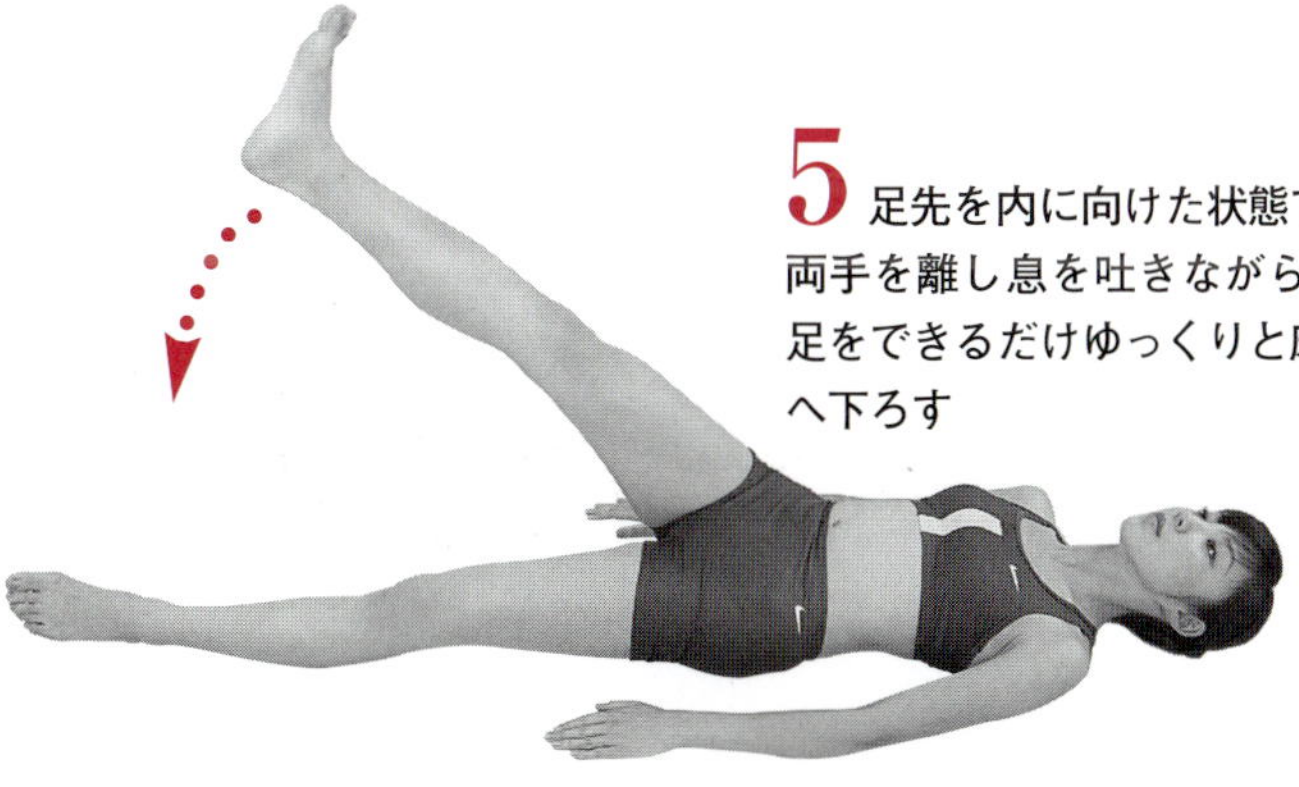

5 足先を内に向けた状態で両手を離し息を吐きながら、足をできるだけゆっくりと床へ下ろす

整体
seitai

肩
shoulder

肩甲骨の位置がズレると内臓や精神状態に非常に大きく影響する

肩甲骨が教えてくれる

肩の症状の最重要ポイントは、肩甲骨です。

肩甲骨はほとんど骨と接しておらず、筋肉に囲まれています。肩甲骨周辺の筋肉は背骨とつながっているため、微妙な変化であっても敏感に反応する特徴を持っています。たとえば姿勢の悪い人は、肩甲骨の内側の筋肉が弛緩しています。そのため肩甲骨は、定位置を維持できず、左右に開きつつ下がってしまうのです。すると今度は、バランスを取るために腰骨が下がり、骨盤が開くようになります。腰にはホルモン分泌や泌尿器の急所がたくさんありますから、最終的にはそちらにも影響が出てしまいます。

その逆もあります。**泌尿器系を壊したために腰が下がって硬直してしまい、そのせいで背骨によけいな力がかかり、引っ張られるようにして肩甲骨が下がってしまう**のです。

この姿勢や、肩甲骨の位置に大きく影響しているのが「肺の力」です。「肺の力」といっても、肺活量や酸素の吸収量といったものではありません。肺の弾力があり、しっかりとした呼吸ができているかどうかです。

肺は肋骨や鎖骨、横隔膜《おうかくまく》、背骨などに囲まれ、その中で一生懸命働いています。ここで肺に力があれば自然と呼吸が深くなり、周囲の骨や筋肉を押し広げようとする力が働きます。胸が押し広げられると、肩甲骨の位置は内に寄り、上がってくるのです。しかし、**呼吸器が弱いと周囲の骨が壁となって、そこで肺の拡張が妨げられ、呼吸を終えてしまいます。**その結果、肩甲骨が定位置を維持できず、下がってしまうのです。

　また、肩そのものは精神状態にも大きな影響を受けます。たとえば、気持ちの沈んだ人はがっくりと肩を落とし、怒っている人は両肩が上がって「怒り肩」に、自信を持っている人は、胸を張ることで背中側の筋肉が引き締まり、肩甲骨をがっしり保持するようになります。

　このように肩甲骨は、まさに体の状態やバランスを読み解く、重要な鍵となっているのです。

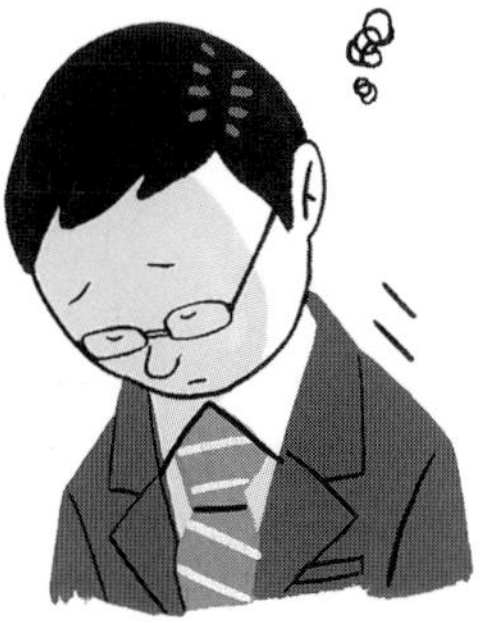

気持ちが沈むとがっくりと肩を落とす

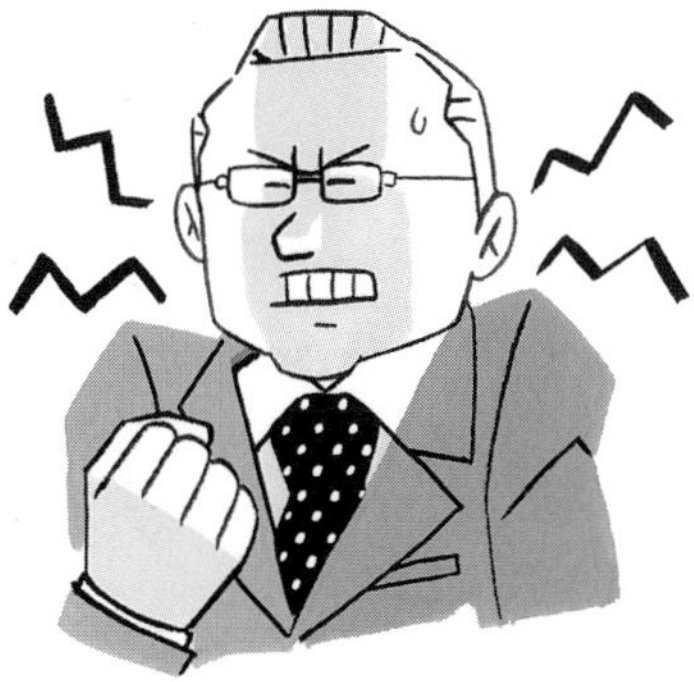

怒っている人は両肩が上がって怒り肩に

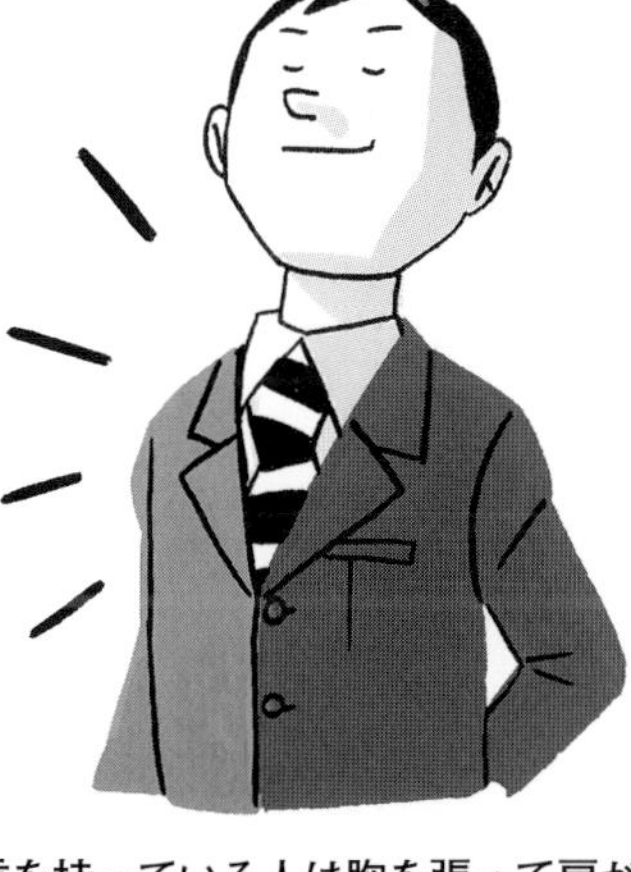

自信を持っている人は胸を張って肩がしっかりしている

体全体の不調が肩こりの原因となる

最近はクイックマッサージなるものが流行っているようですが、**根本的な原因を突き止め解決しなければ、いくら肩こりをもみほぐしたところで、いつまでたってもスッキリした状態にはなりません。**それどころか場合によっては、マッサージ後しばらくして筋肉が刺激に反発し、硬直を起こし始め「もみ返し」という状態になってしまいます。これでは不快感が増すばかりです。しかし、一言で「原因を探る」といっても、これがなかなか難しいのです。

もっと身近な例ですと、腕の疲労からくる肩こりがあります。仕事中、パソコンの使いすぎで腕が疲れてくると、まず指先や手首が硬直してきます。すると今度は、それを補うためにひじや肩を使うわけですが、やがてこちらの筋肉も緊張し始め硬直してしまい、それが肩こりとして認識されるわけです。

それだけではありません。同じパソコンの使いすぎでも眼精疲労からくることもありますし、座っている姿勢にも左右されます。また、食べすぎによって消化器官が疲労し肩が引っ張られるようにしてこり始める、さらに過剰なストレスによる肩こりさえあります。

このように、肩こりにはじつにさまざまな原因が考えられるので、まずはそこを探り出すことから始めなければならないのです。

また**「肩こり」というと、どうしても「ガチガチした硬い肩」という印象がありますが、「やわらかい肩こり」というのもある**のです。これは、肩周辺の筋肉や筋が硬直を起こさないタイプの肩こりです。これは、肩周辺の神経そのものが極度に緊張しているために、十分な機能を果たさなくなって起きます。神経が異常を抱え込んでしまった状態で、こちらのほうが重症と考えてもいいでしょう。

とはいえ、自ら根本の原因を究明するのは難しいので、「肩こり体操（口絵参照）」を実践することで症状の緩和に努めていただければよいでしょう。また、体操後に蒸しタオルを肩に当てると、より緊張がほぐれ、楽になるはずです。

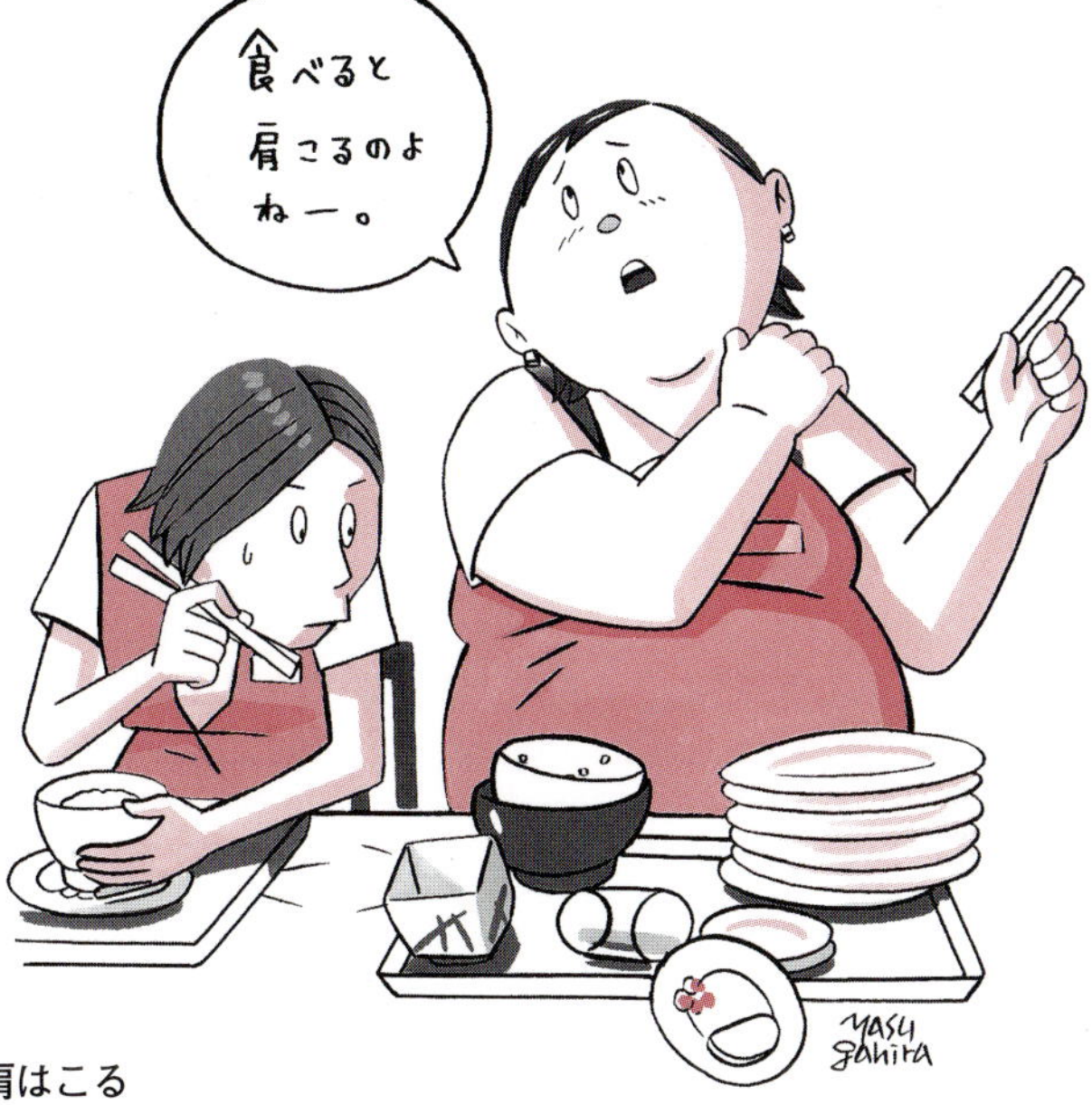

食べすぎでも肩はこる

四十肩、五十肩

おもに四十代、五十代の人がなる症状で、医学的には「肩関節周囲炎」「肩関節拘縮《こうしゅく》」といいます。

整体でいう四十肩は、たいていは3か月ほどで自然に回復しますが、最近は症状が進行していく肩関節の異常も見られます。最初はある角度で感じる痛みだけですが、徐々に肩を動かさなくても痛むようになります。これは肩の関節内部に石灰分が沈着して起こるとされています。整体法では、血液循環と肺の状態に関連があると考えていますが、症状が進行すると回復は困難を極めるので、専門家に診てもらったほうがいいでしょう。

通常の四十肩、五十肩であれば、次ページの「肩の体操」が効果的です。この体操は角度が重要なので、正しく行うよう心がけてください。さらに体操後、蒸しタオルを肩に当てると症状が緩和されます。

また痛みが激しい場合は、先に蒸しタオルを当てて筋肉をゆるめてから体操するといいでしょう。

肩の痛みに効く

朝・晩
各２回

肩の体操

肩の関節に力を集め、可動性を高める体操です。角度が大切なので、写真をよく見ながらゆっくりと、左右交互に行ってください。

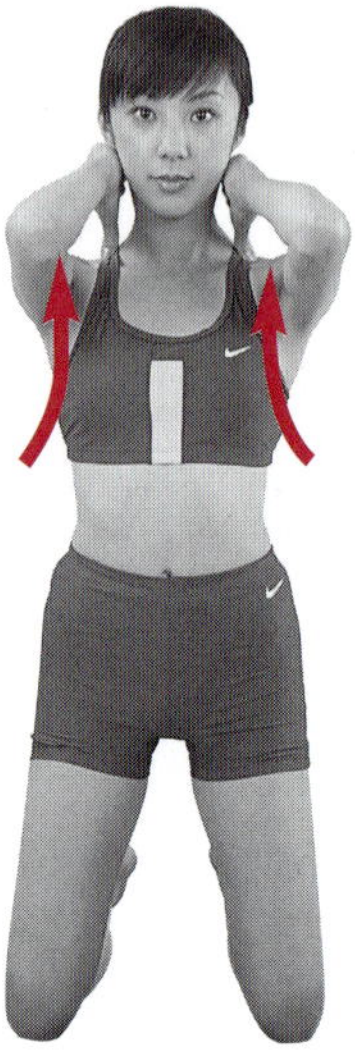

1 ひざ立ちになり、親指を立てて手を軽く握る。わきを軽く締めたまま親指の先を肩口に当て、ひじをゆっくり前から上げていく。ひじは、肩幅よりも広げない

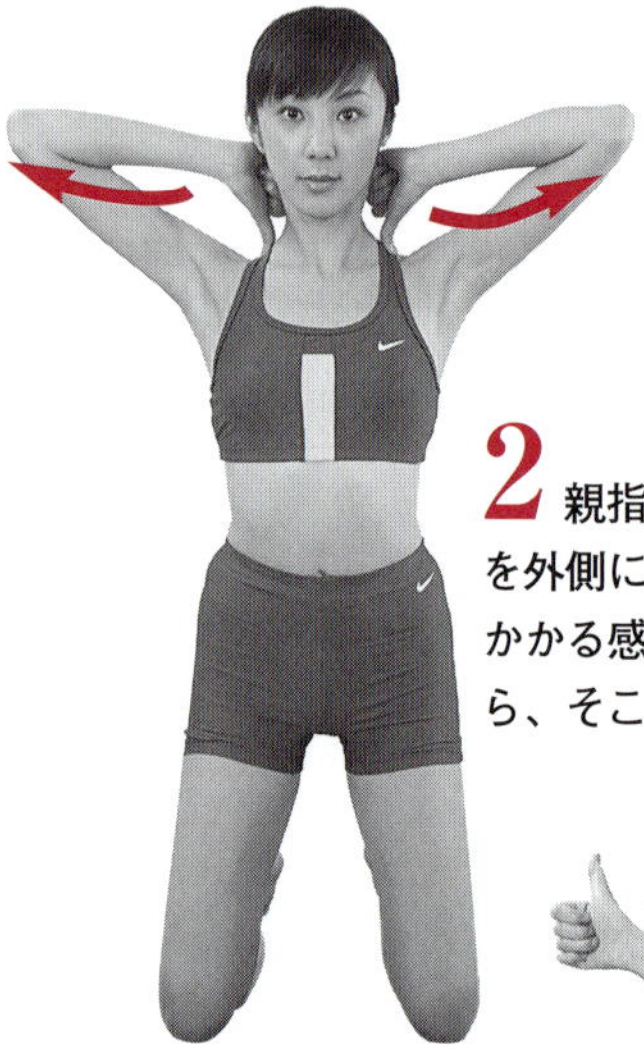

2 親指を軸にひじを外側に開く。引っかかる感じがあったら、そこで止める

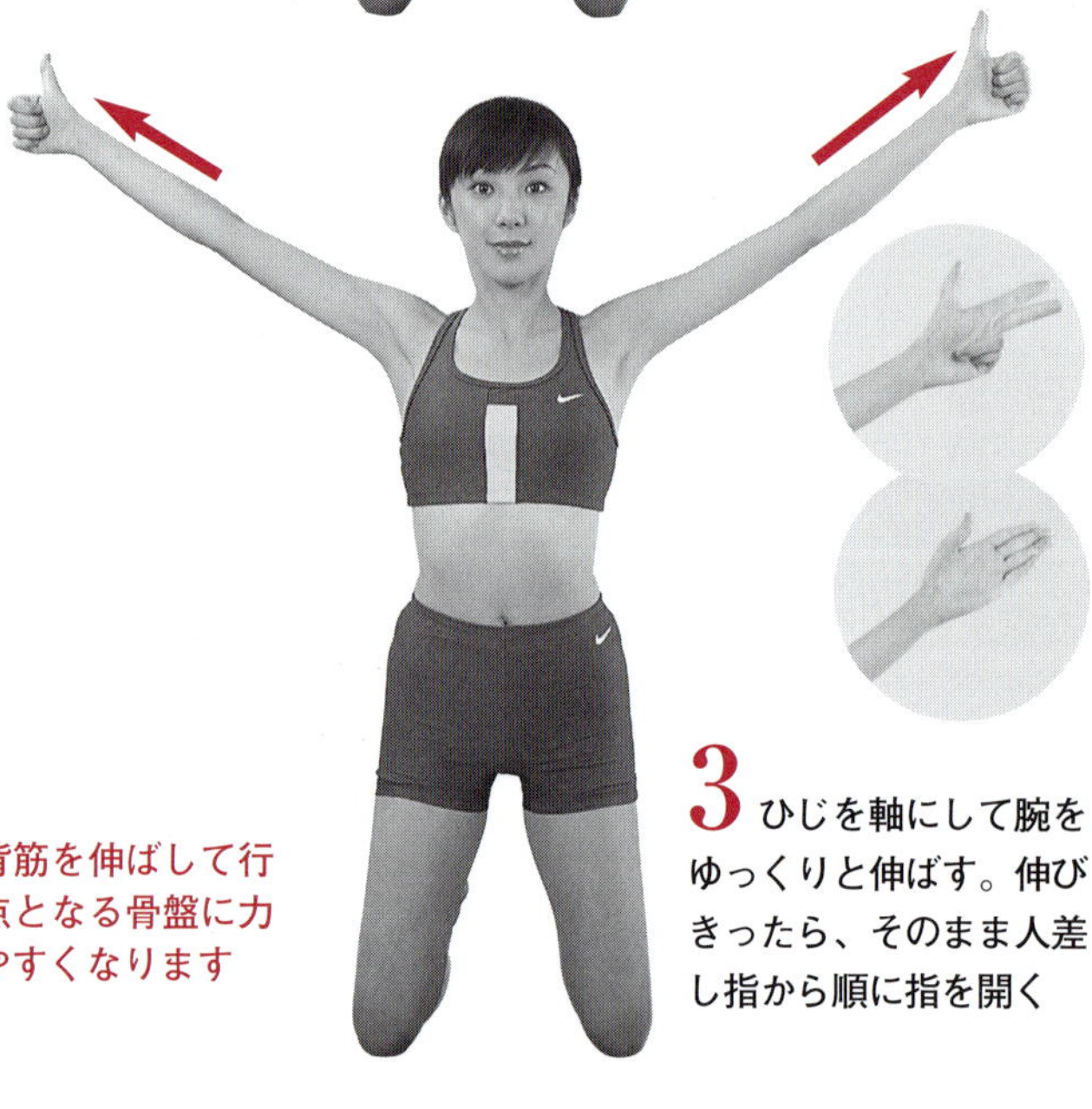

3 ひじを軸にして腕をゆっくりと伸ばす。伸びきったら、そのまま人差し指から順に指を開く

ここが重要！ なるべく背筋を伸ばして行うと、焦点となる骨盤に力が集まりやすくなります

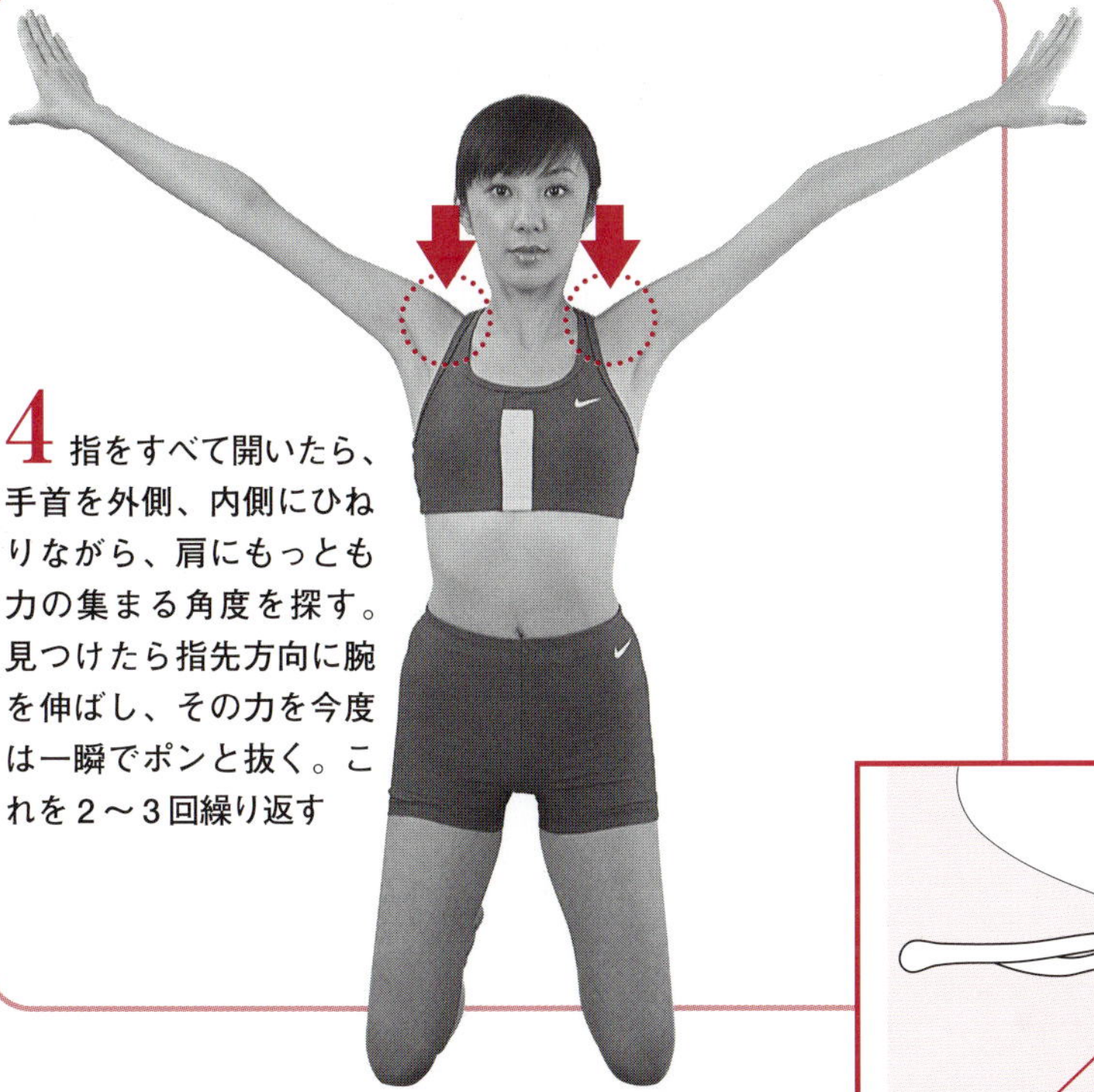

4 指をすべて開いたら、手首を外側、内側にひねりながら、肩にもっとも力の集まる角度を探す。見つけたら指先方向に腕を伸ばし、その力を今度は一瞬でポンと抜く。これを2～3回繰り返す

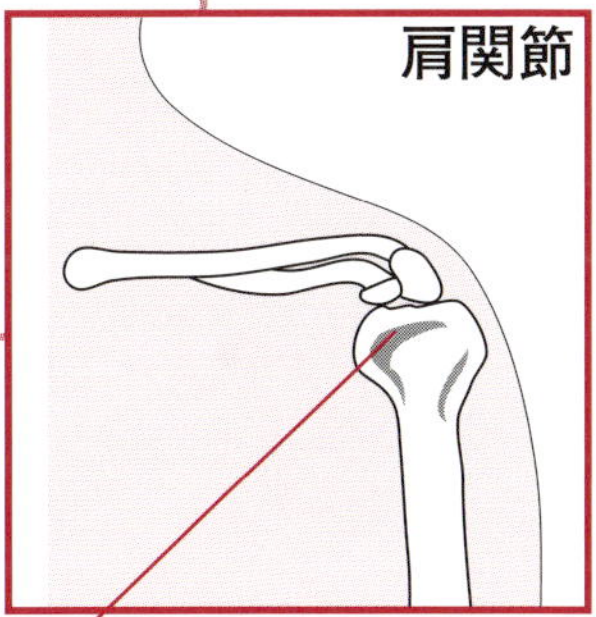

ここが重要！

力を抜くときは腕を下ろさず、指先方向に引っ張られた力を抜くようにしてください

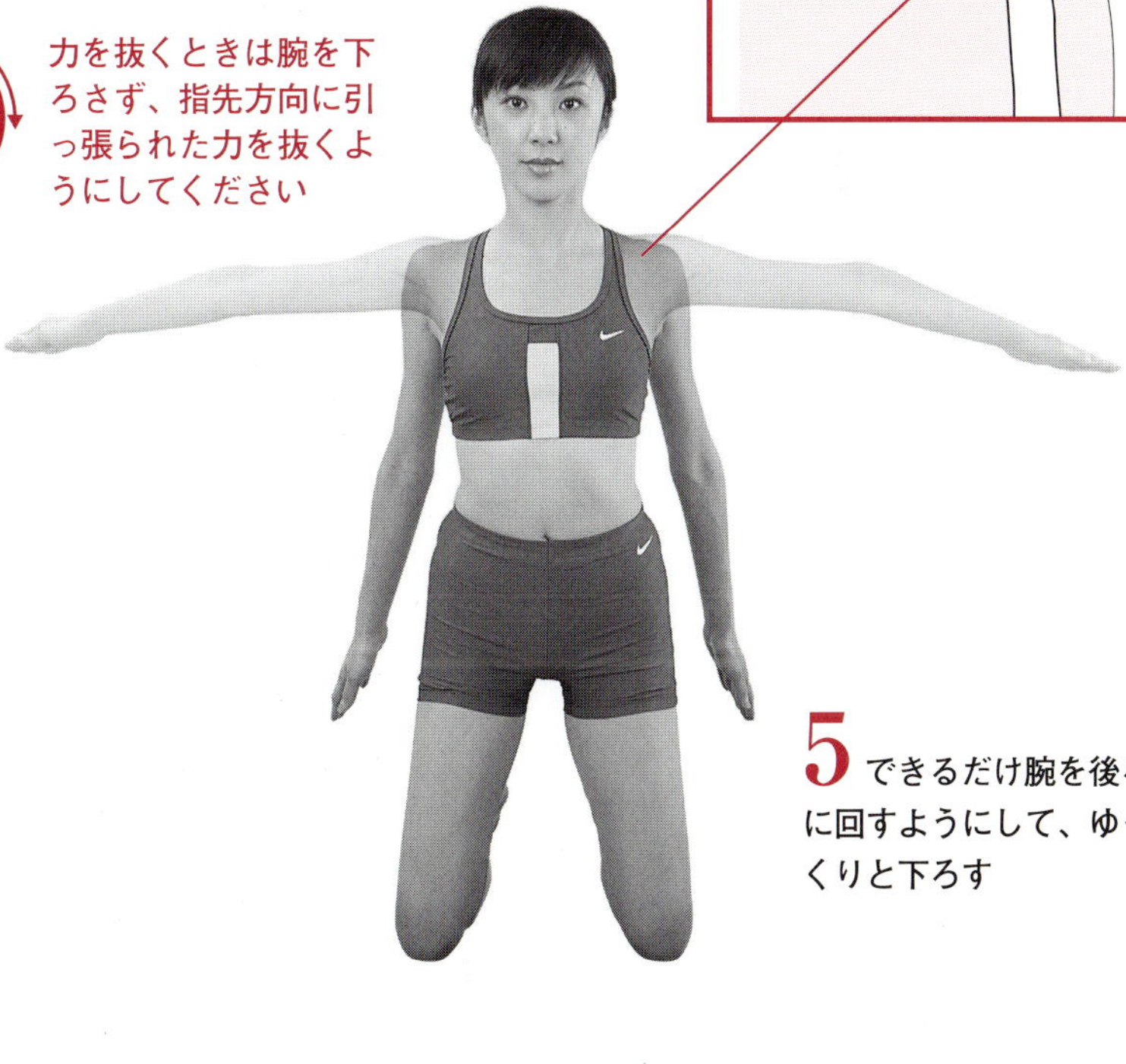

5 できるだけ腕を後ろに回すようにして、ゆっくりと下ろす

「触れられなかった仙骨のヒミツ」

本文中で触れることがなかった「仙骨」は、やけどや十二指腸潰瘍《かいよう》、婦人科系の病気、さらには性生活に関するものまでを知らせてくれる、じつに興味深い部位です。

仙骨は腰椎の下、尾てい骨の上にあり、左右の腸骨と接続して骨盤を形作っています。一般的に男性の仙骨は細長い形で、女性は幅広く短い形になっており、骨の中には交感神経が集まっています。整体法で仙骨を診る場合は、まず骨盤の左右のバランス、そして腸骨のバランスを診たあと、ようやく仙骨に触れます。それで初めて正確な診断と操法ができるため、一般の方がいきなり診るのはとても難しいといえるでしょう。

ちなみに、整体法をきちんと学んだ人間は具体的に、仙骨から以下のような症状を読みとります。

① 仙骨が萎縮した感じの場合は呼吸器系に障害がある
② 仙骨の上部が突出し始めると、子宮筋腫の恐れがある
③ 仙骨が萎縮して盛り上がってくると、ヒステリックになりやすい
④ セックスが過度な場合、仙骨の両端が弾力を失い潰瘍を起こしたようにズルズルとした状態になる
⑤ 性欲がなくなると骨が痩せ始め、陥没してくる

仙骨上部を操法し、仙骨内を走る交感神経を刺激することで改善する症状もたくさんあります。

たとえば、やけどや十二指腸潰瘍など、ただれるような症状が現れる場合、腹部１番（痢症活点）を合わせて操法することで、ヒリヒリした痛みが取れて細胞の再生が促されるため、ケロイドを残すことなく回復します。そのほか、性病や発育不全症、生理痛、子宮後屈、インポテンツ、卵管癒着などにも仙骨への操法は効果があります。

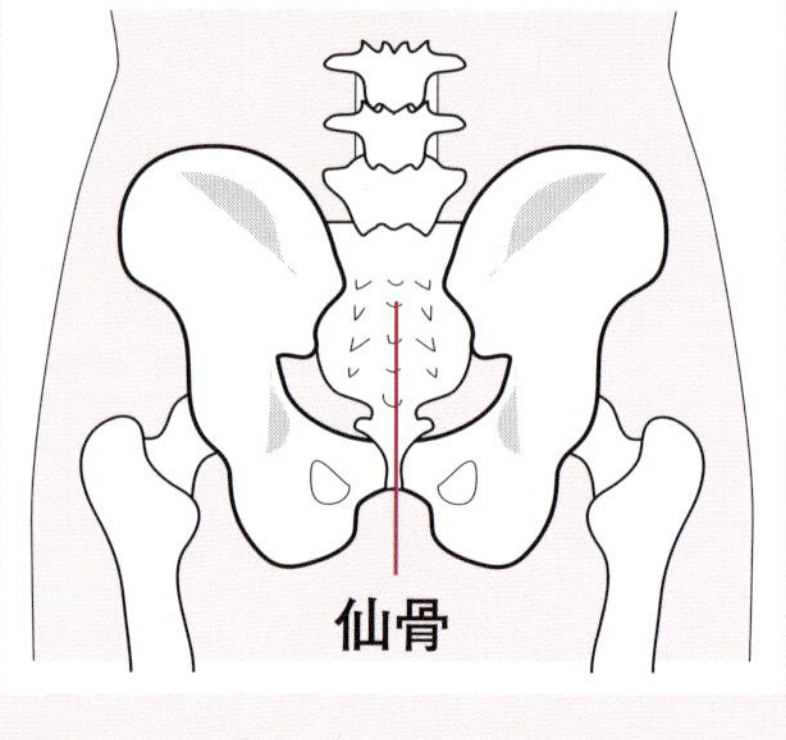

また、仙骨に軽く触れると交感神経を通じて足に響くような感覚を持つ女性がときどきいますが、これは足へ伸びる神経と生殖器へ走る交感神経が仙骨内で交錯しているために起きる現象のようです。これが現れたら、妊娠２～３週の可能性があります。

第六章

体の不調を整体で理解する

整体から解き明かす症状

全身が教えてくれる不調の原因

体はシグナルを発している

還暦をすぎた大ベテランの内科医に、「内臓の状態がよくわかりますから、今教えたお腹のこの範囲を触診してごらんなさい」と、施術するときのポイントを少し教えたことがあります。私が子供の時分には、どの医師も必ず触診をして体の異常を読みとっていたのですが、最近はあまりしないらしく、その先生も「いやぁ、今まで触診の勉強をしたことがないから、どうも苦手で」と照れ笑いを浮かべていました。その後、その先生に久々に会って聞いてみると、「やってますよ。お腹触ってます」と言うのです。「どうですか」と聞くと、「おもしろいですね。すごくよくわかる」と言われました。

この先生に限らず、西洋医学を生業としながらも東洋医学の良い面を取り入れようとする医師は、ここ数年でかなり増えています。最近、風邪をひいて病院に行ってもなかなか解熱剤を出してくれないという話をよく耳にしますが、それも東洋医学の考え方が西洋医学に与えた一つの影響でしょう。

しかし西洋医学はまだまだ、胃潰瘍《かいよう》がひどいから胃を切ろう、糖尿病だから薬をこれだけ飲みなさいといった対症療法の域を脱していない面が多いと思われます。それに対して整体法は、その症状と体を診て「一番の大本となる原因は何か」をひも解き対処します。体全体を診て、考えるものなのです。

私は子供の頃から整体にどっぷりとつかった生活を送っていますが、いまだに「これが原因か」と驚くことがあります。それが整体のおもしろさであり、人体の不思議なのかもしれません。

ここからは、整体法の考え方を症状別に紹介します。西洋医学に慣れ親しんだ人たちには驚かれる部分も多いでしょうが、自分の体をよく知るため、より元気な生活を送るためにも、ぜひ自分自身に照らし合わせながら読み進めていただければと思います。

1▼発　熱

整体法では、発熱を「体の不調を改善するための自然治癒システム」と考えています。後述する「せき」や「くしゃみ」も同様です。ただ、せきやくしゃみの場合は呼吸器を中心とする反応ですが、発熱は体全体の反応だという違いはあります。

皆さんも風邪で熱が出たときに、腰やひざなどの節々が痛くなったり、あるいはまったく食欲がなくなったり、吐き気を催したりと、さまざまな症状を経験しているかと思います。こういった、発熱時に不快感を覚える箇所は日頃から酷使され、疲労が溜まっている箇所です。それを一挙に改善させようとするのが熱なのです。

確かに、熱の出ているときはハアハアと呼吸も速くなってとても苦しいのですが、比較的高めの熱を出した後はとてもスッキリしたという経験もあるかと思います。それこそが、まさしく熱によって体の状態が改善された証しというわけです。

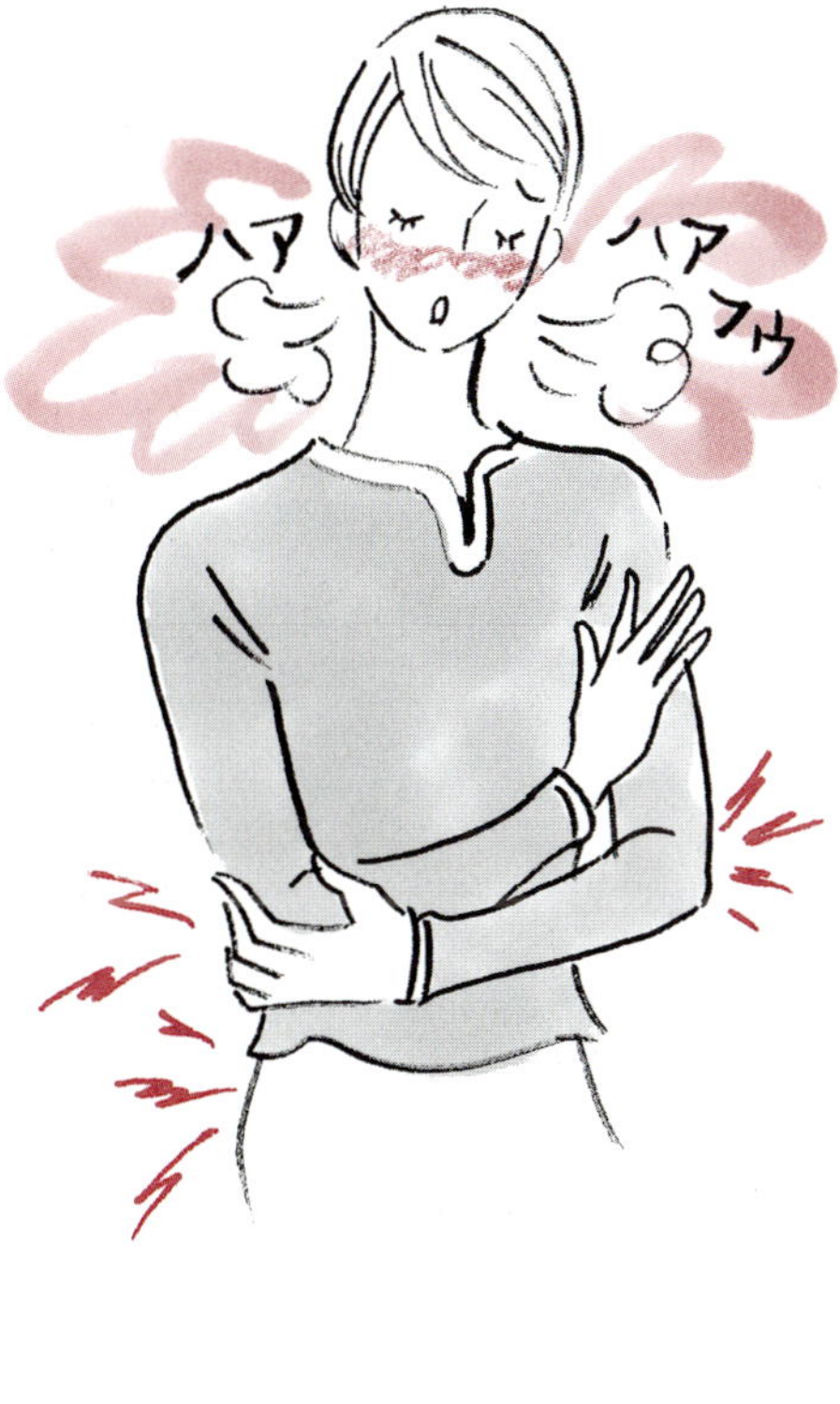

発熱の効果を西洋医学的に言うと「免疫の活性を高め、風邪のウイルスや細菌をやっつけている」となるのでしょう。しかし、それではどうしても病後のスッキリ感を説明できません。ですから整体法では、熱にはプラスアルファの効果があると考えます。それが「細胞のリフレッシュ効果」です。**正常な細胞にも働きかけて活性化させ、体全体の悪い部分を改善させる効果がある**と考えているわけです。

こうした考え方は、最近では西洋医学でもだいぶ広まってきました。風邪などで病院に行くと、一昔前では必ず解熱剤が処方されましたが、子供や老人などの体力のない方以外には、解熱剤をあまり処方しないという医師が増えているのです。

とはいえ、肺炎などの苦しい状態のときに解熱剤を飲まないでいるのも必ず正しいとは限りません。それはその人その人の体力に合わせた見極めが大切で、時には解熱剤に頼らざるを得ないでしょうし、我慢できるようであれば熱が出るに任せてリフレッシュを狙うのもよいでしょう。

2▼微熱

扁桃腺の腫れからくる熱や、一般的な風邪の発熱とは別に「微熱が続いている」場合も多いようです。このときの微熱は、たいてい37度前後ですが、ある医療機器メーカーの調査によれば、日本人の平衡温（正しい体温を検査したもの）は36・8度±0・3〜4度だそうです。欧米人の場合はおよそ37度で、なかでもフランス人の体温はさらに高く、37・2度もあります。ですから37度というのは、日本人であっても平熱の範

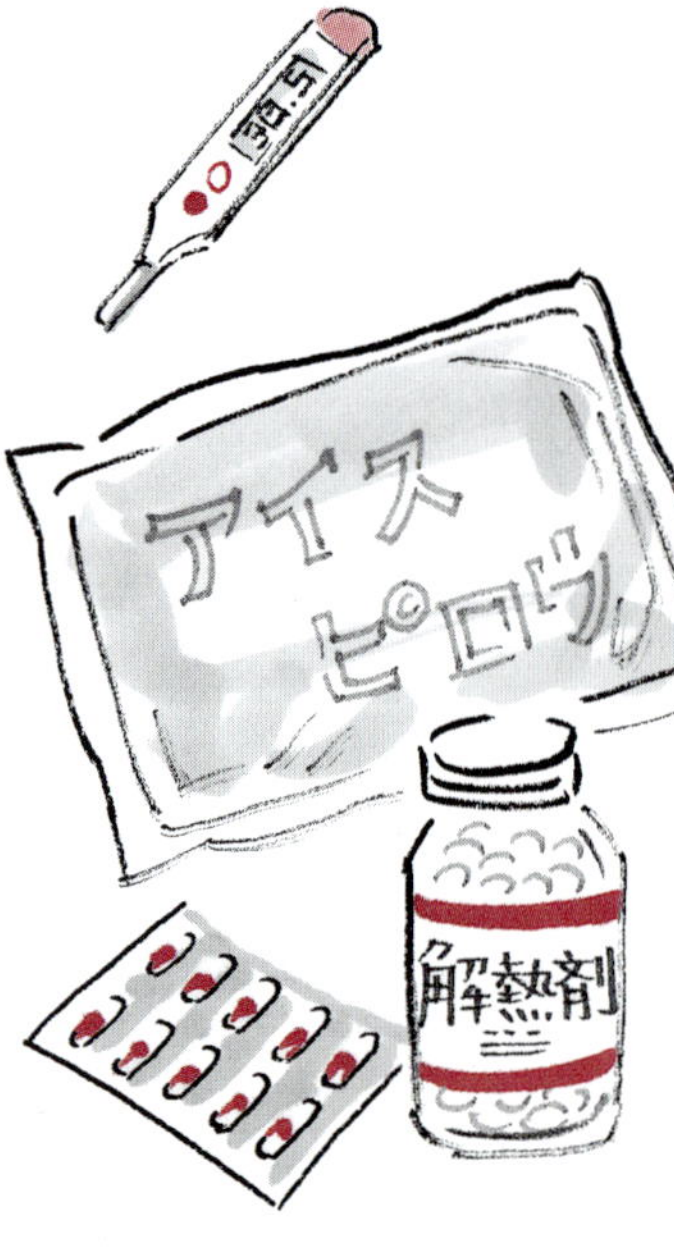

囲内なのかもしれません。

しかし、微熱の怖いところは、さまざまな病気に由来するケースもあるということです。たとえば**肺が弱い人や結核の人など、呼吸器に障害のある人は微熱が出やすい状態**にあります。

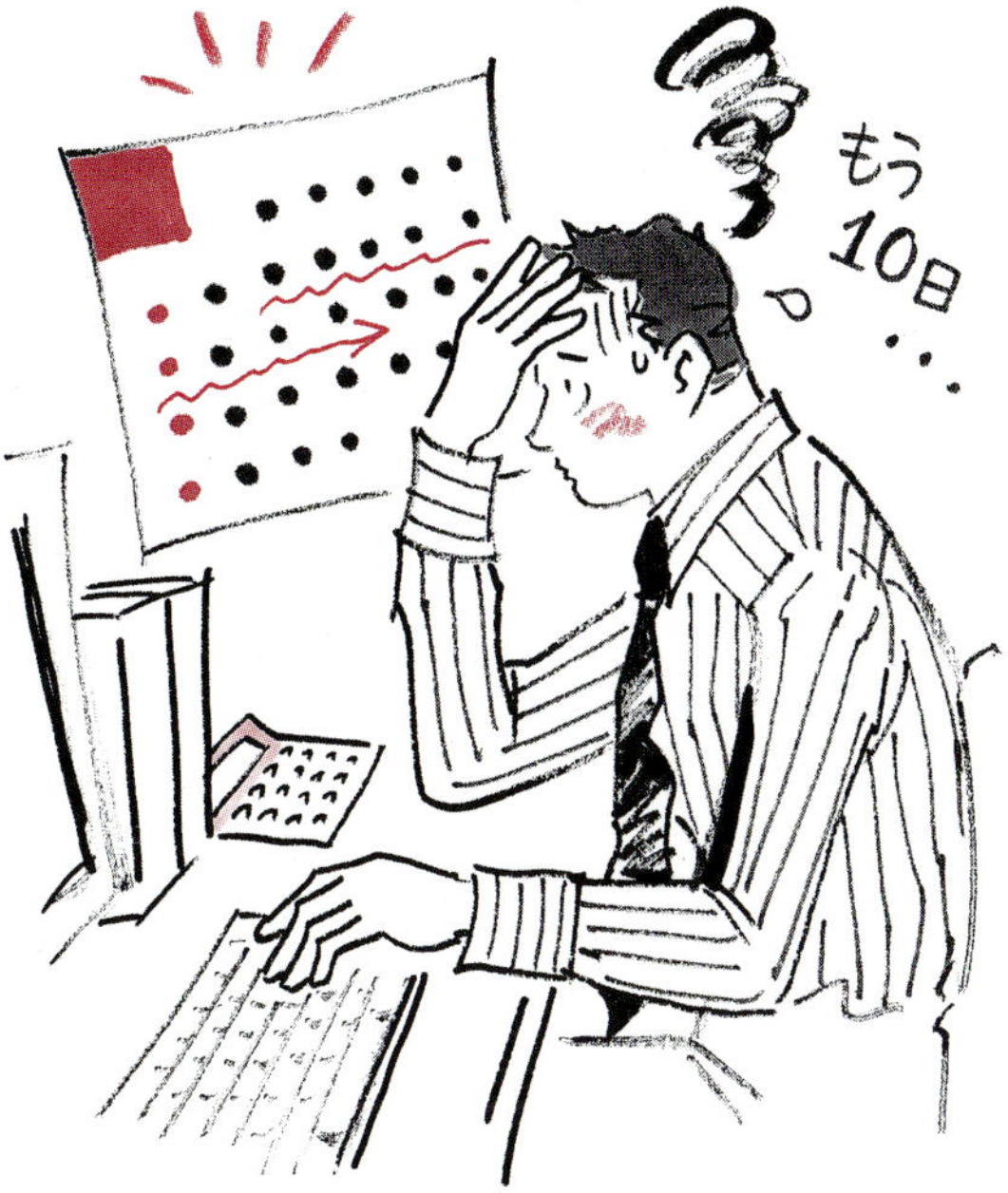

また**腎臓系でも微熱が出ます。特に腎盂炎などは非常に高い熱が出たかと思ったら、急にガクッと熱が下がるという起伏の激しさが特徴**です。また、同じ微熱でもストレス性のものもあります。

「10年も20年も風邪ひとつひかない」という健康自慢だった人が、急に微熱が続くようになることもあります。これもやはり、体内の負荷を熱で一挙に改善したいという体本来の反応ではあるのですが、長期間熱を出したことがないため、反応が非常に奥手になっています。つまり、どこまで熱を上げればいいのか、どのくらい体が耐えられるのか、体自身がわからなくなっているのです。だから、少しずつ熱を出して様子を見ているというわけです。しかし一度高めの熱が出てしまえば、せきを切ったように高熱が出始めます。

整体法での熱への対応は、腹部や背骨など体全体を観察して「呼吸器が弱い」「腎臓が働いていない」といった悪い部分を探り出し、正常な状態に持っていこうとするものです。悪い部分が改善されれば、熱も引いていきます。

3 ▼低体温症

発熱とは逆に「低体温症」というものもあります。ここ数年で若い人の間にもとみに増えましたが、本来は体力が衰えたお年寄りに多いものです。

人間の体温が36度前後に保たれている理由は、体を構成するあらゆる部分がもっとも活動しやすい温度だからです。それが35度、34度と下がってくると、ホルモンバランスが崩れる、または免疫系統が弱くなるなどと、あらゆる部分の働きが鈍くなります。ですから低体温の人は、ちょっとしたことで極度の疲労感を覚えたり病気になったりするのです。

低体温は呼吸器が弱い人に多い症状です。整体学的に診ると、肺と関係の深い腎臓系の箇所に硬直が出てきます。たいていは、汗や体温調節の機能が集中する胸椎の5番、そして腎臓系の10番の2箇所です。

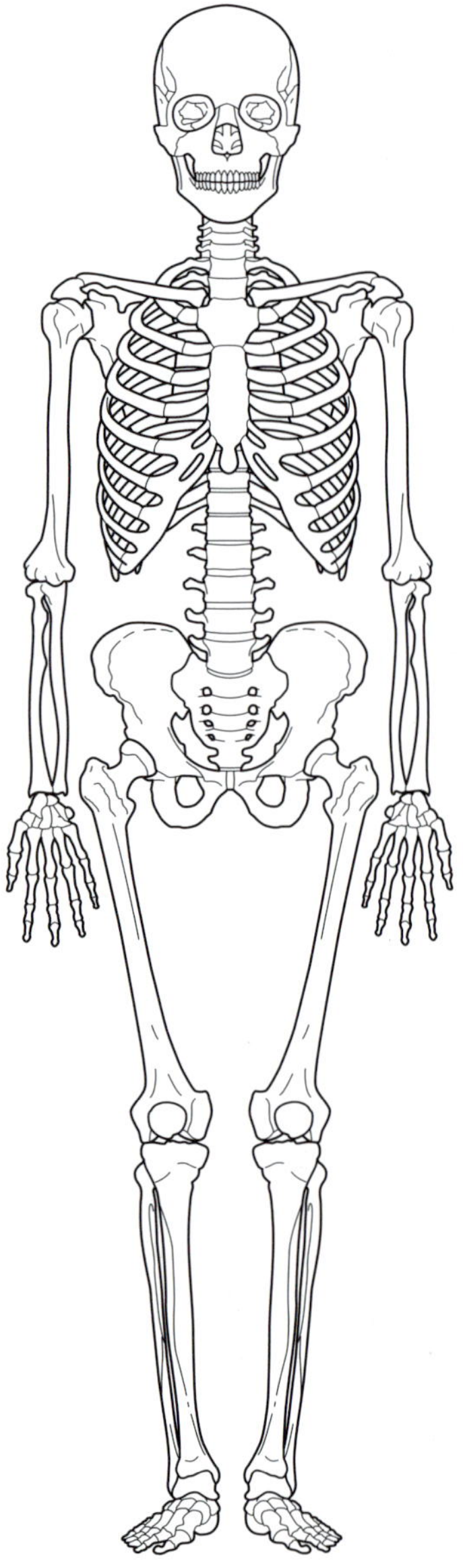

骨は体を支えるだけでなく、各臓器とも密接に関係している

この2箇所を改善したいのであれば、まず体力に合わせた運動を行い、汗をたっぷりかくことです。**汗をかくことで皮膚の毛細血管や汗腺、その周囲の括約筋などが刺激され、体内の働きが高まってきます。「働きが高まる」というのは「汗が出やすくなる」、つまり「丈夫になってくる」ということ**です。

汗の出にくい人は、呼び水的にサウナや長湯などもいいかもしれません。しかし多用すると、無理に汗を出すことになり、逆に内臓を疲労させます。強制的に出した汗と、運動後の汗とでは成分自体も違ってくるので、サウナなどは「運動時の汗」を出しやすくするための導入程度に済ませておくことが必要です。大切なのは無理せず、少しずつ体を慣らしながら体を動かし、それに伴う汗をかくことです。

これで、腎臓への負担がぐんと減ります。また、汗と同時に毛穴の中の老廃物も除去されていくため、皮膚呼吸がしやすくなります。そうなると肺への負担も軽減され、十分に働ける体内環境になり、低体温も解消されるはずです。

4▼せき・くしゃみ

風邪をひいたあとも、せきが延々と続く場合がありますが、これは呼吸器系統に負担がかかっている、あるいは十分機能していないために起こる症状です。そこを正常な状態に戻そうとする体の反応です。

しかしそれを知らずに、薬などで無理に止めてしまうと大変です。本来、呼吸器系統の不具合を直してくれるはずのせきが出せないわけですから、調子の悪

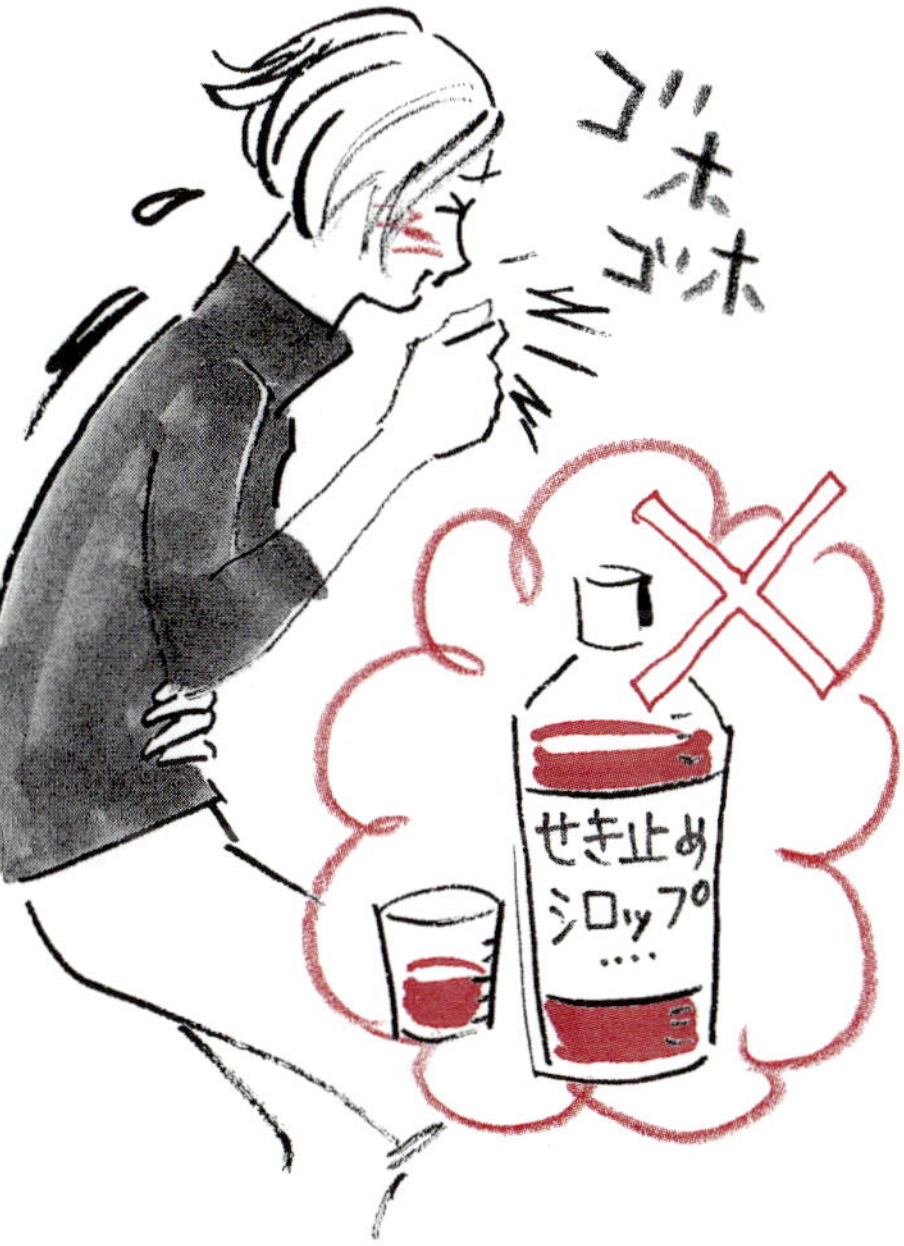

いまま生活していくことになります。すると肺は徐々に弱り始め、前述のように体全体にさまざまな影響を及ぼし始めます。

くしゃみも同様の反応ですが、せきのように肺や気管支を中心とするものではなく、肋間を正常な状態に戻そうとする反応です。

ですから、せきもくしゃみも無理に止めず、自然に治まるまで出していたほうがいいのです。

5▼むくみ

むくみの原因として、まず思い浮かべるのは「水分のとりすぎ」でしょうが、水をいくら飲んでもむくまない人がいるようにその根本には心臓や肝臓、腎臓といった内臓の機能低下があるのです。

手足のむくみは心機能の低下が原因です。血液は、重力を利用することで手足の末端まで届き、そこで酸素や栄養物を交換し静脈に入って心臓へ重力に逆らい上がっていきます。ですから、心臓の力だけではどうしてもうまくいかないのです。そこで周辺の筋肉を収縮させ、徐々に持ち上げるわけです。

しかし、長時間の立ち仕事や営業などで歩き回っている場合、夕方には下半身の筋肉が疲れきって、血液を押し上げるところまで機能しなくなってしまいます。その結果、心臓に負担がかかって血液を循環させる働きが鈍り、血液がその場で滞ってむくむのです。

こうした**心臓系統からのむくみを防ぐには、心臓への負担を軽減させることが大切**です。立ち仕事であれば、適度に足を屈伸するなどで筋肉をほぐし、歩き回る仕事であれば逆に休憩が必要になります。そうすることで通常より筋肉への疲労が緩和され、血液を押し上げる働きが維持できるようになるため、心臓への負荷も減っていくはずです。

足や手がむくんでしまった場合は、部分浴として足湯やひじ湯、あるいは「こうもり様《よう》体操（72ページ参照）」を行うと腰から下の血液循環が改善されます。

女性は特に、手足のほかに顔のむくみが気になる場合も多いでしょうが、これは要注意です。むくみは睡眠不足やお酒の飲みすぎ、塩分のとりすぎなどで生じる場合もありますが、一方で**肝臓や腎臓の機能低下が原因となって生じるものもある**からです。肝臓や腎臓が原因の場合は、顔に出やすいのです。

解毒機能のある肝臓は、体内の不要物を集めて腎臓に送り、腎臓はそれを尿や汗などに混ぜて体外に排泄させています。それは寝ている間も同様で、尿として膀胱《ぼうこう》に蓄積したり寝汗として体外に出したりするわけです。しかし肝臓、あるいは腎臓の機能が低下している場合は、その連携がうまくいかず、不要物も水分

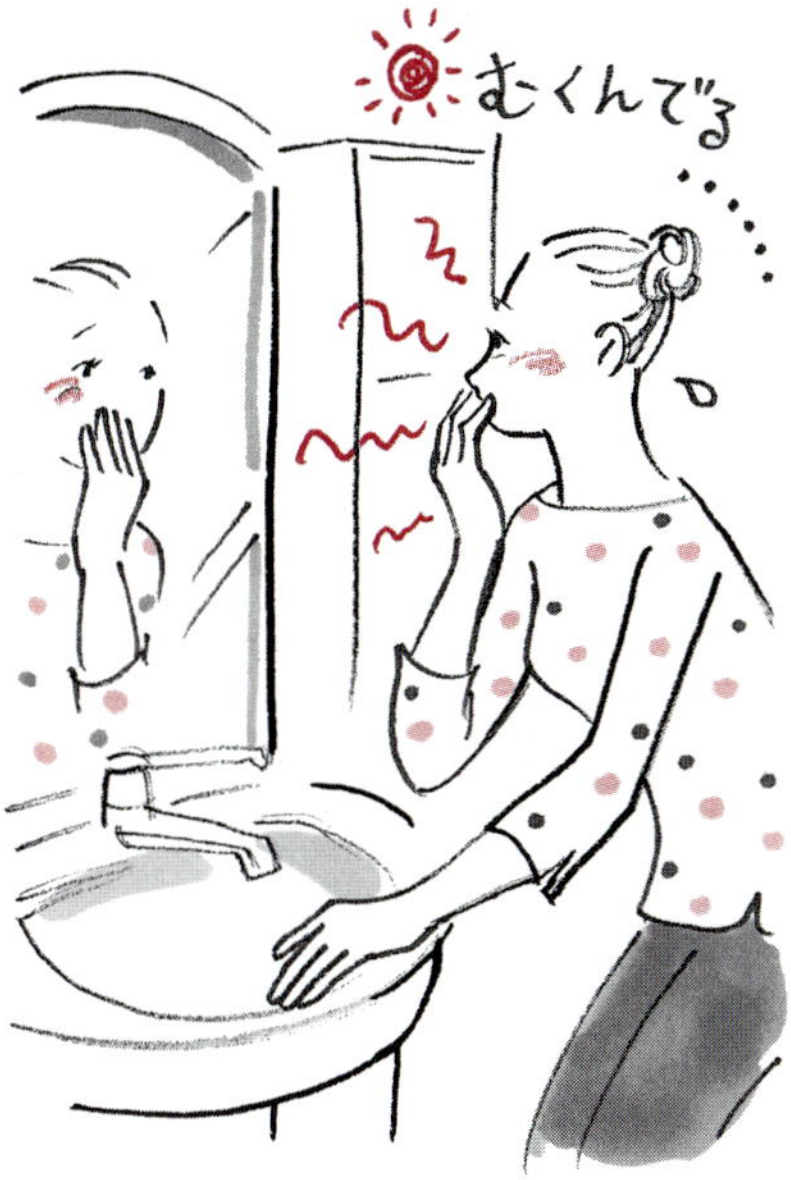

そのものも体内にとどまってしまいます。元気に活動していれば、昼間はたいてい頭が上になっているため顔のむくみは生じにくいのですが、寝ている間は頭が低い位置にあるので、どうしてもむくみやすくなってしまうのです。

こうした症状に心当たりがある場合は、三章の肝臓と腎臓を強くする項目の対処法をお試しください。

6▼アレルギー

免疫力が過剰な反応を示し出すと「アレルギー」と呼ばれるようになって、さまざまな症状を呈します。

このアレルギーには、ぜんそくやアトピー性皮膚炎、花粉症などのほか、食物や金属などさまざまな種類があります。厳密にはそれぞれに型があるのですが、すべて原因物質とされるアレルゲン（抗原）とそれを駆除しようとする抗体との反応が原因となっています。たとえば、ぜんそくであればハウスダストやほこり、花粉、煤煙などが呼吸とともに気管支に入り込み、内壁に付着します。するとただちに免疫系統が反応し、

過剰なまでに抗体を生産してしまい、それによって気管支が収縮して呼吸が困難になってくるのです。

金属アレルギーも同じで、汗をかくとともに皮膚に接している面から金属が微量に溶け出し、たんぱく質と結合してアレルゲンへと変わります。体は、そのアレルゲンを駆除しようと、炎症を起こすほど抗体を大量に生産してしまうのです。

人間の体は四季を通じ、それに合わせて変化しますが、その変化がうまくできていない場合にアレルギー反応が起きやすい、と整体法では考えます。**体のどこかが硬直したまま残っていて、免疫系統の調整がうまくいかなくなり、過剰な反応を引き起こす**という考え方です。

また一方で、ストレスもアレルギーの大きな要因となります。ストレスによって神経系統への負荷が増した分、免疫系統への伝達や調節機能がどこかで阻害されているのだと思います。

アレルギーに対応するには、まず季節に合わせて体内環境をきちんと変えられる体を作ることが大切です。そのためにはあまり空調設備に頼らず、夏場にきちんと汗をかき体質を変えていくことです。それに加えて、ストレスの軽減を心がけましょう。

7▼ぜんそく

ぜんそくは、ハウスダストや花粉などに対して過剰なアレルギー反応を起こしてしまう体質、とするのが西洋医学の見解です。整体学的に診ると、生まれつき呼吸器の弱い人には胸椎の3番、4番に硬直がみられます。それ以外には、心理的な抑圧がぜんそくの大きな要因と考えています。また意外かもしれませんが、食べすぎから起こる場合もあります。

ぜんそくの改善には、これらの要素を一つずつ取り除いていくのがいいでしょう。

まず食生活では、満腹を避け腹八分目を心がけること。生まれつき呼吸器が弱い人なら、それに加えて体質の改善をはかる必要があり、まずは「しっかり汗をかける体」を作ることが大切です。

日本には変化に富んだ四季があり、体は四季の変化に合わせて自然に体内環境を整えていきます。冬であれば脂肪を蓄えて盛んに熱を生産し、夏であれば必死に汗をかいてそれを発散しようとする。しかし呼吸器が弱い人は、それができないのです。まして最近では、多くの家庭でエアコンが完備されているので、汗をかくという人間本来の機能が非常に怠けた状態になっています。

汗をかくと、皮膚の新陳代謝が活発になり、血液の流れを改善します。これで表皮の毛穴や汗腺がきれいになりますから、皮膚呼吸がスムーズになるのです。すると、それまでの肺への負担が軽減されるため、ぜんそくの症状も改善されていくはずです。

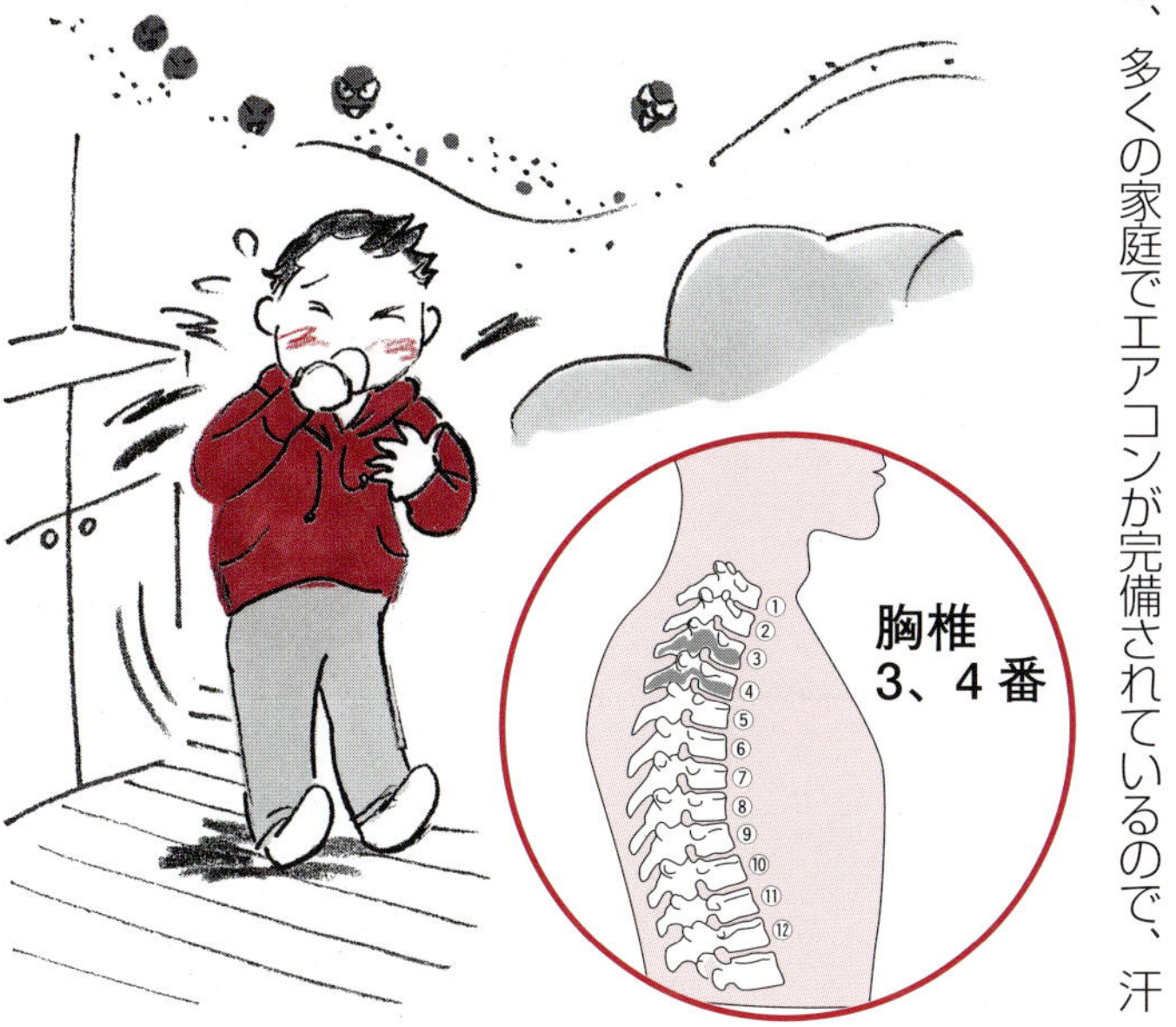

予防法としては、肺の周辺やリンパの流れを活性化させる「C体操（118ページ参照）」「胸骨体操（94ページ参照）」「リンパ体操（110ページ参照）」を朝晩行うと効果的です。さらにその後数回、蒸しタオルを気管支の上のあたりに当てるようにします。蒸しタオルは、発作が始まったときにも効果的に症状をやわらげてくれるので、覚えておくといいでしょう。

8▼アトピー性皮膚炎

アトピー性皮膚炎は、もともと乳幼児に多かったのですが、最近では成人でも症状が出るようになってきました。

医学的にはアレルギー体質によるものとされており、根治させるにはかなりの時間を費やすとされています。一般的な治療法としては、ステロイド系（副腎皮質ホルモン系）の塗り薬が使用されています。

私の娘もアトピー性皮膚炎がひどく、私に内緒で一時期ステロイド系の薬を体中に塗っていたらしいのですが、これはあまりよくないようです。「ステロイド剤を塗布したところに遺伝子の異常が発生する」との研究発表もあります。薬のことはよくわかりませんが、何も体に入れず老廃物を出すほうがいいのですから、慎重に判断することをおすすめします。

アトピー性皮膚炎の場合、胸椎の３番、４番、そして腰椎の４番に異常がみられます。胸椎の３番は肺、４番は心臓と肺、腰椎の４番は卵巣や睾丸に関係する部位ですが、腰椎４番というより骨盤全体と考えたほうがいいでしょう。

人間の体は四季の変化に合わせ、最適な体内環境を作り上げていきますが、アトピー性皮膚炎の場合それができない人が多いのです。**特に春先であれば、通常は骨盤がゆるみ、ホルモンの分泌が活性化するのですが、そこが硬直を起こしているためにホルモンバランスが崩れ、また夏場に汗がかけない状況になってしまい、その負荷が炎症として出ている**のです。一度発症するとその部分が角質化してしまうため血液の流れが滞り、症状の進行に拍車がかかります。

また、そのほかの原因としてストレスがあります。ストレスはアトピー性皮膚炎だけでなく、体にさまざまな弊害を引き起こします。そしてその症状がまたストレスになる……この悪循環を何とか改善しなくてはなりません。しかし、ストレスが蔓延している世の中

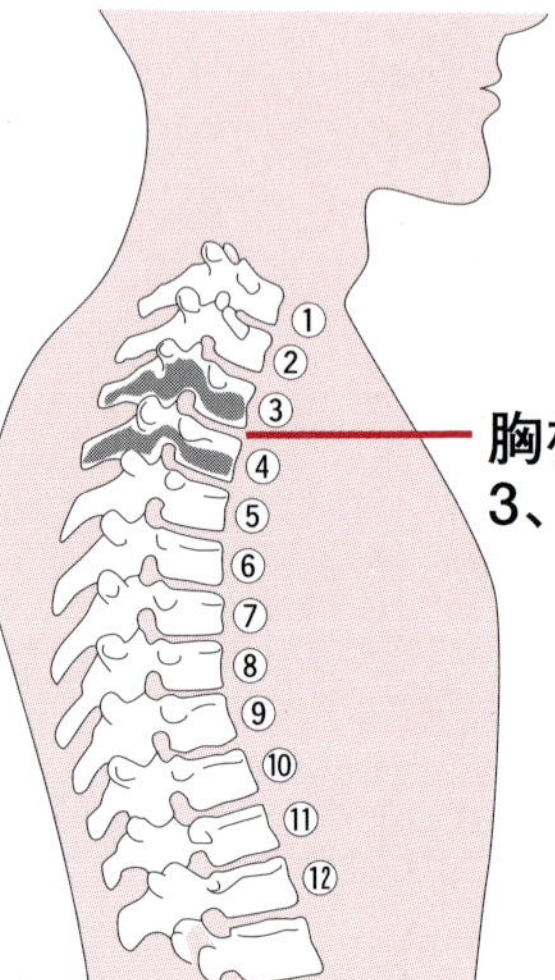

ですので、長期間かけて家庭や職場、学校の人たちとともにじっくり対応していく必要があるでしょう。

このようにアトピー性皮膚炎の場合には、肺と腎臓、そして神経的なものが原因となり、この3つがそろって初めて発症するようです。これらの要因を一度

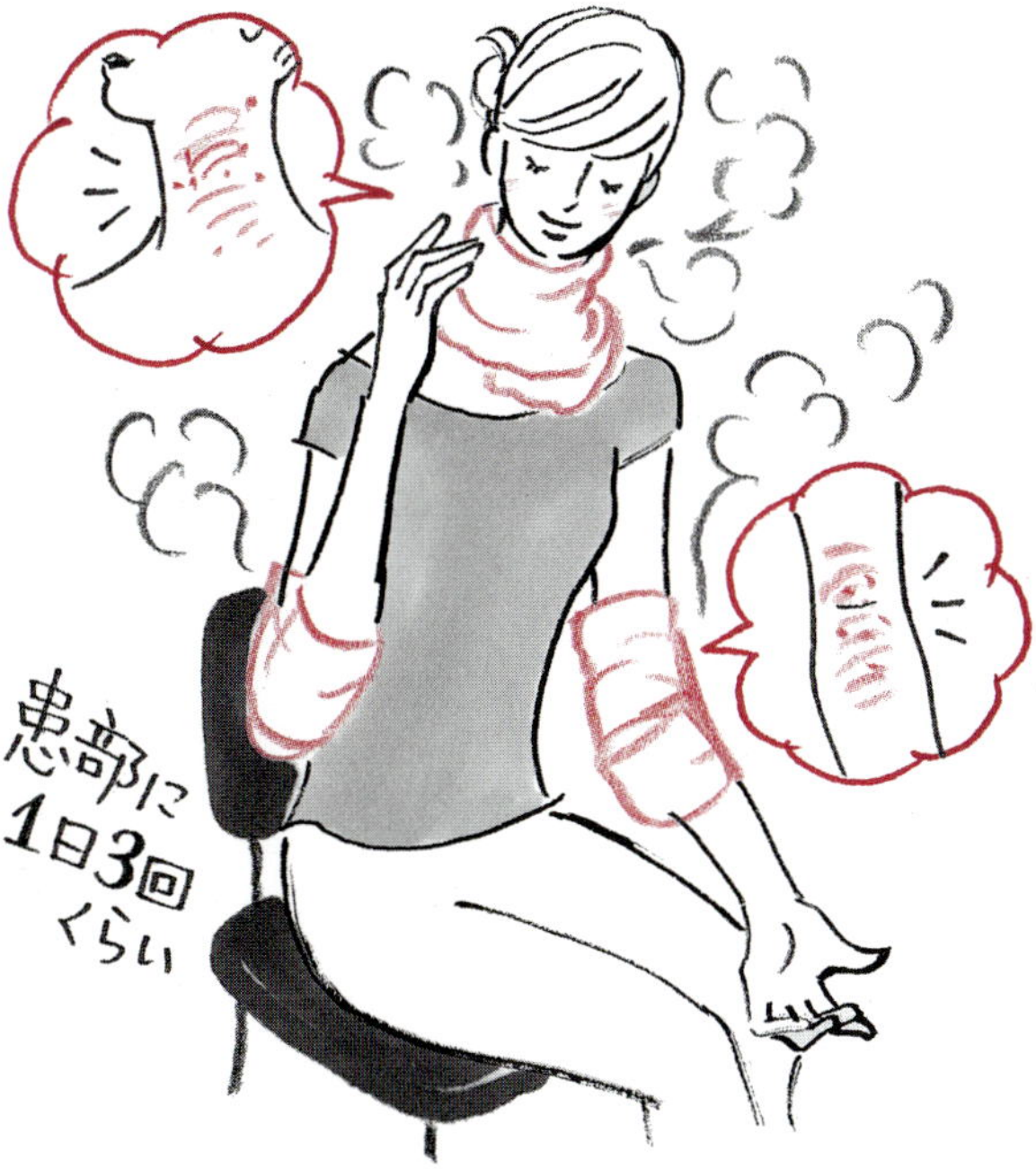

に解決することは難しいでしょうから、一つひとつできるところから対処して原因を消していき、症状の根本をなくしていくようにするのがベストでしょう。

症状そのものを改善するには、蒸しタオルが非常に手軽でいい方法です。患部に当てることで毛穴が広がって老廃物が出やすくなり、血行も改善されていきます。このとき毛穴から排泄される老廃物の影響で、悪化したように思われるかもしれませんが、一時的なことなのでご安心ください。この蒸しタオルで老廃物が出きってしまえば、皮膚呼吸しやすくなりますから、呼吸器への負担が減ってきます。加えて、胸郭を広げて肺の機能を改善する「胸骨体操（94ページ参照）」を行うとより効果的です。一日3回ほど繰り返すことで、胸椎3番、4番の硬直がゆるんでくるはずです。

9 肥満

一般的には「余分にエネルギーをとった分だけ脂肪として蓄積されるため肥満になる」とされています。多少ふくよかな程度で、本人の体調も良ければいいの

ですが、ちょっと歩いただけで息切れする、滝のように汗をかく、といった状態になると大変です。

肥満が糖尿病をはじめとして、腎不全や肝機能障害、心臓への過負荷などさまざまな障害を引き起こす要因となっているのはご存じかと思いますが、**息切れや滝のような汗は、まさにその兆候なのです。その時点で既に内臓が疲れ、弱ってきている**のです。

また脂肪が太ももにつき始めるとまっすぐ前に足が運べなくなり、しだいにポックリを履いた芸子さんのように外側から半円を描く足の運びになります。すると、134ページのひざのように重心がズレ、股関節やひざに大きな負荷がかかり、加齢とともにひざの痛みが出る危険性もあります。

こうした肥満の人を整体で診ると、腸骨が開き、骨盤が下がっているという共通点があります。もともとそうなのか、太り始めた体を支えるためにそうなったのかはわかりませんが、どちらにしても太りやすい体質になっていることは確かです。

さらに加えるなら、ストレスによる過食傾向も原因の一つでしょう。これはおいしいものを食べることで精神の矛先を変え、ストレスとなっている出来事を頭の端に追いやろうとしている行為なのですが、一度それが成功すると、ちょっとしたストレスでも意識が食へ傾いてしまいます。また胃袋が拡張してしまうので、さらに拍車がかかり、やがて過食症へとつながってしまうのです。

そうならないためにも、肥満と思われる人は、毎日朝晩2回の「腸骨体操（96ページ参照）」を行うといいでしょう。この体操は、腸骨に働きかけて骨盤を定位置に戻すだけでなく、腸骨に関連の深い呼吸器系統や泌尿器系統を活性化させる働きがあります。この体操は妊娠中の方はできませんので、その場合は「胸骨体操（94ページ参照）」を行ってください。

10▼更年期障害

更年期障害は、閉経後に女性ホルモンが減少することで起こるものとされてきました。症状はイライラや頭痛、肩こりなど、人によって大きな差があり、し

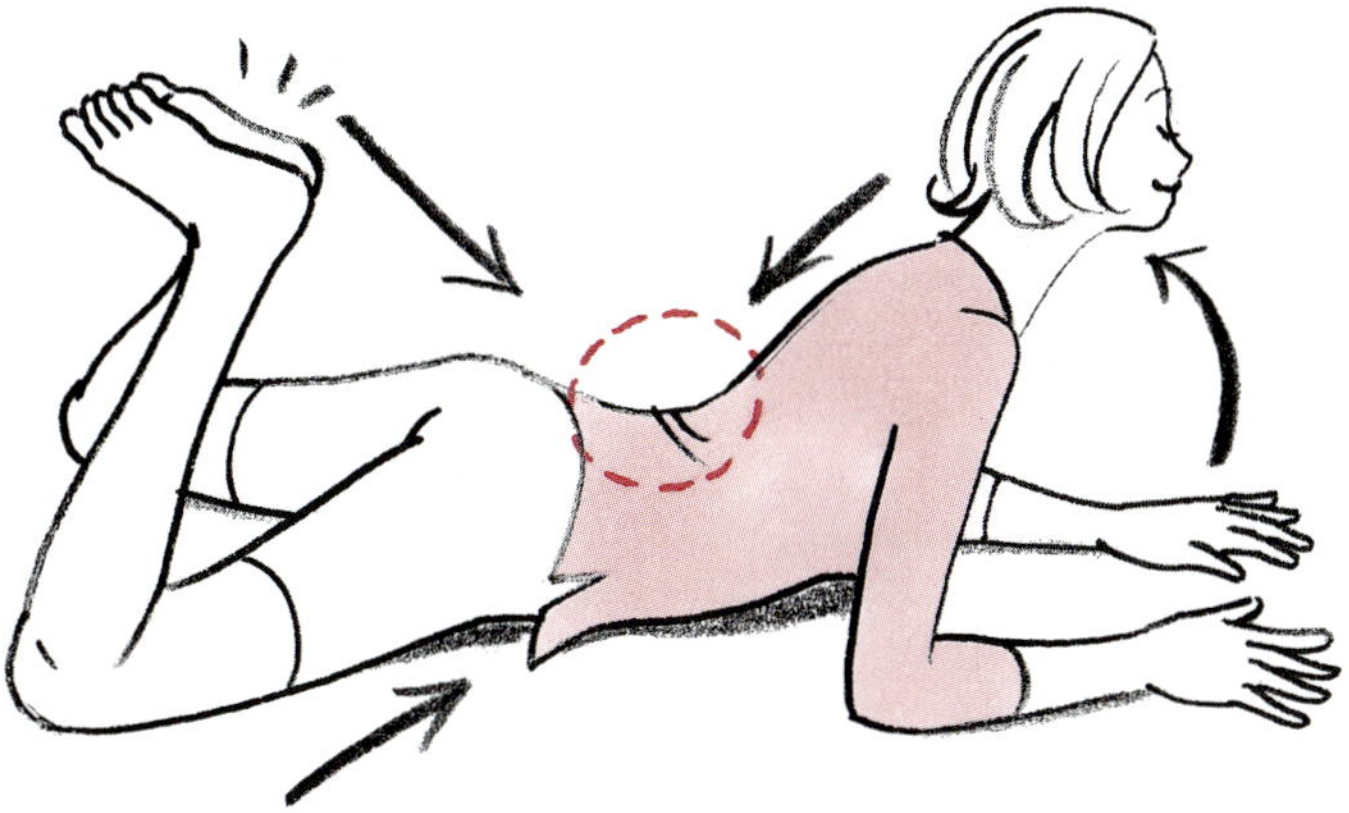

腸骨体操は骨盤を定位置に戻すだけでなく、呼吸器系や泌尿器系を活性化させる

かも天候や環境の変化などで症状がまったく異なるケースがあるという、じつにとらえどころの難しいものとされています。

整体法で診ると、やはりホルモン分泌に関連する腰椎4番と、体温調節に関連する胸椎5番に硬直が診られるのですが、どちらかといえば全体的に緊張傾向にあり、体に柔軟性がないというケースが多いようです。つまり、内臓自体が体の変化に順応しきれていないために起こる症状なのです。

この場合は、「脊柱《せきちゅう》をゆるめる体操（86ページ参照）」が効果的です。背骨全体をゆるめる体操ですが、最初のうちは背骨に抵抗感があったり、まっすぐ伸びなかったりすると思います。それでも続けていれば、背骨周辺の緊張がしだいに取れていき、それにつれて症状も改善されてくるはずです。

最近では男性にも更年期障害が現れるということです。男性の場合、極度のうつ状態や全身の疲労感、倦怠感といった症状が非常に多いようですが、これもやはりホルモンのバランスとストレスの双方が関連していると考えています。

11▼不眠

睡眠は体全体から疲労を取り除くとともに、翌日に活力を蓄えるための大切な時間です。しかし、必要な時間は人それぞれで、疲れが3時間ほどで十分取れる人もいれば、8時間、9時間寝ないと取れないという人もいます。そして、その人にとって十分な睡眠をとったあとは、自然な目覚めとともに体がちょうどよくほぐれ、スッキリ感が得られるはずです。つまり、睡眠は時間の長さではなく、熟睡できているかどうか、といった「質」が大事なのです。

しかし不眠になると「なかなか寝つけない」「夜中に目覚めたあと眠れない」といった症状が出てきます。これを整体法で診ると、胸椎5番から上に関するものと、腕の疲労からくるものとの2通りに分けられます。

なかなか寝つけない、あるいは寝ようとすると目が冴えてくる、といった人は、頸椎《けいつい》6番に異常があり、それが上下にある頸椎5番と7番に影響を与え、

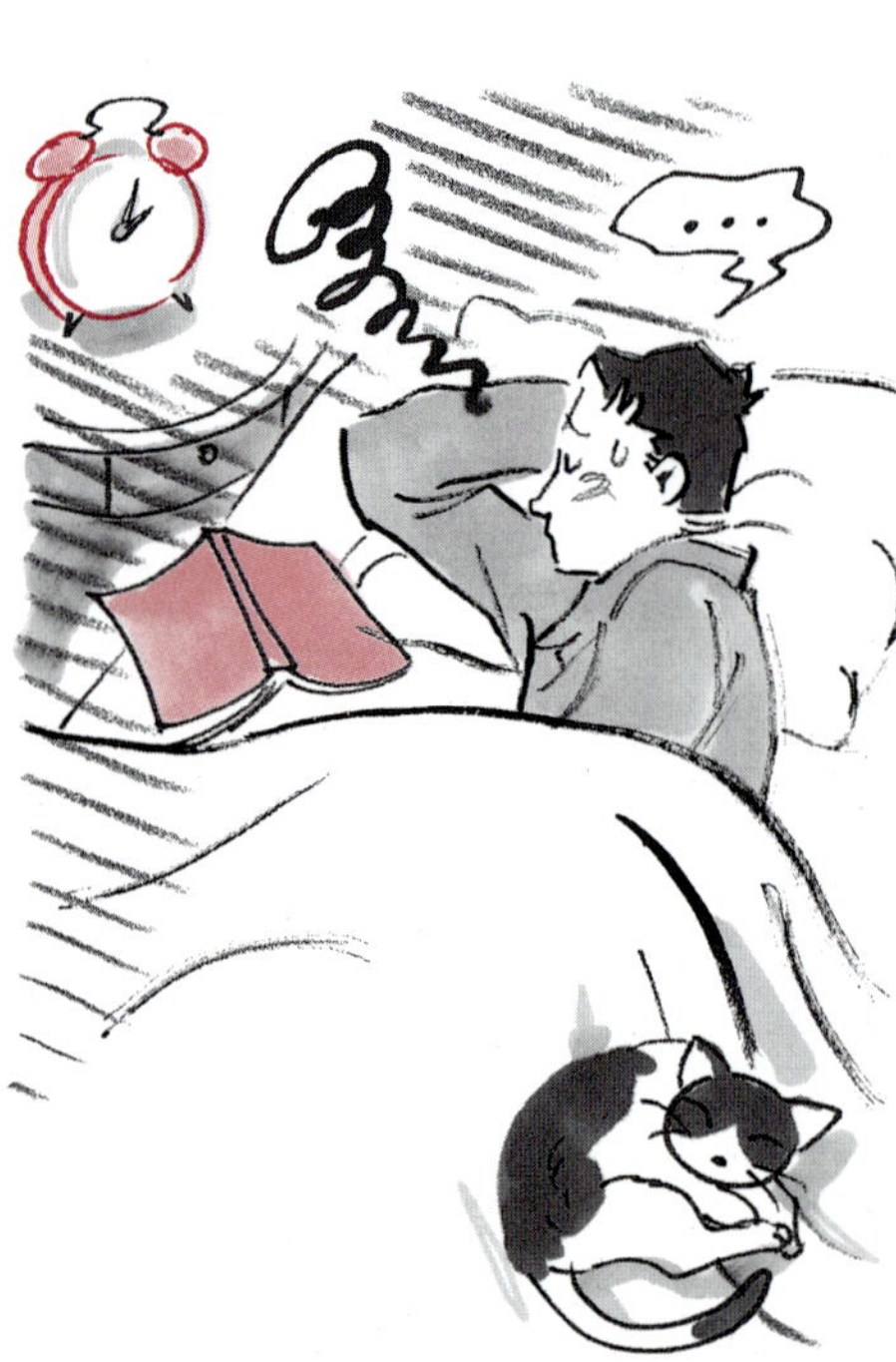

こわばった状態になっています。

また眠りが浅い人は頸椎7番と胸椎1番に影響してしまい、可動性が悪くなって眠りが浅くなる場合と、その下の胸椎3番から8番にかけてこわばりがみられる場合とがあります。

いずれにしても、就寝前にこのこわばりを取っておくことがポイントとなります。そのためには「胸骨

体操（94ページ参照）」や「寝てするリンパ体操（114ページ参照）」を行い、その後、蒸しタオルを数回、胸骨の上に当てると効果的です。

一方、**実際はしっかりと睡眠が取れているのに、「睡眠が足りない」と不眠を訴える人がいます。こういった人は、大胸筋や肋間が緊張しているために浅い呼吸しかできず、脳が疲れを回復しきれていない状態**です。やはり「胸骨体操」と蒸しタオルを合わせて行ってください。

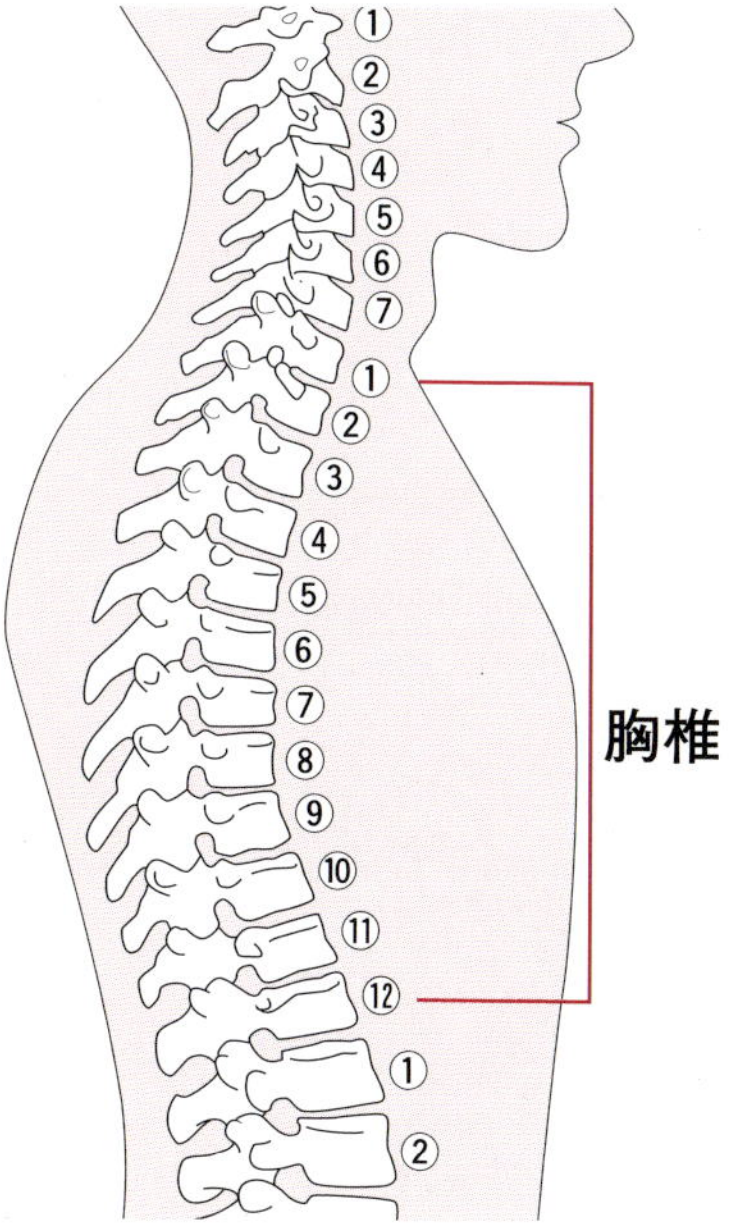

人間は、体が疲れている状態であれば、自然と眠くなります。座っていようと立っていようと眠くなるのです。その日一日の間に体の中にあるエネルギーを上手に発散させ、眠りにつきやすい状態を作っておく、そして心配事やストレスを抱え込まないようにすることが、心地よい睡眠を取るための第一歩です。そのうえで、前述の体操や蒸しタオルで体をほぐし、熟睡して、翌日への英気を養ってください。

12▼食欲不振

体が元気な状態であれば、食欲がなくても何ら問題ありません。胃が疲れているか、栄養が満ちているため「今は食べたくない」という信号を出しているので、それに従えばよいのです。しかし、食べすぎや飲みすぎで胃がむかむかして食欲がない場合には、少々問題があります。

食べすぎや飲みすぎによる食欲不振は、胸椎の6番、8番に硬直として現れます。一番手っ取り早い方法は吐き出すことですが、それができない場合は蒸しタオルをみぞおちのあたりに当ててみてください。胃

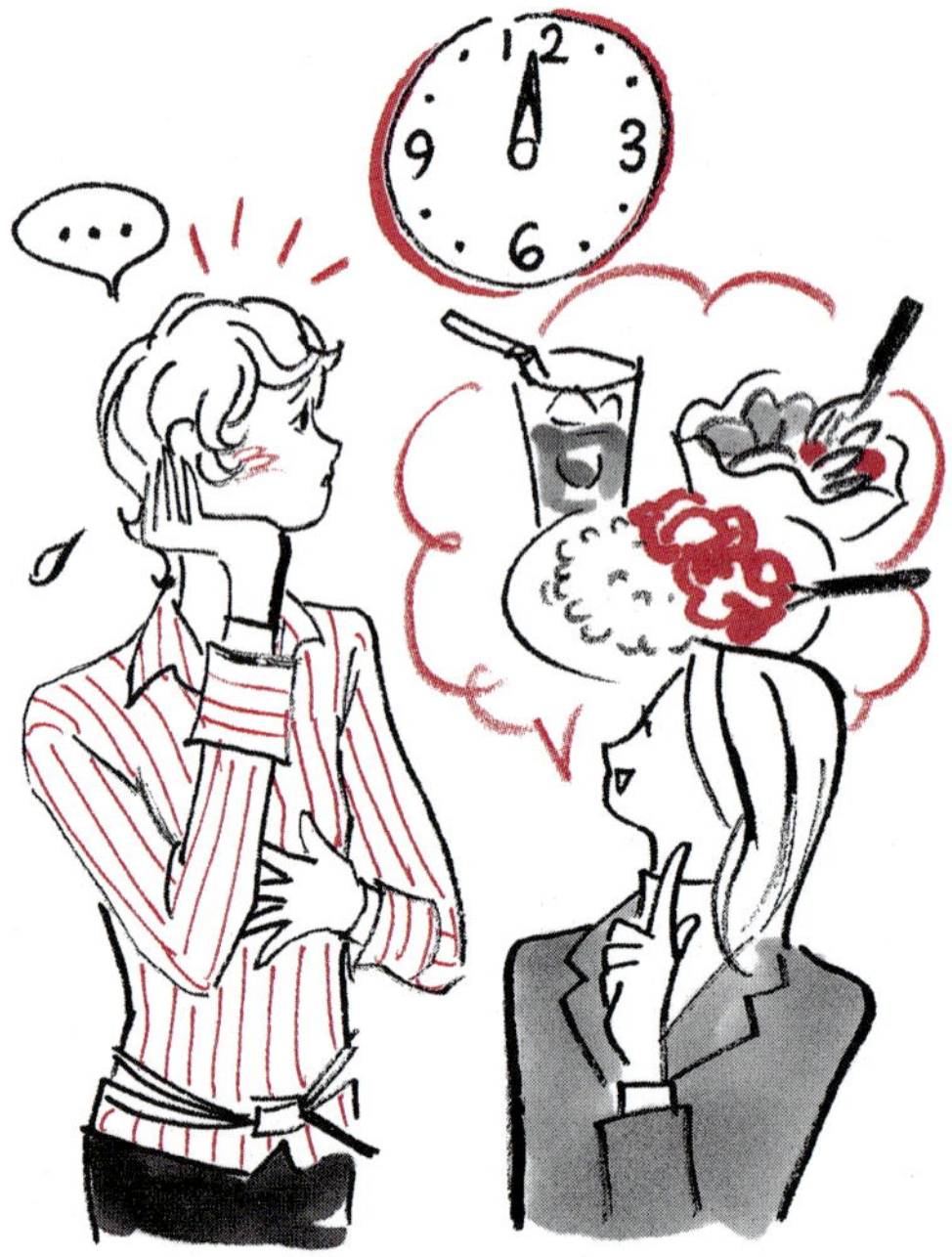

の動きが活発になって、余分なものを吐き出してくれます。また、吐けずにそのまま長時間経過してしまっても、下痢となって出てくれば正常な状態です。
もし、それさえできないと、胃や腸から再吸収されて汗や皮膚炎として現れてしまいます。

これとは逆に、病気なのにいくらでも食べられるというケースもあります。これは胃の働きが鈍っていると考えられます。

一昔前なら病気になると、「いっぱい食べて栄養をつけ元気になれ」といっていたものですが、飽食時代の現代は、栄養が十分に行き渡っており、食べたいものを適度に食べる程度でいいのです。

栄養面ばかりを気にして食べ物を選ぶより、日頃から食べたいものを食べる、食べたくないなら食べない、というふうに、できるだけ体の要求に忠実なほうが元気を維持するコツだと思います。

ただし「ちょっと足りないかな」くらいがちょうど良く、「また食べてやろう」という思いがあってこそ、次への活力につながっていくのです。

13▼慢性疲労

慢性疲労は、健康な体であっても生じることがあります。特に体力や持続力が不足している人は、睡眠で疲れが取りきれないために慢性的な疲労へ変わっていくのです。また、糖尿病や肝機能障害、脚気《かっけ》、神経系統の病気などを患っている人は、それに伴う症状として、常に疲労感を覚えるようになります。

人間にとってもっとも理想的な状態は、一日一日の疲れをその夜の睡眠で解消させることです。しかし、疲労で硬直した体をゆるめるにはかなりのエネルギーが必要なため、体力不足の人はそこまでエネルギーが続かないのです。それで疲労が回復しきれていない状態で起床し、疲労感を覚えてしまうわけです。

また、強度のストレスがあっても慢性疲労になる可能性があります。体は疲れているのに神経が緊張したままで眠れない、眠っても神経の緊張がほぐれない、そのために疲れを翌日に持ち越してしまうのです。

こういった**慢性疲労を抱えている人は、内臓のどこかに異常があると考えてよい**でしょう。その背景として、背骨や肋間が硬直しているために肩で息をしているように呼吸が浅いという特徴があります。整体法では、この呼吸を改善することが慢性疲労を回復させる第一歩と考えています。

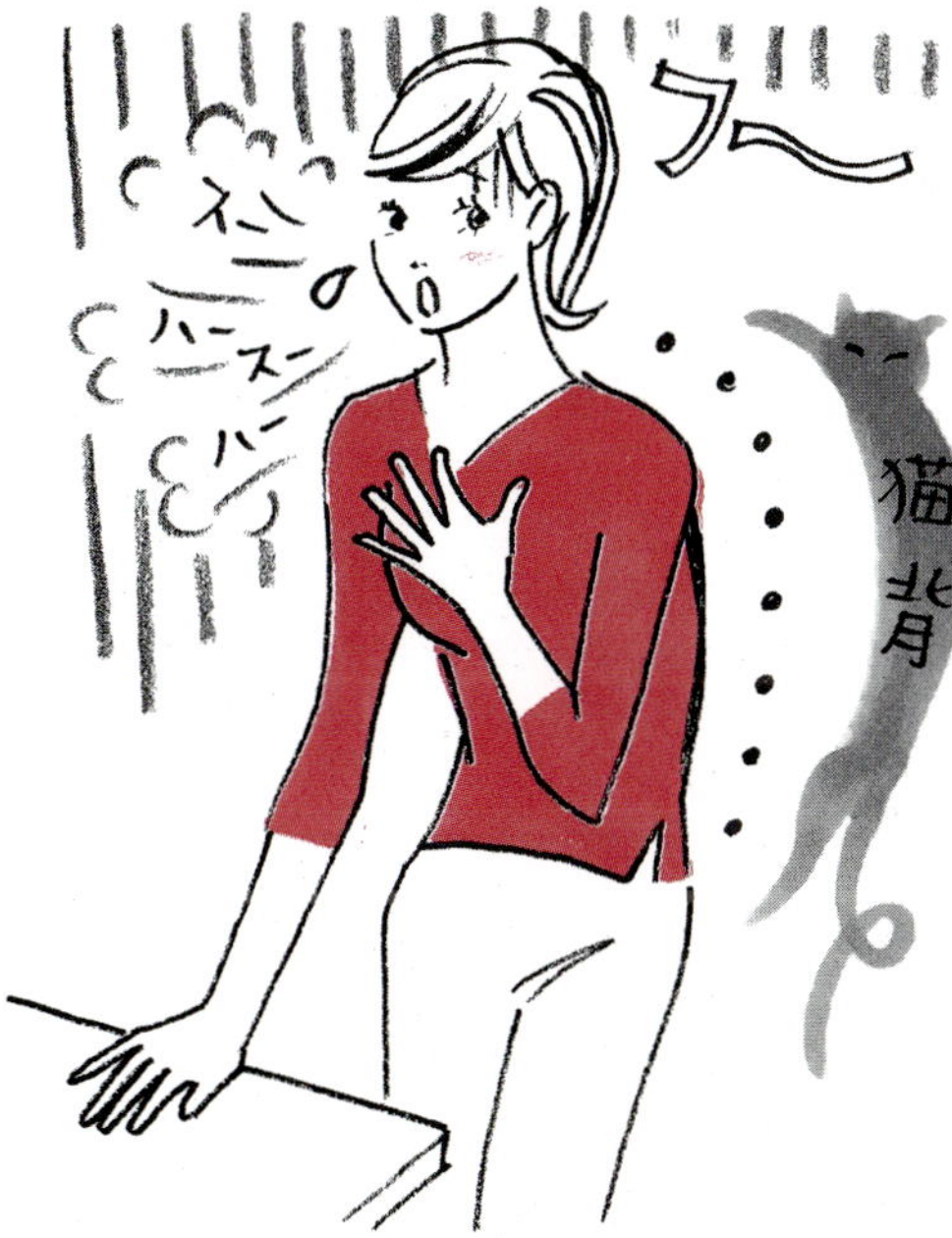

浅い呼吸を深い呼吸にするには、朝晩「深息法（122ページ参照）」を習慣づけることが大切です。下腹にある下丹田まで呼吸を引き込むことで肋間が少しずつゆるみ、呼吸が安定してきます。また、下腹にどっ

しりと力が集まり、心も落ち着いてきます。

深息法は、慣れれば無意識にできるようになります。下丹田に気が自然と集まり、自信が湧いて落ち着いてきます。いわゆる「腹の据わった」状態になるわけです。

しかし、糖尿病や肝機能障害などの病気に伴う疲労感は、それを治さない限り解消されません。もし、慢性疲労ではないかという疑問があったら、まずはそれが何らかの病気に伴うものなのかを把握することが大切でしょう。

14▼イライラする

ちょっとしたことで腹が立ったり、キレて暴力的になる若者が増えているのは、非常に悲しいことです。これは心の中の問題と思われがちですが、体は正直なもので、意外なところに反応を表しています。

呼吸器に関連する胸椎の2番、3番、4番、あるいはそれに連動して7番、8番が変動を起こし、硬直しているのです。さらに骨盤も萎縮しており、下腹に力が入らず、呼吸も非常に浅い状態になっています。

慢性疲労では「下腹に呼吸を引き込むことで腹の据わった落ち着いた状態になる」と説明しましたが、それと反対のことが起きているわけです。

「体が硬直して、どうもスッキリしない」という不快感に加え下腹に力がない状態で、気持ちが落ち着くわけがありません。

体の柔軟な人と硬直した人の双方に同じストレスを与えるとよくわかるのですが、柔軟性の高い人ほどストレスを上手に受け止められます。硬直した人はストレスを受け止めるどころか、跳ね返すのが精一杯で、それが「キレる」という衝動になって現れるのです。

これを改善するには、硬直をゆるめることから始めなければなりません。まず「脊柱《せきちゅう》をゆるめる体操（86ページ参照）」を朝晩行い、さらに浅くなっている呼吸を深くし気持ちを安定させる「深息法（122ページ参照）」を並行するとよいでしょう。

資料編

井本整体について

井本整体主宰の井本邦昭は、井本整体を創始した父に５歳から整体法の手ほどきを受け、その後、鍼灸《しんきゅう》をヨーロッパで指導しながら、ヘルベルト・シュミット教室（ドイツ）、ヘルマン・マッテル教室（スイス）で西洋医学を学びました。父の没後、井本整体を継承、発展させ、日本のみならず海外への整体法の普及にも努めています。徳山市から週に２回、技術指導のため上京し、多くの専門指導員を世に送り出しています。

東京千駄ヶ谷の東京本部および大阪、札幌、福岡などで、下記の講座を開いています。講座案内をご希望の方は、電話、ファックス、電子メールで資料をご請求ください。パンフレットと井本整体機関誌「原点」を１部ずつ無料で送付いたします。

●井本整体の講座

・初等、中等、高等講座（各半年間、毎年４月・10月開講）
・プロ養成講座（期間不定）
・大阪講座（月４回）
・北海道講座（月４回）
・福岡講座（月２回）
・お正月講座（３日間）
・ゴールデンウイーク講座（３日間）
・お盆講座（２日間）
・春の特別セミナー（京都）
・夏の特別セミナー（北海道）
・秋の特別セミナー（東京）

本書掲載の井本整体体操などは、個人に応じたセッティングをするとより効果的です。井本整体で認める専門指導員の指導を受けることをおすすめします。指導員に関するお問い合わせは左記までご連絡ください。

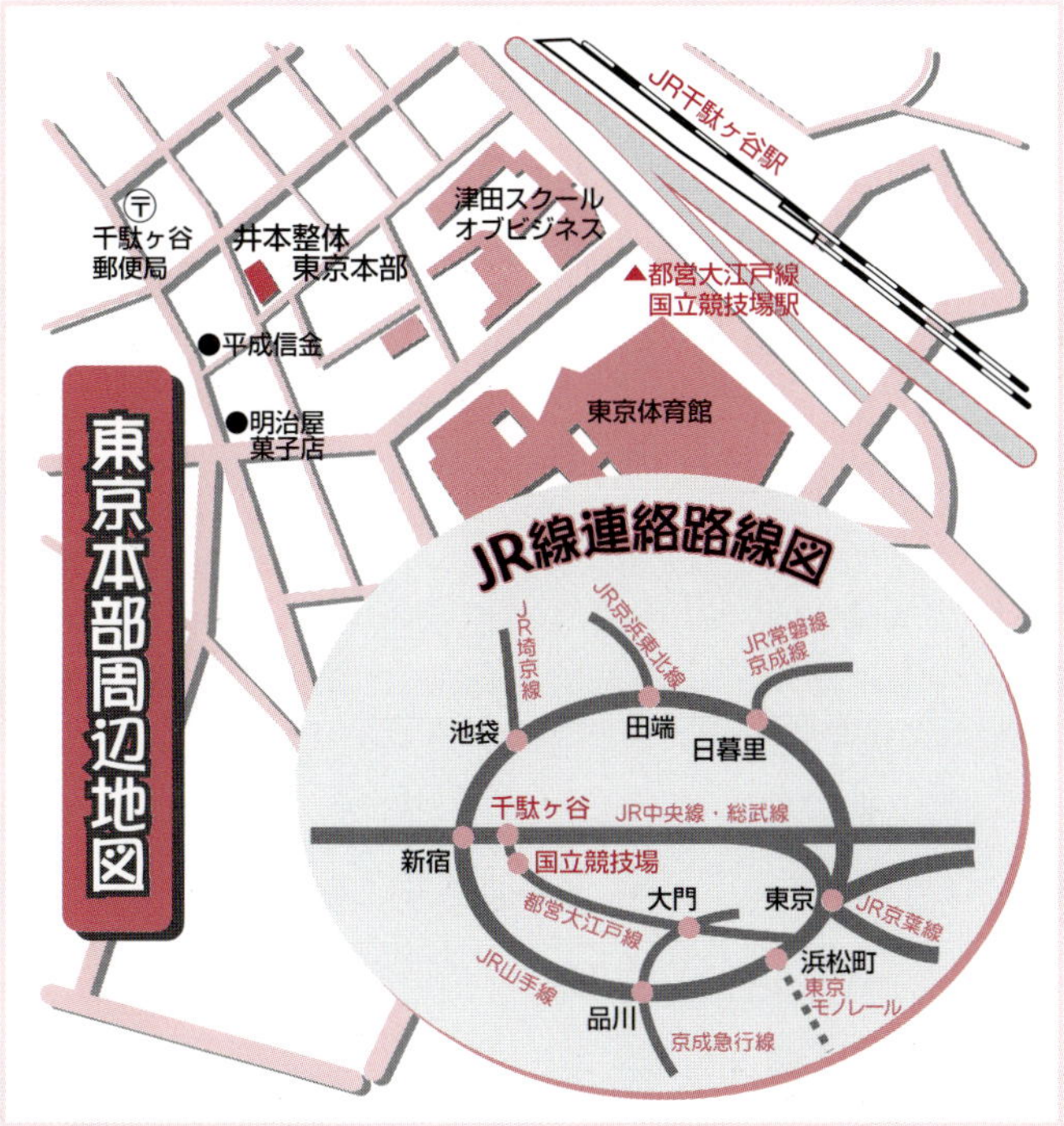

お問い合わせ先

■井本整体東京本部

〒151-0051　東京都渋谷区千駄ヶ谷 1-25-4

Tel:03-3403-0185　Fax:03-3403-1965

E-mail:genten@imoto-seitai.com

Home Page:http://www.imoto-seitai.com

■井本整体徳山指導室

〒745-0034　山口県周南市御幸通り 2-6　タンブラウンビル 4 階

Tel:0834-31-1538　Fax:0834-21-1239

＊問い合わせ先などは都合により変更する場合があります。

体操一覧

さくいん

●著者
井本邦昭（いもと くにあき）

1944年山口県生まれ。井本整体主宰。医学博士。井本整体東京本部、朝日カルチャーセンターなどで整体法の講座を開講。雑誌などにも数多く執筆。

◯著書
『整体法―体の自然を取り戻せ！』（三樹書房）、『体の「ゆがみ」を治して健康になる！』（高橋書店）など。

内臓を強くする整体法

著　者　井本邦昭
発行者　髙橋秀雄
編集者　小元愼吾
発行所　**高橋書店**
〒112-0013　東京都文京区音羽1-26-1
編集 TEL 03-3943-4529 / FAX 03-3943-4047
販売 TEL 03-3943-4525 / FAX 03-3943-6591
振替 00110-0-350650
http://www.takahashishoten.co.jp/

ISBN978-4-471-03250-0

※本書についての問合せ　土日・祝日・年末年始を除く平日9：00～17：30にお願いいたします。
内容・不良品／☎03-3943-4529（編集部）
在庫・ご注文／☎03-3943-4525（販売部）